改訂版

コンポジットレジン修復のサイエンス＆テクニック

宮崎真至　著

日本大学歯学部保存学教室 修復学講座・教授

technique
Polishing
Equipment
Minimal Intervention
Composite Filling
Dentin Bonding
Composite Filling
Enamel Bonding

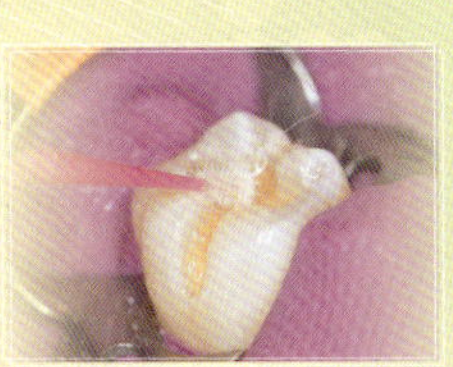
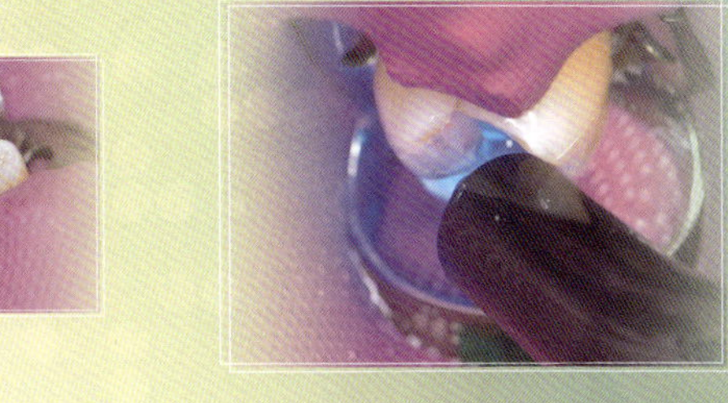
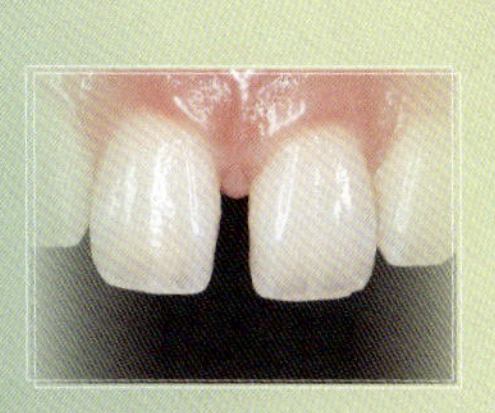
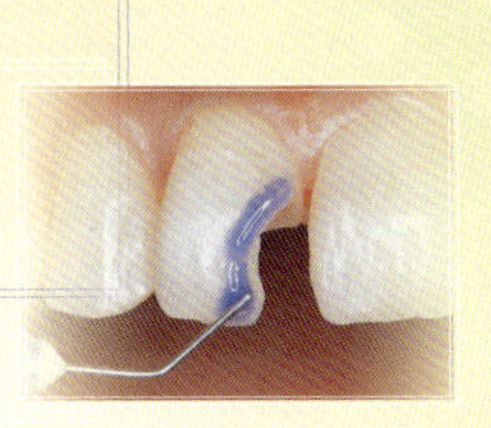
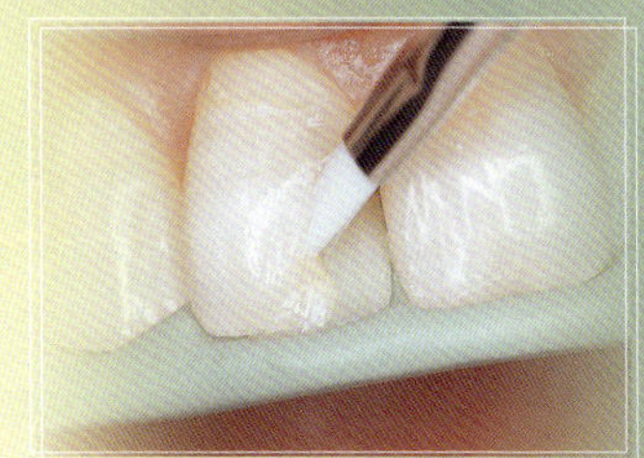
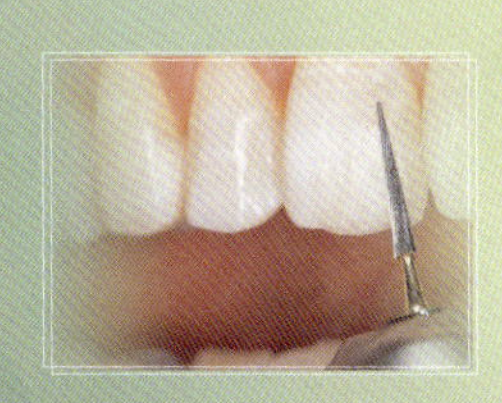
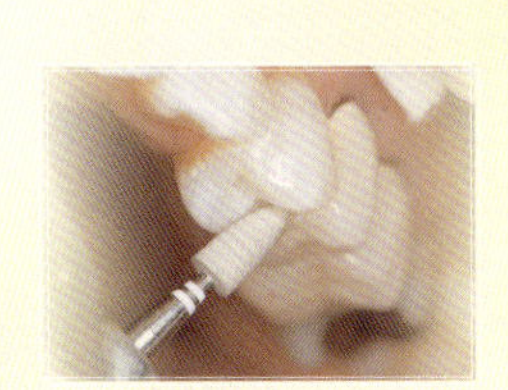
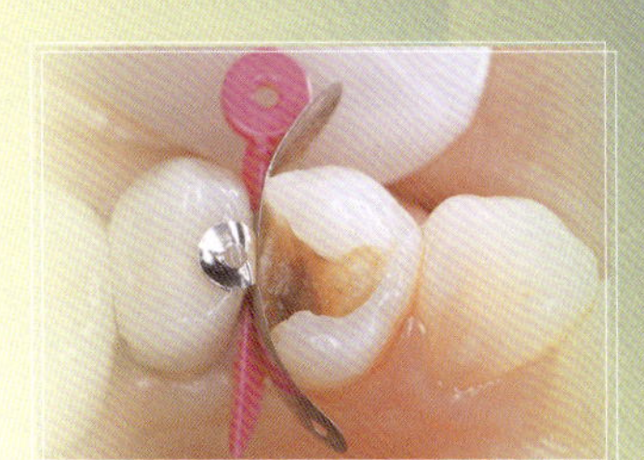
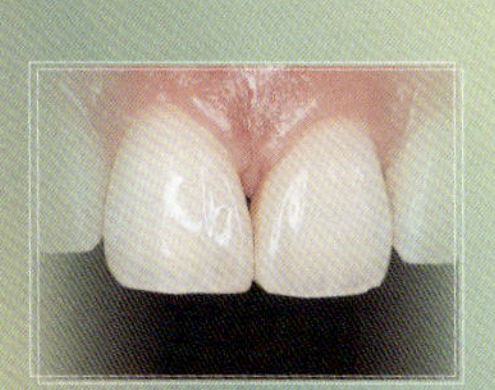

クインテッセンス出版株式会社　2015

Tokyo, Berlin, Chicago, London, Paris, Barcelona, Istanbul, Milano, São Paulo, Moscow, Prague, Warsaw, Delhi, Bucharest, and Singapore

はじめに

接着という技術の歯科への導入は、最小限の歯質削除で最大限の審美性を獲得することを可能とした。もちろん、歯質接着の歯科臨床における恩恵はそれに留まるものではなく、歯髄刺激の低減化や修復歯の構造的強化などをもたらした。このような歯質接着の支えがあったからこそ、成形修復材であるコンポジットレジンが前歯とともに臼歯部へも応用されるようなってきた。

コンポジットレジンの開発は、歯質の実質欠損を修復するための要件を満たす、すなわち歯質と同様の色調を有するとともに十分な機械的性質を発揮する方向で進められてきた。また、修復の術式は、光重合型コンポジットレジンの有するいくつかの欠点を補うように構築されてきた。使用する接着システムによってその操作手順は異なるものの、基本的な臨床術式に関しては長い年月の知識の集積によって確立の域に達したともいえる。

一方、コンポジットレジンを用いた直接修復によって、間接修復をも凌駕する審美的修復手技が紹介されるようになった。前歯の破折症例が、天然歯と見紛うほどに修復されたプレゼンテーションには、少なからずの驚きを感じるものがある。もちろん、その背景には術者の類い稀なテクニックあるいは芸術的な素養があることは想像に難くない。逆に、術者の技量の重要性が強調されるあまり、レイヤリングテクニックとして系統的な臨床術式の確立には時間を要した感もある。

本書では、コンポジットレジンを用いた歯冠修復処置において、実際的な臨床処置の立場から、学理にのみ偏向した著述をできるだけ排し、臨床面の最新情報を加えるとともに修復法の実際を述べることにした。また、これによって臨床医がコンポジットレジン修復を行うに当たってのひとつの指標を構築するためのガイドになることを目的として編まれている。

本書が、コンポジットレジン修復の基本的事項のまとめとなるとともに、患者の望む審美性の高い歯冠修復を行うにあたっての一助になれば幸甚である。

日本大学歯学部 保存学教室修復学講座・教授
宮崎真至

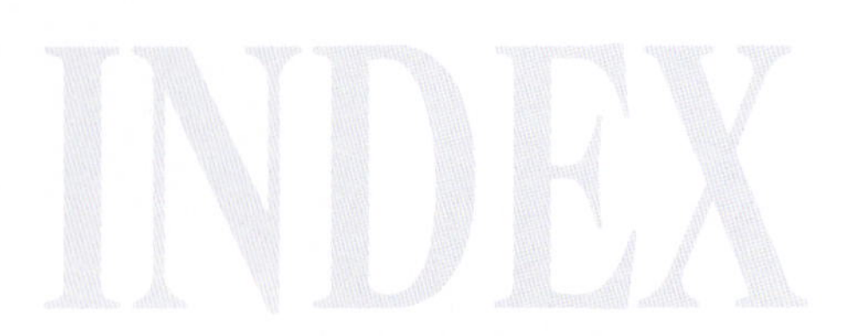

PART 1
Class 別　明日の臨床を向上させる コンポジットレジン修復の着眼点

Class Ⅰ

Class Ⅱ

Class Ⅲ

INDEX

Class Ⅳ

Class Ⅴ

Complex Anterior

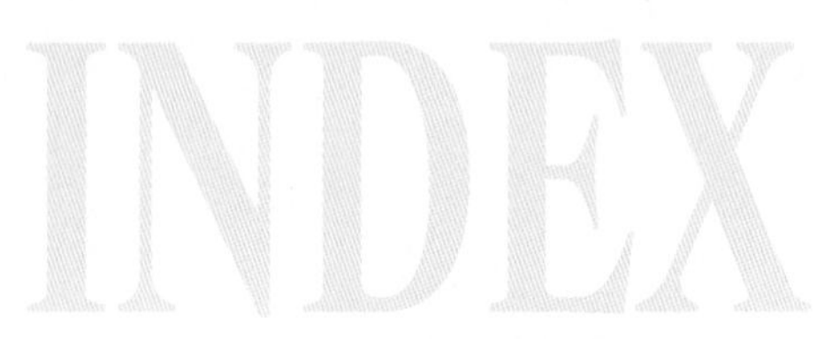

PART2
コンポジットレジン修復の臨床力を向上させるサイエンス

エナメル質接着のサイエンス

象牙質接着のサイエンス

コンポジットレジンのサイエンス

INDEX

PART3
コンポジットレジン修復の臨床力を向上させるテクニック

コンポジットレジン充填のテクニック

コンポジットレジン充填の器材

INDEX

PART 1
掲載症例 INDEX

Class Ⅰ

Class Ⅱ

Class Ⅲ

Class Ⅳ

Class Ⅴ

Complex Anterior

Part 1

Class 別　明日の臨床を向上させる コンポジットレジン修復の着眼点

Class Ⅰ

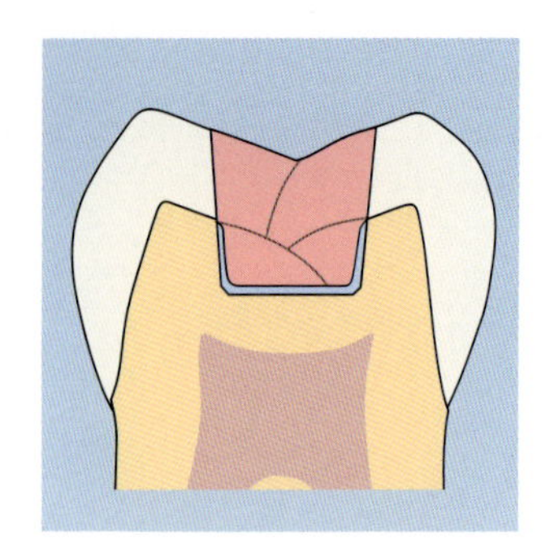

Ⅰ級窩洞への応用の位置づけ

これまで歯科用合金あるいはセラミクスを用いて間接修復が行われてきた臼歯部においても、コンポジットレジンを用いた直接修復が可能となった。その要因としてはいくつかの項目が考えられるが、歯質に対する接着技術の向上とともに、コンポジットレジンの機械的性質も改良が加えられたことが大きいであろう。その結果、コンポジットレジン修復の適応範囲は飛躍的に拡大した。

臼歯部へも白い歯を、というのは現在では多くの患者が望むことである。それを可能としたマテリアルテクノロジーは、現在の歯科臨床を支えるものといえる。また、その恩恵を享受するためには、材料の有している特性を十分に把握する必要もある。

Class Ⅰのポイント

1．フロアブルレジンの積極的な応用
2．接着操作の原則の順守
3．解剖学的形態をいかに賦与するか
4．レジンペーストの選択
5．内部ステインの応用

CASE 1　フロアブルレジンを多用した修復

CASE 1では、う窩の開拡が狭小で、レジンペーストの填塞操作が困難になる症例での、フロアブルレジンの積極的な応用について解説する。

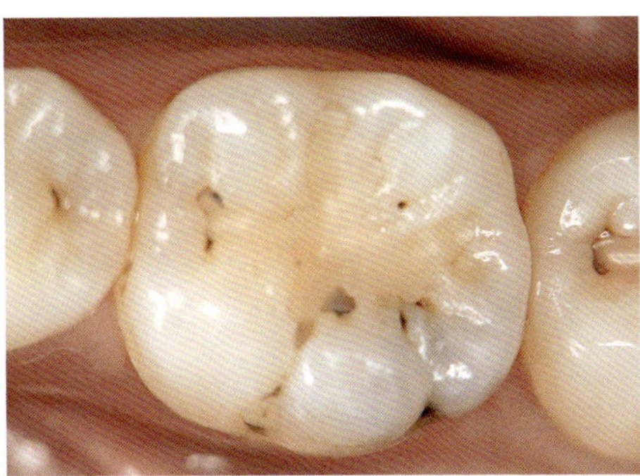
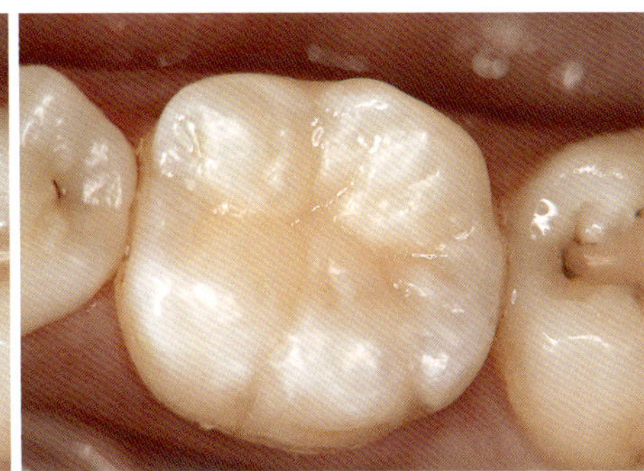

CASE 2　解剖学的形態の賦与を追求した修復

CASE 2では、I級複雑窩洞におけるレジン充填のステップを解説しながら、成功を左右する接着操作時の注意点、解剖学的形態の賦与のポイントについて解説する。

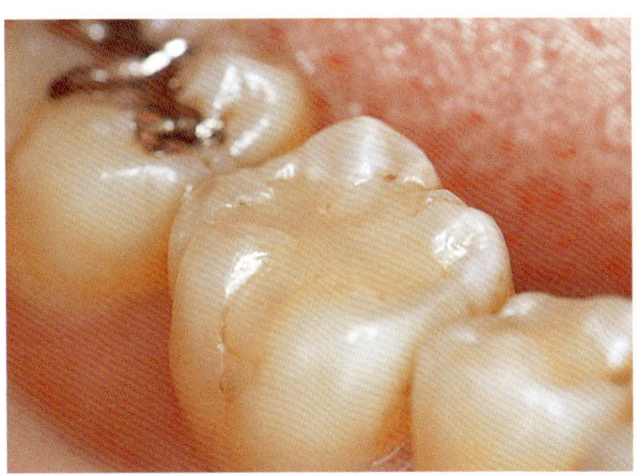
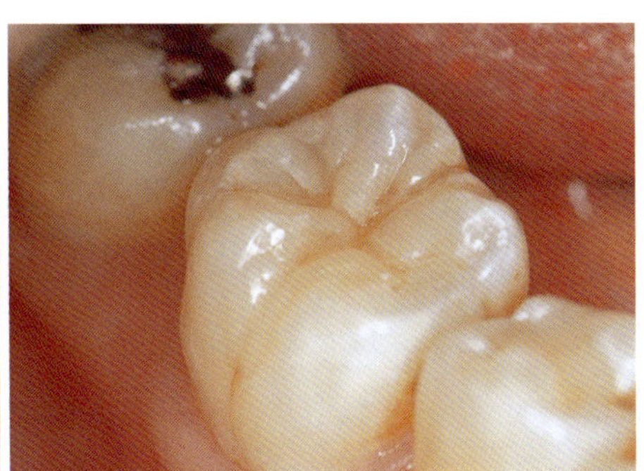

CASE 3　窩底部色調の遮蔽とステインを応用した修復

CASE 3では、修復物の個性(キャラクタライゼーション)を持たせるために、ステインを応用して自然感を再現する修復について解説する。

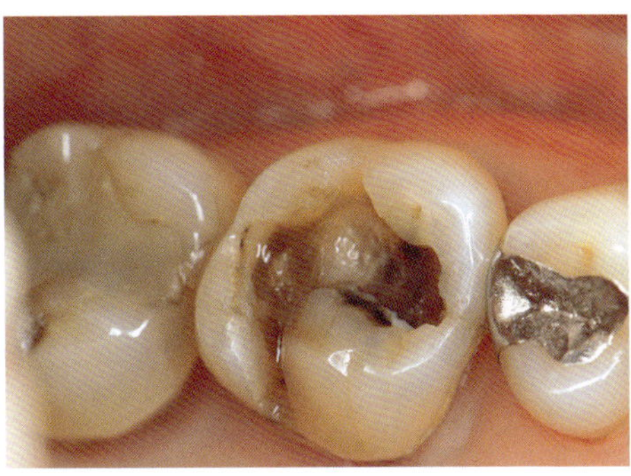
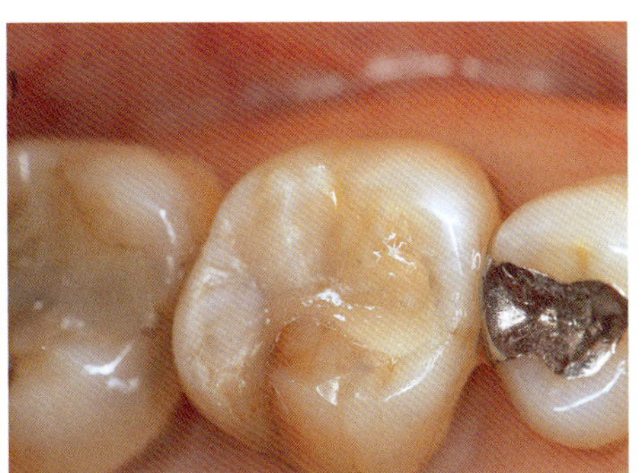

Class I

フロアブルレジンの積極的な応用

小窩裂溝に限局するう蝕の処置では、いかにしてう蝕病巣のみを除去し、健全歯質を保存するかが重要となる。逆に、う窩の開拡が狭小となることから、レジンペーストの填塞操作が困難となる症例も多い。このような観点から、ペーストの填塞が容易なフロアブルレジンを応用することで、これまでは困難とされていた症例への対応が可能となる。

このフロアブルレジンに関しては、「フィラー含有量が少なく、したがって機械的性質も低い」という誤解がある。最近市販されているフロアブルレジンは、フィラー表面処理の技術革新あるいは重合開始剤系の改良などによって、臼歯部の使用にも耐えられる製品も多い(**図**)。

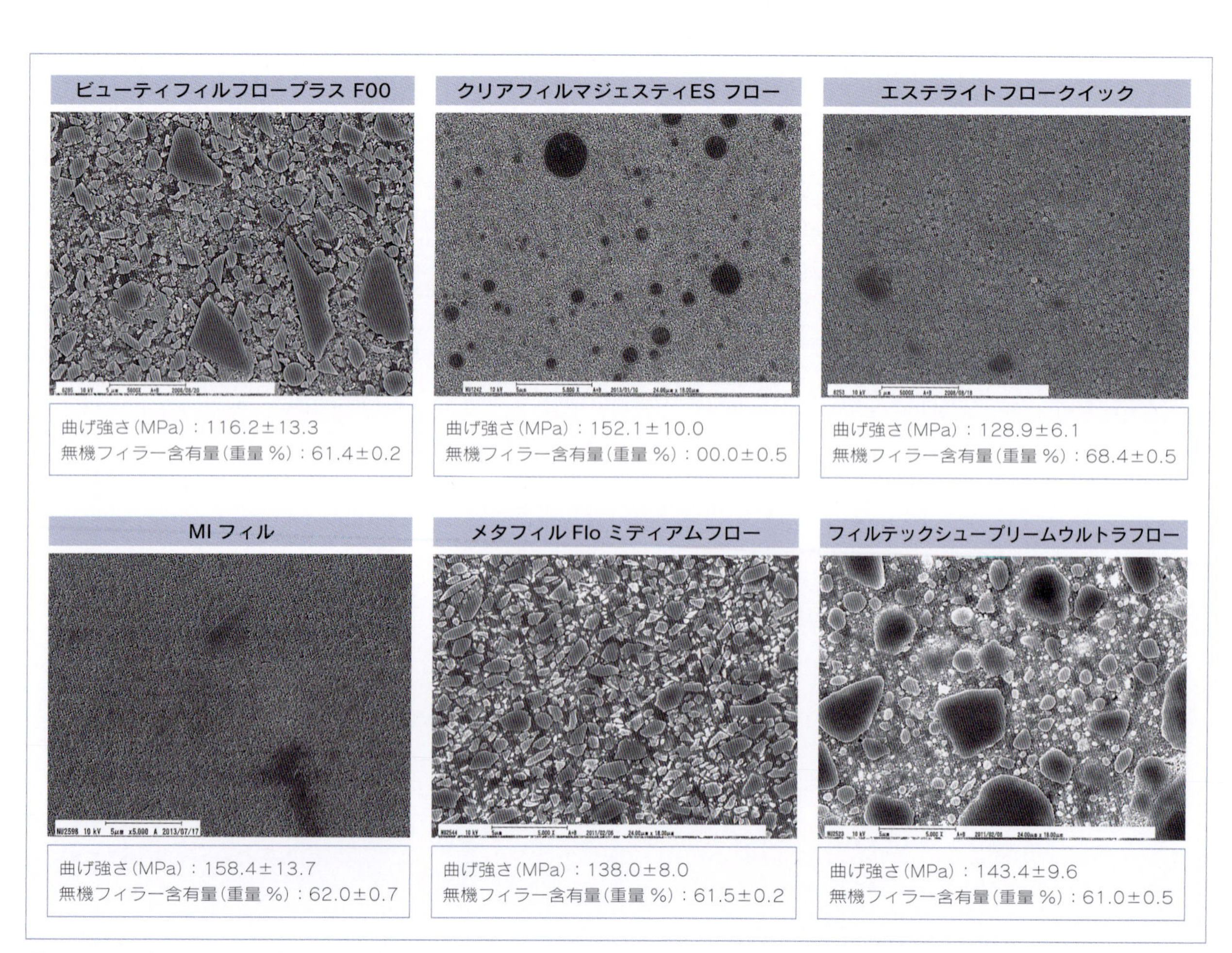

図 フロアブルレジンの曲げ強さ(MPa)とフィラー含有量(重量%)。平均値±標準偏差で表示している。

CASE 1　フロアブルレジンを多用した修復

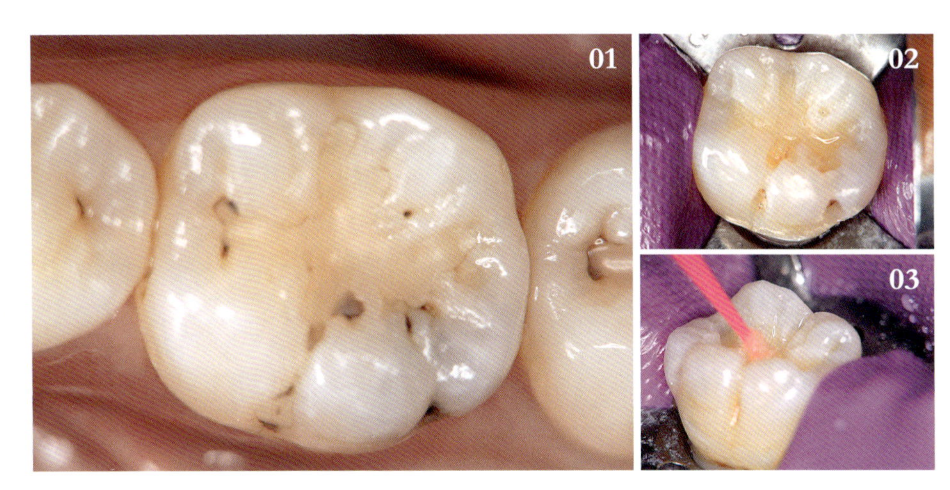

01　辺縁性二次う蝕とともに原発性う蝕が認められる。
02　ラバーダムを設置し、う蝕病巣を除去する。
03　アドヒーシブを窩洞に十分に塗布する。

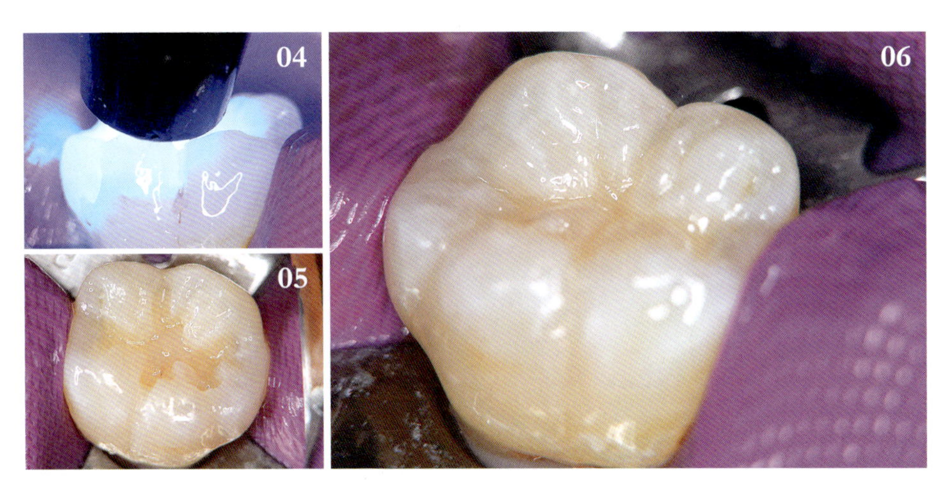

04　エアブローの後にアドヒーシブを重合硬化させる。
05　まず、頬側の窩洞の充填をフロアブルレジンを用いて行う。
06　咬合面窩洞にフロアブルレジンを填塞して、探針状の充填器で裂溝を描くように付与する。

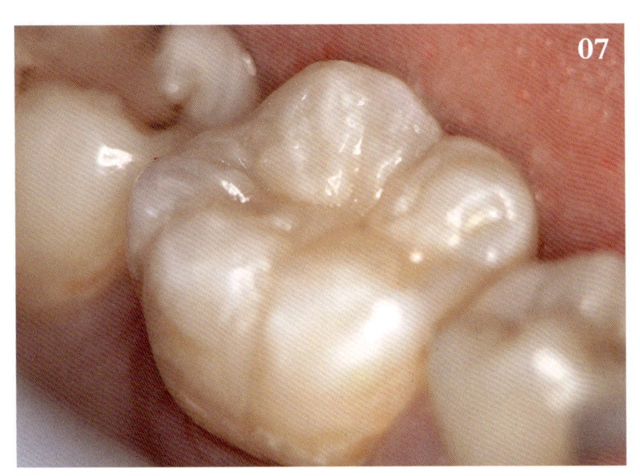

07　咬合面はオクルーブラシ(Kerr)などを用いて研磨する。

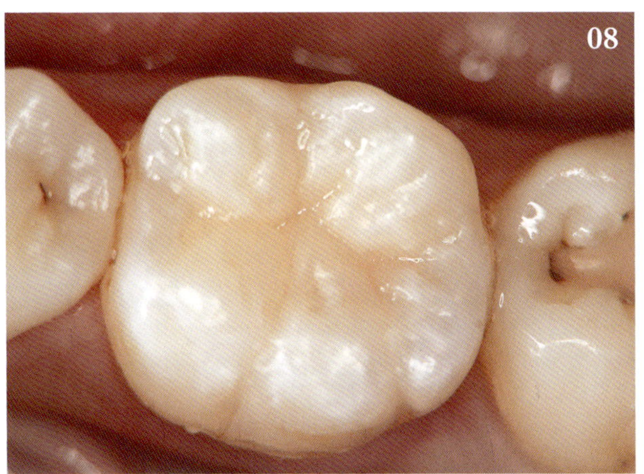

08　フロアブルレジンを用いると，充填操作時間が飛躍的に短縮する。

接着操作での考慮事項

接着システムのうち、とくにセルフエッチングプライマーシステムあるいはシングルステップセルフエッチングシステムでは、エナメル質接着に際しての注意事項が添付文書に記載されている。すなわち「未切削エナメル質を接着の対象とする際には、これをリン酸エッチングする」というものである。

リン酸エッチングの併用は、これらセルフエッチングシステムのエナメル質接着性を向上させる。逆にエッチング材が象牙質に触れた場合、多くの製品で象牙質接着強さが低下することが判明している。リン酸エッチングを併用する際には、エナメル質に限局させること（selective etching）を遵守する（**CASE 2 04～06**参照）。

また、エッチング材には増粘剤としてシリカが添加されているので、接着を確実にするためにも水洗は重要である。

エッチングされたエナメル質を含め、窩洞全体にセルフエッチングアドヒーシブを塗布する。塗布にあたっては、エナメル質のエッチングパターンを崩さないように、エナメル質へはアドヒーシブを置くように塗布する。逆に象牙質に対しては、アドヒーシブをこするように（アクティブ）塗布する。これによって、象牙質表層のスミアー層を効率よく溶解、除去できる。

接着操作時のポイント

- ○エナメル質の選択的エッチング（セレクティブエッチング）
- ○十分な水洗
- ○エッチングされたエナメル質にはやさしく塗布
- ○象牙質面にはこするように塗布
- ○十分なエアブロー
- ○アドヒーシブへの確実な照射

CASE 2　解剖学的形態の賦与を追求した修復

歯質と同様の色調を有するコンポジットレジンは、窩洞に充填するだけで十分に審美性を満たすものと考えることができる。しかし、ここに提示する**CASE 2**の術前写真(**01**)からもわかるように、ただ填めるだけでは審美とともに機能を満たすことにはならない。咬合状態も、点ではなく面で接触しており、その改善も望まれる。

この I 級複雑窩洞症例におけるレジン充填の考えかたとしては、いかに複雑窩洞を単純化するかがポイントとなる。咬頭の内斜面の傾斜をなぞるように充填器を操作し、咬頭をひとつずつ築盛することで、解剖学的な形態を回復させることができる。

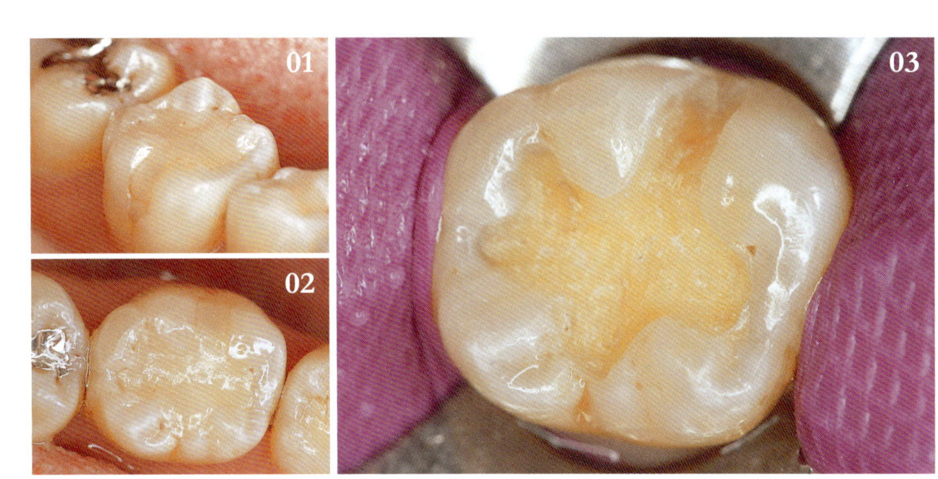

01、02　レジン充填はされてはいるが、解剖学的形態が整っていない。修復物辺縁には、一部ギャップが認められる。
03　ラバーダムを設置し、旧修復物を除去する。

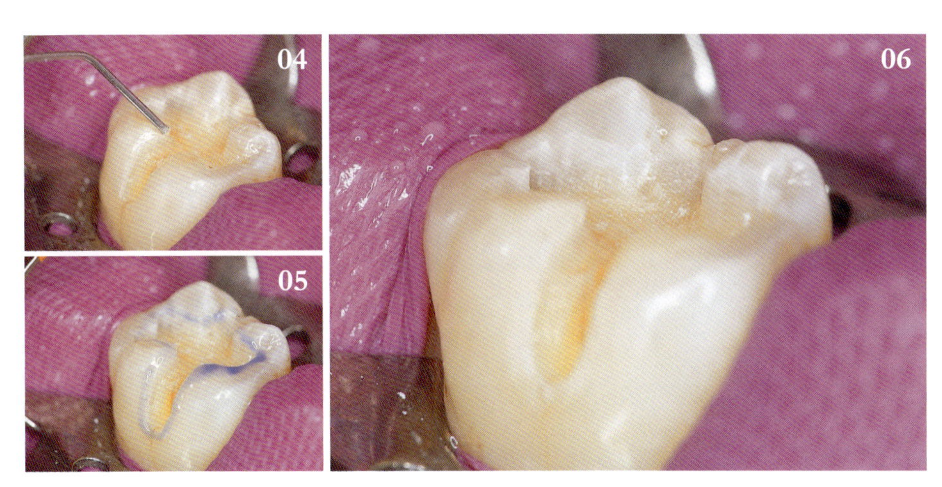

04　シリンジに填入されたエッチング材を金属チップ先端からゆっくりと押し出す。
05　エナメル質に限局させてエッチング材を置く。
06　15秒間のエッチング後に10秒間、十分に水洗し、乾燥させる。

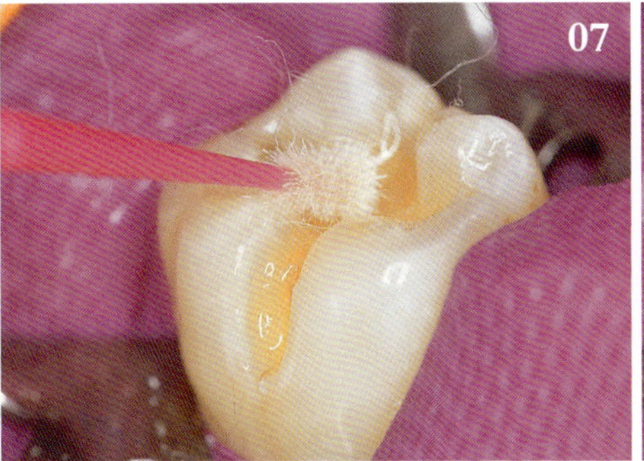

07　シングルステップのアドヒーシブを塗布する。塗布時間は製造者の指示に従う。

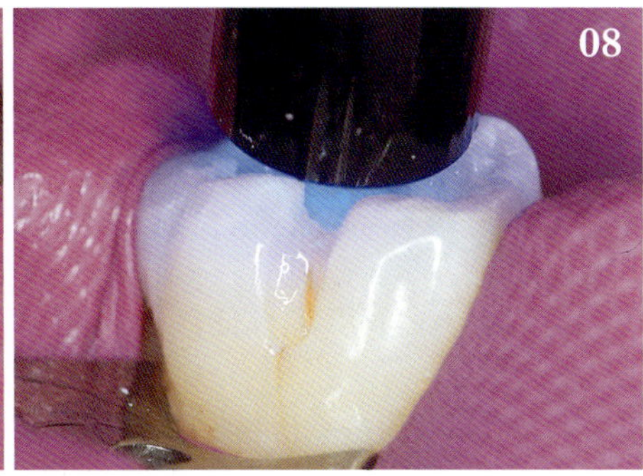

08　エアブローを十分に行った後に光線照射する。

CASE 2は17ページに続く

Class I

解剖学的形態をいかに賦与するか

咬合面形態の賦与に際しては、残存歯質の形態がこれを決定する。咬頭隆線あるいは副溝が複雑に発達した咬合面であれば、充填物もそのような形態になるはずである。

残存歯質の形態をなぞるように、円錐状の充填器を用いて、充填物から歯質の方向に引き上げるようなインスツルメンテーションを行うのがコツである。

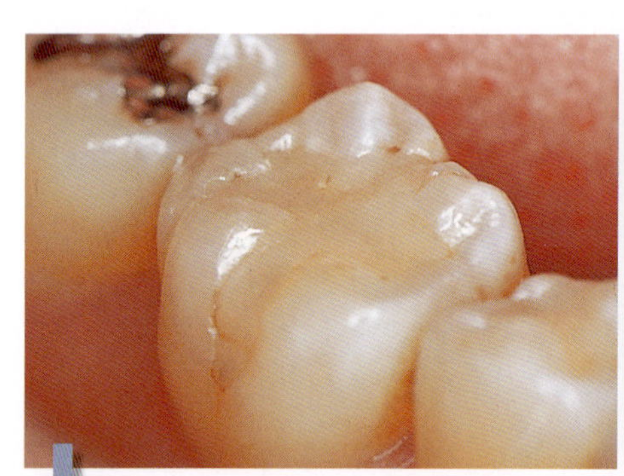

CASE 2：術前の状態。

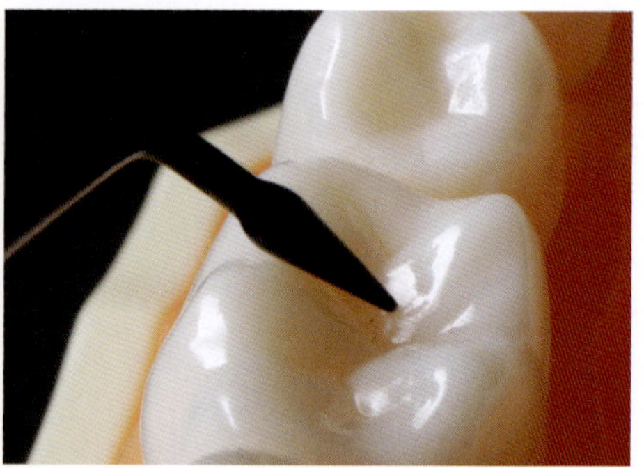

充填器の形状も、効率よい修復のためには重要となる。

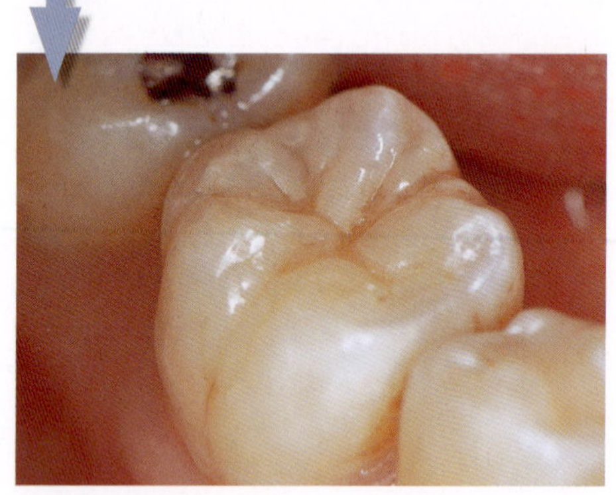

CASE 2：修復後の状態。

CASE 2 解剖学的形態の賦与を追求した修復

09 頬側窩洞からレジン充填を開始する。複雑窩洞の単純化、これが原則である。
10 引き続き、近心頬側および舌側咬頭にレジンペーストを填塞、賦形を行う。

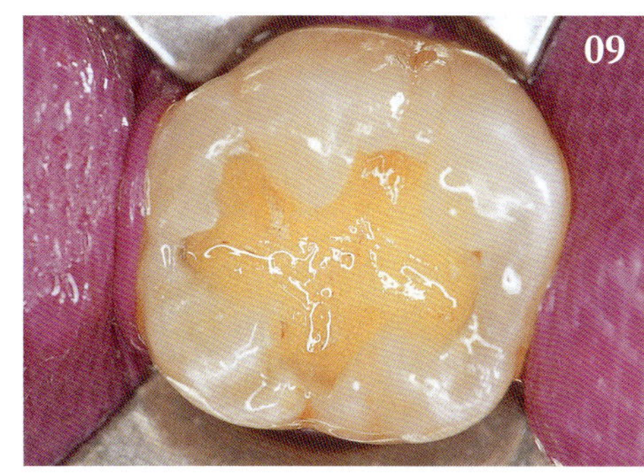
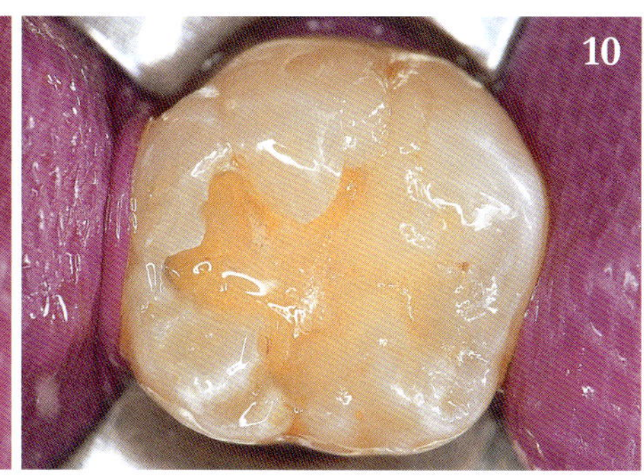

11 遠心頬側窩洞にレジンペーストを填塞している。咬頭傾斜に沿うように充填器を移動させるのがコツである。
12 遠心咬頭も同様に、残存歯質の裂溝をなぞるように充填を進める。

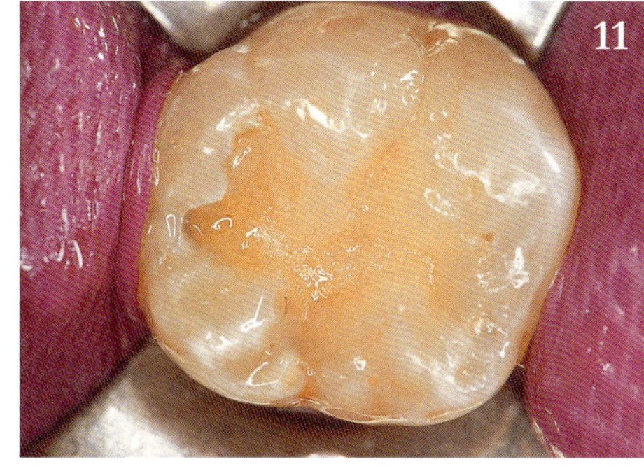
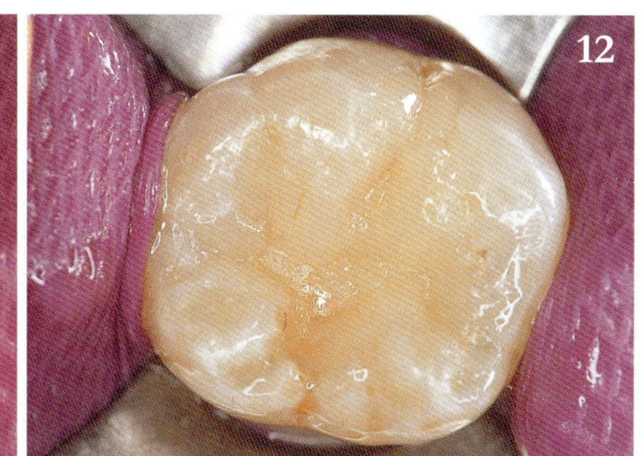

13 咬合面形態回復の原則は残存歯質の咬頭傾斜と隆線の形態をなぞることである。
14 咬合調整を最小限にするためにも、咬頭の内斜面が有している傾斜を再現するように努める。

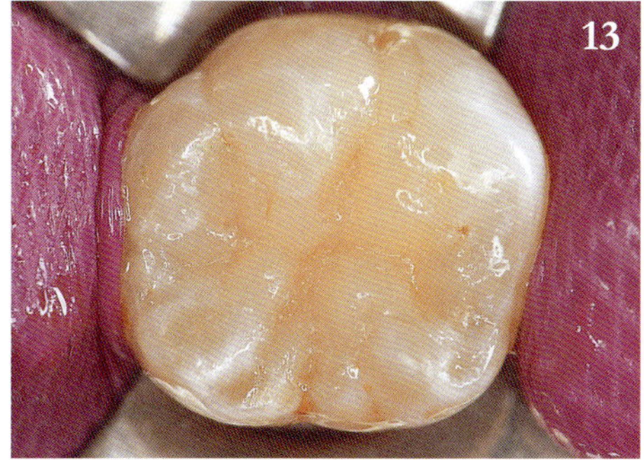
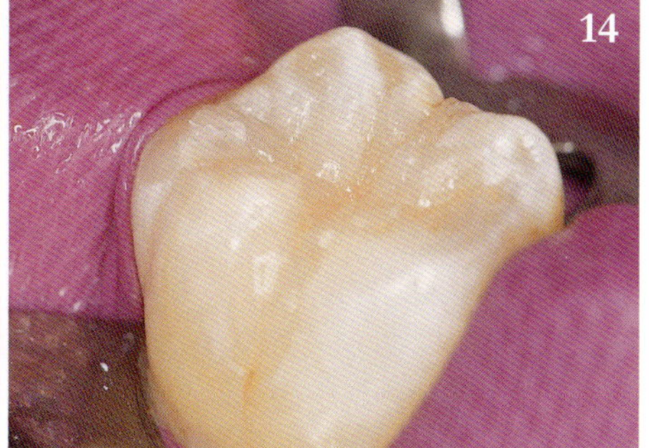

15 カーバイドバーを用いて咬合調整および形態修正を行う。咬合面の研磨には、ブラシ状の研磨器具(オクルーブラシなど)が適している。
16 レジンペーストを用いた賦形時に、その歯が有していた形態を思い描くことで、充填操作は飛躍的に短時間化される。

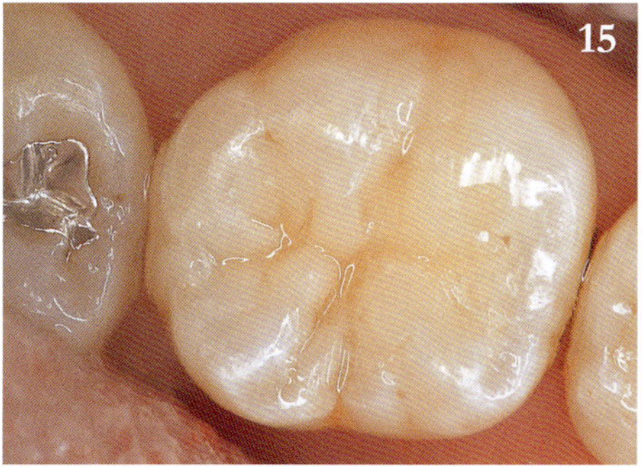
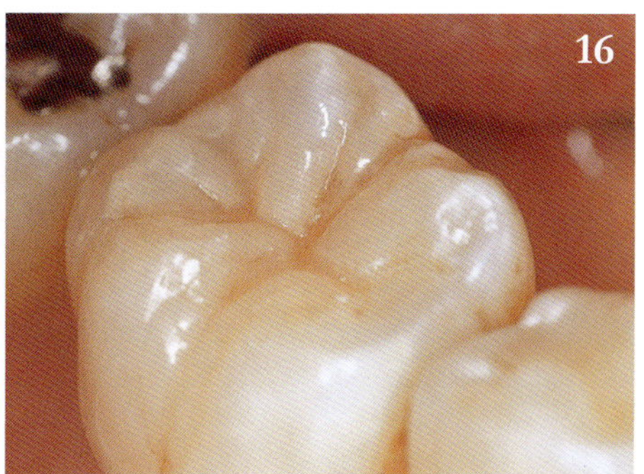

Class I

レジンペーストの選択

臼歯部充填におけるコンポジットレジンペーストの選択基準は、もちろん機械的性質を満たしていることが第一である。次に考慮するのは、残存歯質との色調のマッチングであり、象牙質の色調との適合性である。

象牙質の色（彩度）が濃い場合では、半透明性を有するコンポジットレジンをそのまま充填すると、窩洞の色を反映してしまい、その適合性が損なわれることがある。このような症例では、窩底にライニングとして用いるフロアブルレジンのシェードとして、色調遮蔽性の高いもの（シェード OA2など）を選択する。これによって、咬合面における修復物の明度をコントロールすることができる。

また、この目的で使用するフロアブルレジンは、明度のコントロールができることはもちろんであるが、窩洞を構成する歯質になじむように広がる性質も重要である。フロアブルレジンにも、ローフローあるいはハイフローなど、メーカーによって呼称は違うが、流れの異なる製品が数種類市販されている。比較的流れのよいペーストを用いることで、厚みが一様なライニングを行うことができる。

CASE 3　窩底部色調の遮蔽とステインを応用した修復

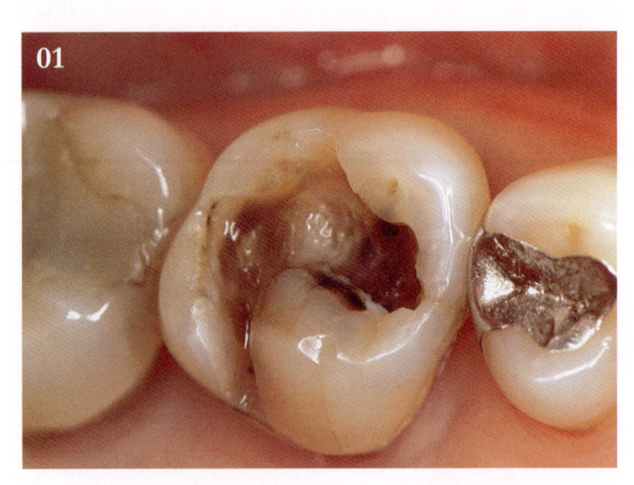

01　メタルインレーの脱離で来院した。

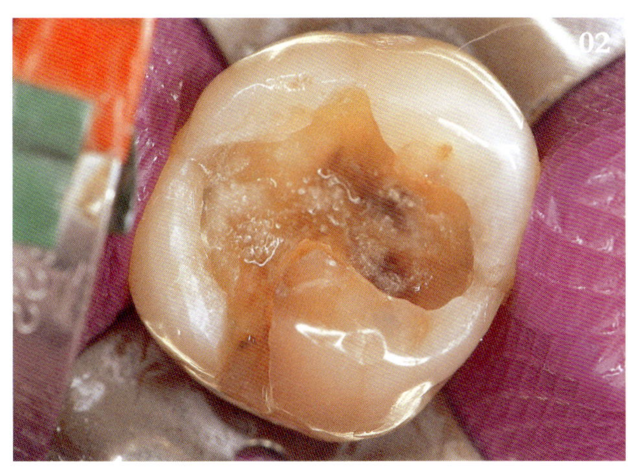

02 う蝕病巣を慎重に除去する。比較的色調の濃い象牙質が残留している。

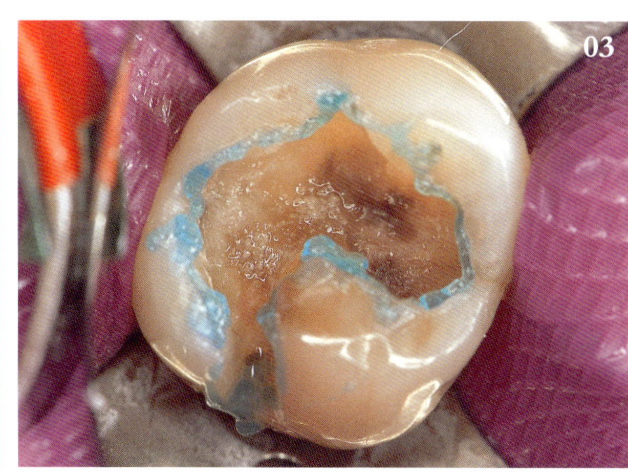

03 咬合接触の強さも考慮して、エナメル質に限局したエッチング(セレクティブエッチング)を行う。

04 アドヒーシブの塗布を行う。このとき、象牙質には十分なアドヒーシブを供給するとともに、こするような操作をすることで、スミアー層を溶解、エアブローとともに除去する。

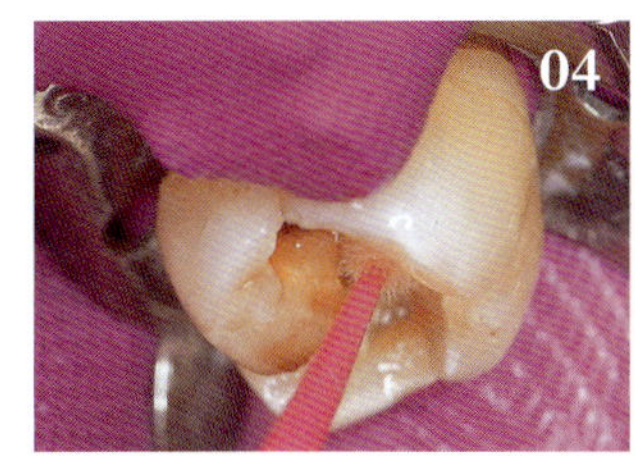

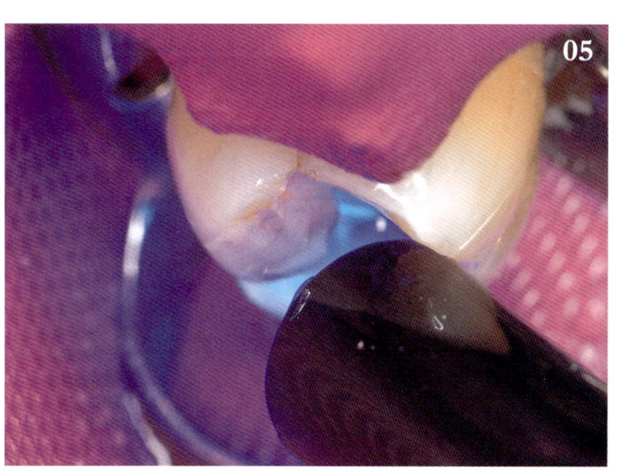

05 エアブロー後に光線照射を行う。確実な接着のためには、アドヒーシブの重合硬化は欠かすことができないステップである。

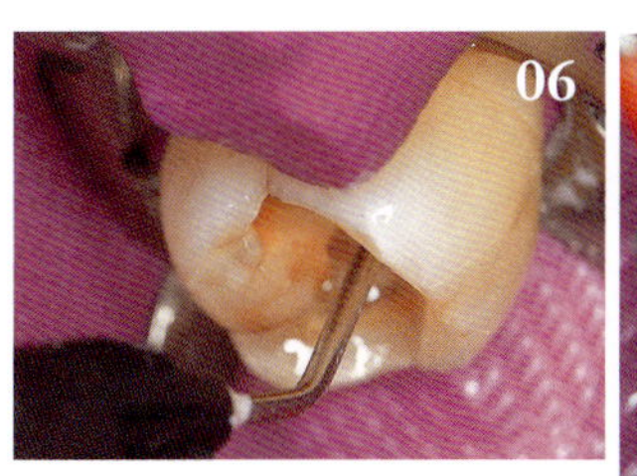

06 フロアブルレジンを用いてライニングを行う。

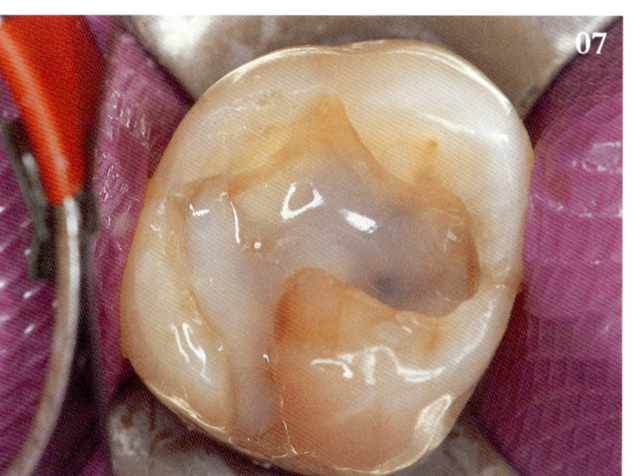

07 ライニングに用いるフロアブルレジンは、OA2シェードなどの色調遮蔽性の高いペーストを用いることで、窩洞の色調をコントロールする。

CASE 3は20ページに続く

内部ステインの応用

臼歯部において、それぞれの修復物に個性を賦与（キャラクタライゼーション）するために、ステインを用いることがある。ステインも光重合型レジンの一種ではあるが、耐摩耗性などには劣るところから、レジン修復物の内部に入れ込むように使用することが肝要である。オペークペーストを敷いた内部に、そのペーストに谷間を作ってステインを入れ込むように扱うのが、臨床におけるコツである。

ステインを使用する際に注意が必要なのは、必要最小限の量を塗布することである。レジンペーストは、やや多めの量を窩洞内に填塞してから余剰部を取り除くようにする。しかしステインの場合では、多めの量を填塞すると、これを除去するのは非常に困難であり、逆に審美性を損なう要因となってしまう。ステインを使用する際には“さりげなさ”が必要であり、これが審美性を引き出すポイントとなる。

市販のステインには8～11色程度の種類があるが、白、ブラウンおよびブルーを基本として適切な割合で混合して使用することが多い。色調をブレンドすることによって、明度をコントロールしたレジンペーストの上に一層塗布することで審美性を整える。

CASE 3　窩底部色調の遮蔽とステインを応用した修復

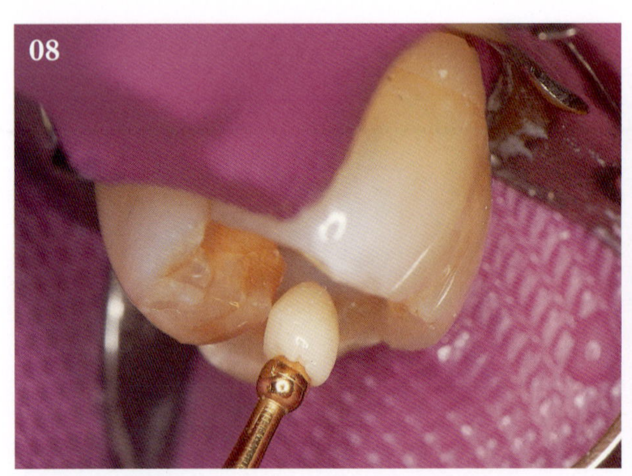

08　臼歯部窩洞にレジンペーストを填塞する際に、このような形状の充填器は扱いやすい。

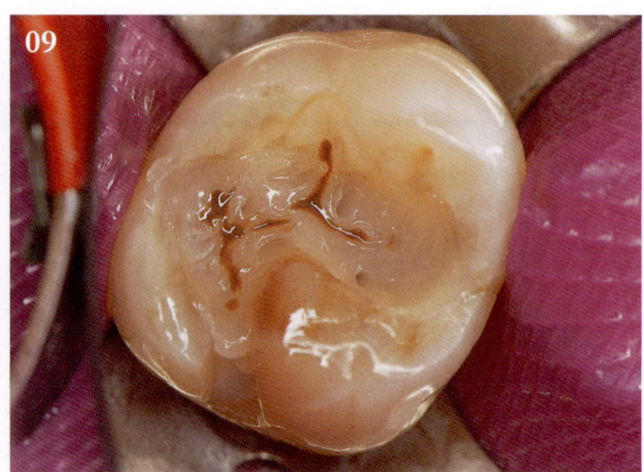

09　オペークペーストにステイニングをすることで、キャラクタライズを行う。

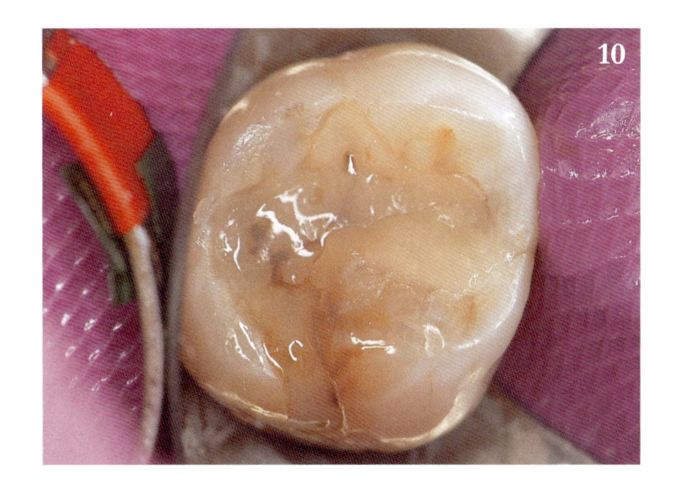

10 口蓋側窩洞からレジンペーストの填塞を開始する。

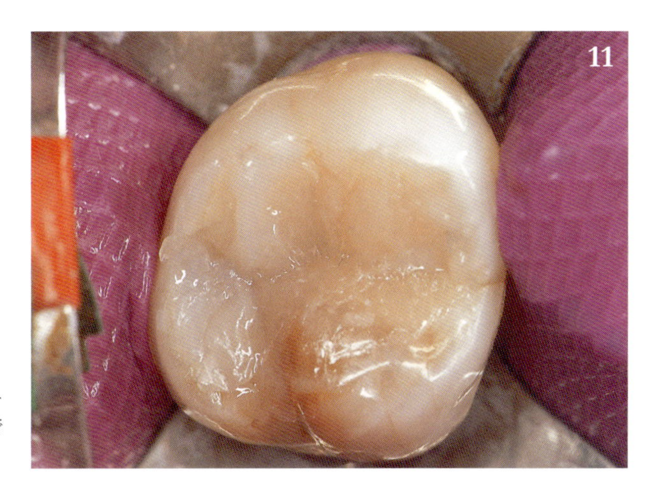

11 歯質がもっとも残存している咬頭からレジンペーストの填塞を開始することで、内斜面の傾斜を推し量ることができる。

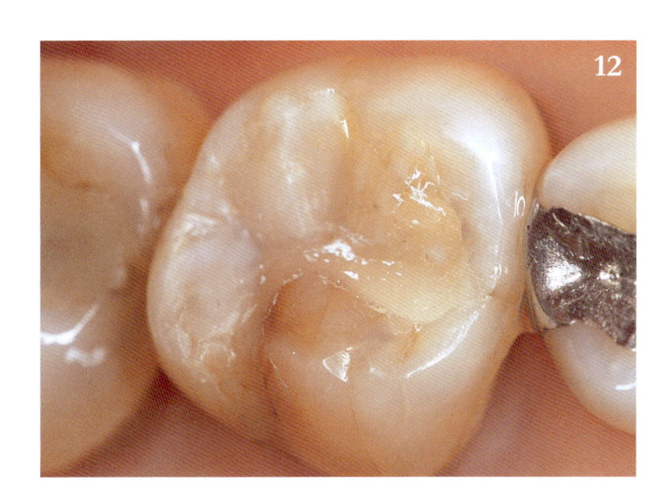

12 咬合面形態は、残存歯質が決定する。

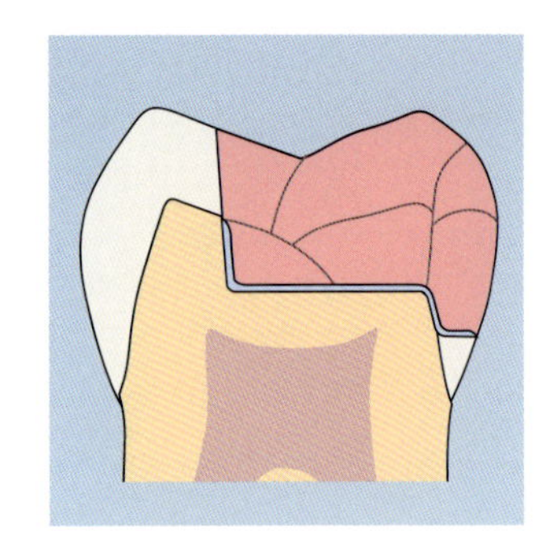

Class II

II級窩洞への応用の位置づけ

II級窩洞では、適切な接触点（コンタクト）の回復と、辺縁隆線の形態をどのようにして再現させるかが、技術的な困難を伴う点である。このような症例で用いられるのが隔壁法であり、複雑窩洞の単純窩洞化である。次に行うことは、歯間離開である。もっとも一般的な歯間離開法としては、ウェッジの挿入による離開であろう。

しかし、症例によってはウェッジ挿入のみで確実な離開を得ることが困難であったり、ときには出血させてしまうケースもある。そこで登場したのが、バイタイリングである。リングの有するバネ力によって、容易に歯間離開が可能となった。

適切な器材の組み合わせによって、臨床手技が飛躍的に容易となる。

Class IIのポイント

1. II級窩洞に直接充填する際の必要条件を知る
2. 隔壁の選択と設置
3. コンタクトの回復（複雑窩洞の単純化）
4. 形態修正と研磨（使用器材の選択）
5. けっして無理はしない
（間接修復も選択肢として持つこと）

CASE 1　バイタイリングを使用した修復

CASE 1では、隣接面の修復に必須であるマトリクス・ウエッジ・バイタイリングの活用法を紹介しながら、複雑窩洞を単純窩洞にして修復の難易度を下げるテクニックを紹介する。

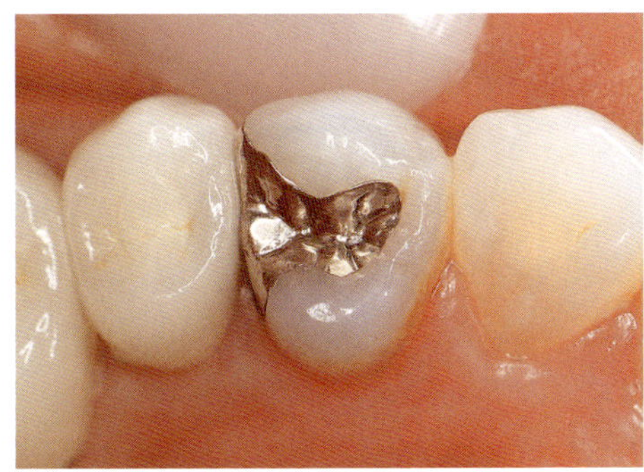
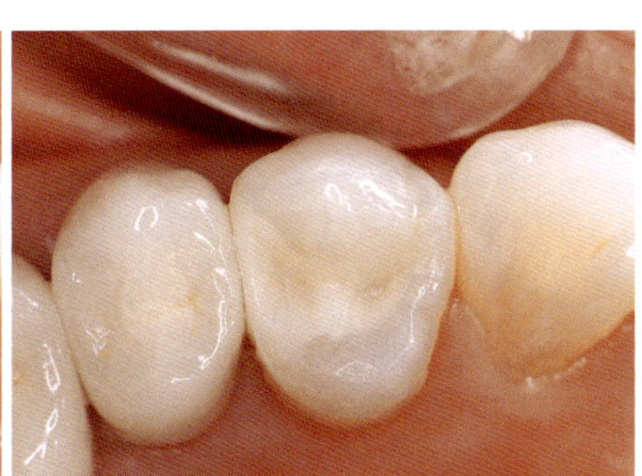

CASE 2　MOD 窩洞での修復

CASE 2では、MOD 窩洞修復においても、単純窩洞にすることが修復を容易にするキーポイントであることを解説する。

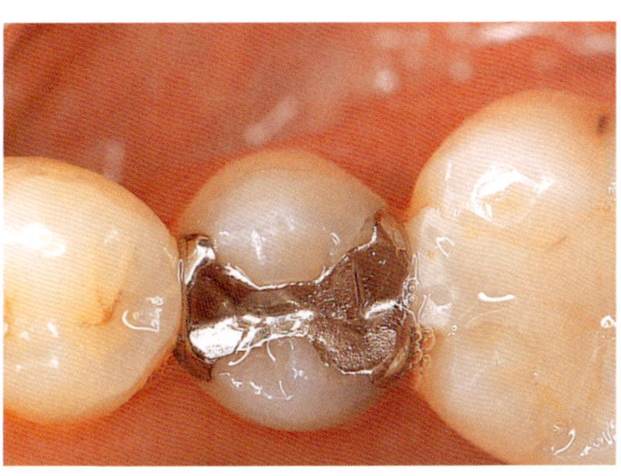
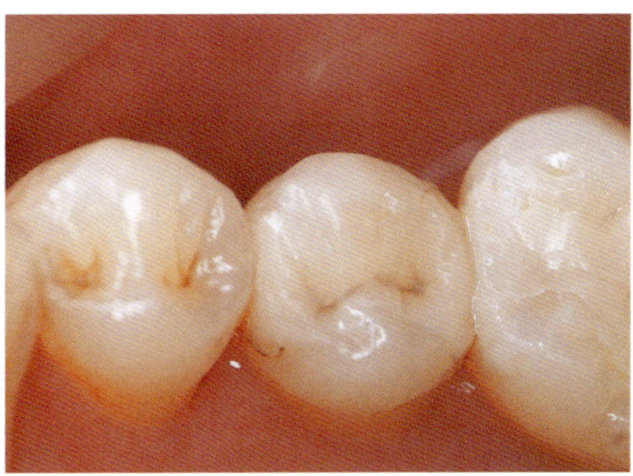

Class II

II級窩洞に直接充填する際の必要条件

生活歯のホワイトニングを行った後に、インレーあるいはクラウンなどの金属修復物をコンポジットレジンを用いて再修復するという症例も増加している。インレーを除去した後には、II級窩洞の直接充填には隔壁法が必須である。

II級窩洞において、直接充填を行うかどうかは、まず隔壁法が可能か否かで判断する。また、十分な幅の歯肉側壁を有しているかも重要な判断基準となる。側室部のレジンは、歯質の裏打ちがなければ、いかに優れた接着性を有するとはいっても、繰り返される咬合などによる応力にはいずれ耐えられなくなる。このような観点からは、MIに基づく窩洞形成であっても、抵抗形態には十分な留意が必要である。

隔壁法にはいくつかの種類があるが、現在ではバイタイリングの使用が欠かせないものとなっている。2つの角(バイタイ)を有したリングを使用することで、金属マトリクスを隣接面に保持するとともに、リングの力によって歯間離開を確実に行うことができる。

隔壁の設置

バイタイリングの種類は数多くあるが、その選択の基準としては

1. 確実に歯間離開が可能
2. ウェッジの挿入が容易
3. マトリクスの窩洞への適合が良好
4. リングの離開力が低減化しない
5. 操作性が良好

などを考慮する。

このような観点から、把持部が付与されて挿入が容易なマトリクス、豊隆に適した形態を有するウェッジ、さらにこのウェッジをまたぐようにして装着可能なバイタイリングのセットは、臨床では使いやすい製品として認識される。

操作におけるポイントは、ウェッジの挿入あるいはリング装着時に、マトリクスがズレないように指で押さえながら操作することである。

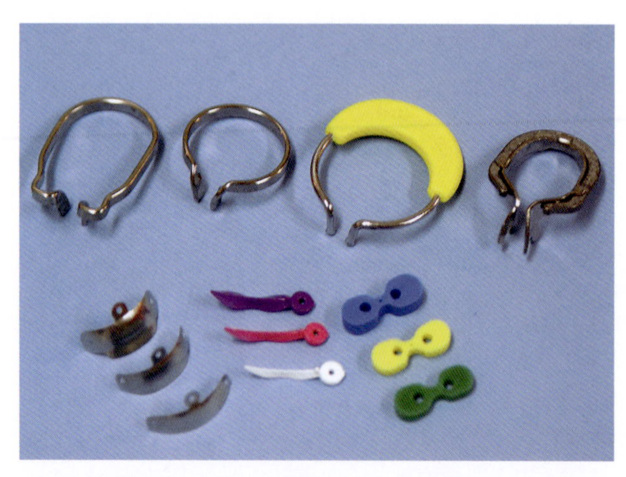

バイタイリングにも多くの種類があるが、離開する力が強く、装着の容易なものを選択する。

CASE 1　バイタイリングを使用した修復

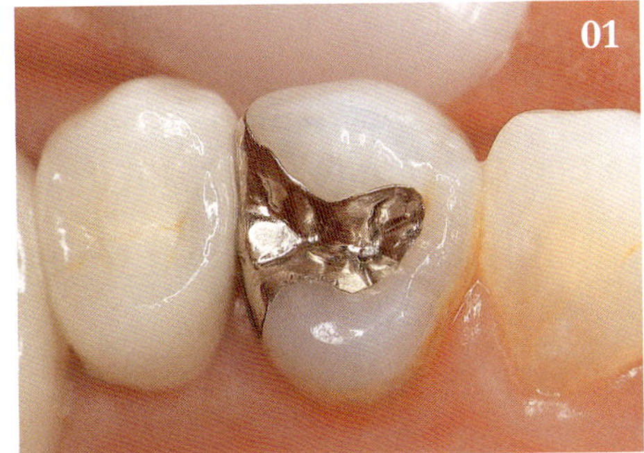

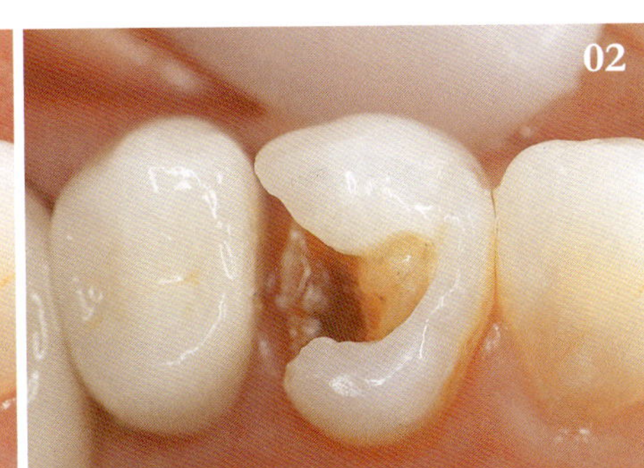

01　メタルインレーを除去して審美的な再修復を希望して来院した。
02　除去用カーバイドバーを用いてインレーを除去する。

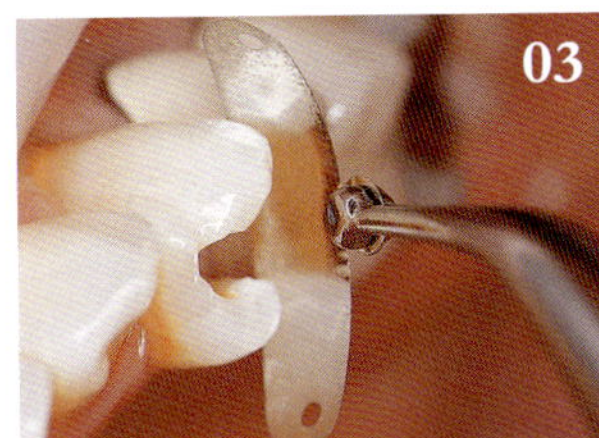

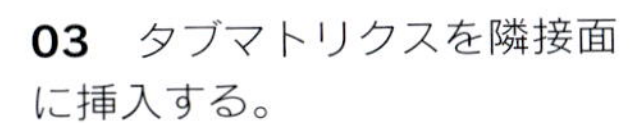
03　タブマトリクスを隣接面に挿入する。

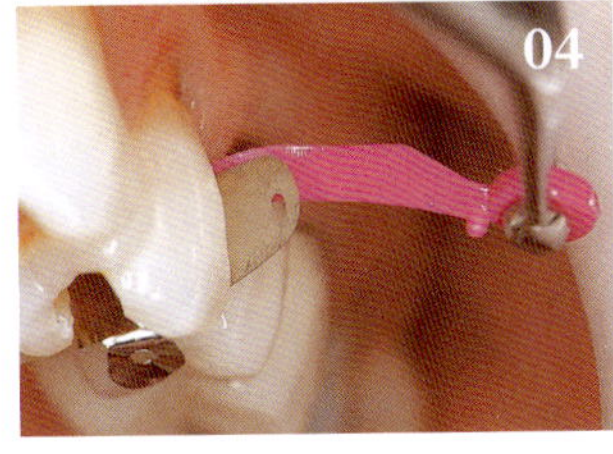

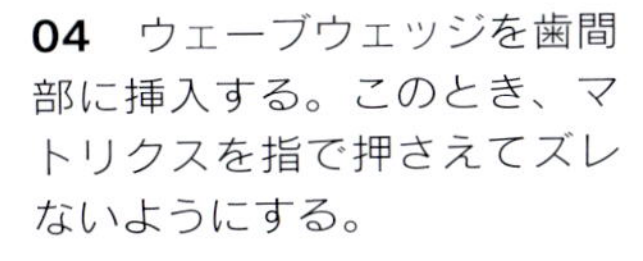
04　ウェーブウェッジを歯間部に挿入する。このとき、マトリクスを指で押さえてズレないようにする。

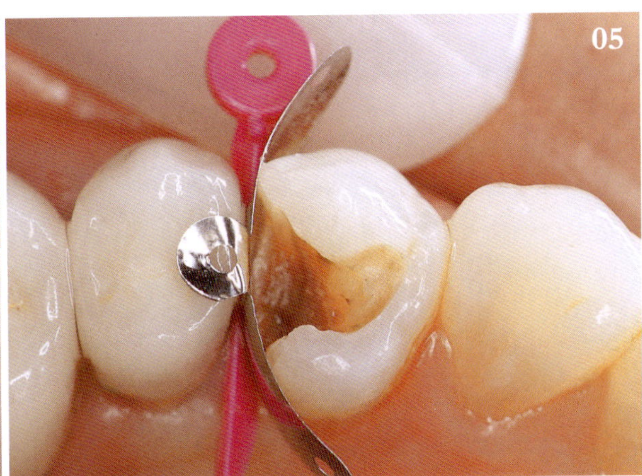

05　歯肉側壁におけるマトリクスの適合状態を確認する。

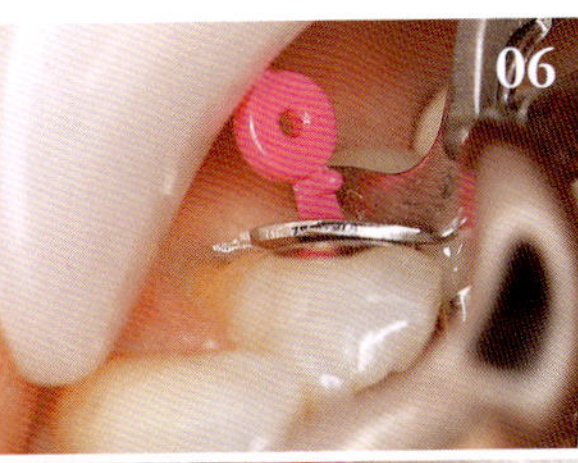

06　V- リングを慎重に装着する。

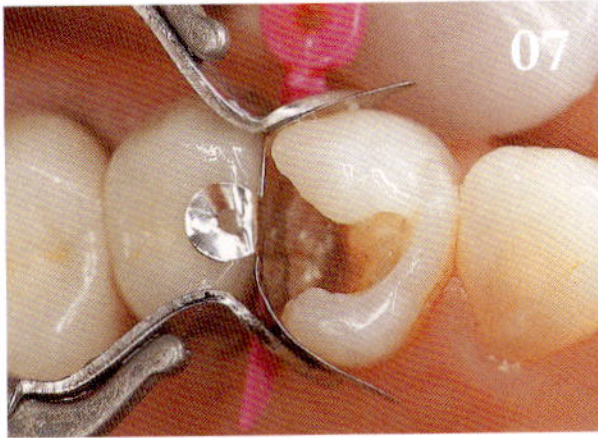

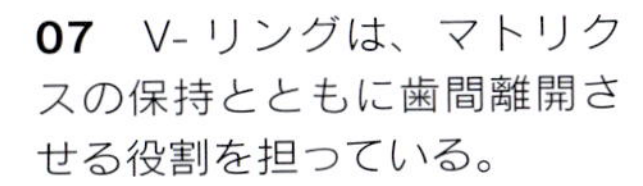
07　V- リングは、マトリクスの保持とともに歯間離開させる役割を担っている。

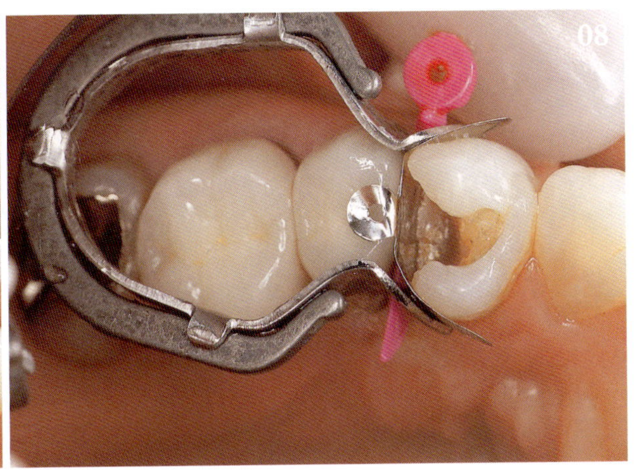

08　V- リングの装着方向は、症例によって適宜変更する。

CASE 1は27ページに続く

Class II

コンタクトの回復(複雑窩洞の単純化)

隔壁法は、複雑窩洞を単純窩洞とするために行う。

接着操作に引き続いて、側室部にはフロアブルレジンを用いて緊密な適合を得るようにする。硬いコンポジットレジンペースト(コンデンサブルレジン)を強い加圧によって填塞するよりも、フロアブルレジンを用いるほうが辺縁適合性が高いからである。

次に、隣接面部をレジンペーストを用いて築盛する。このとき、固有咬合面を意識しながら辺縁隆線を形成することで、適切な上部鼓形空隙の形態を回復する。

この操作が終了したならば､症例によってはバイタイリングを患歯から取り外すと、その後の操作が容易となる。

隣接面充填時のポイント

- ○修復物を支える歯肉側壁の十分な幅
- ○ウェッジ挿入によるマトリクスの歯頸部歯肉側壁への適合
- ○フロアブルレジンの応用によるマージンクオリティーの向上
- ○適切なインスツルメンテーションによる辺縁隆線の賦与
- ○適切な充填器の選択

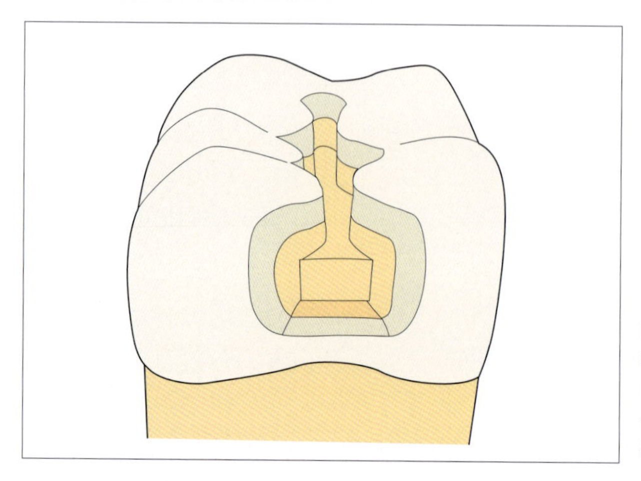

歯肉側壁の幅が十分に確保されることが、II級コンポジットレジン修復の破折を防止する。歯質の支えが必要なのである。

CASE 1 バイタイリングを使用した修復

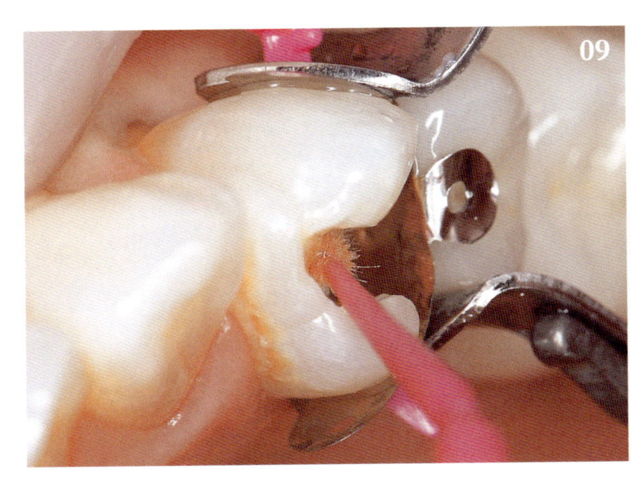

09 接着操作を行う。

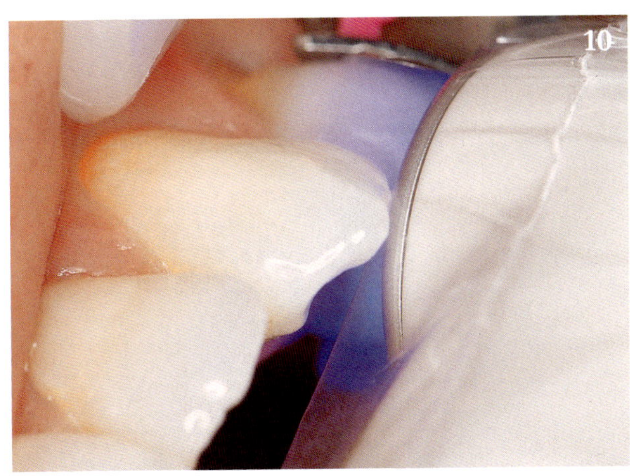

10 とくにⅡ級窩洞では、照射面と窩洞底部の距離が離れていることもあり、十分に光線照射（照射時間の延長など）に留意する。

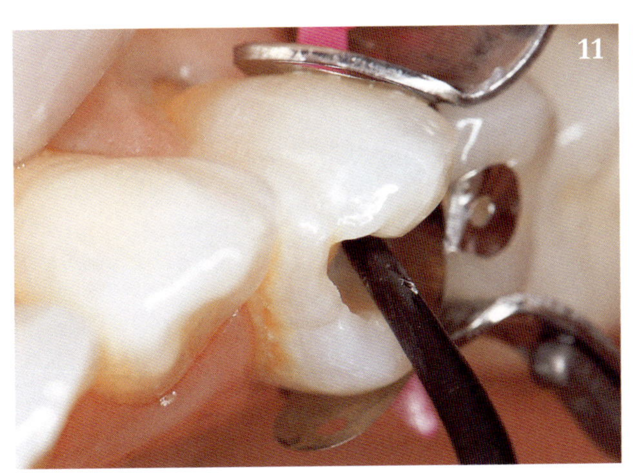

11 フロアブルレジンを歯肉側壁に填塞する。

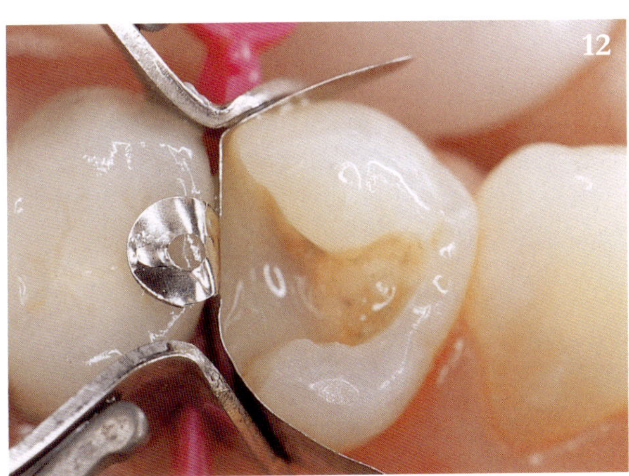

12 フロアブルレジンの流れを利用して、適合性の向上を図る。

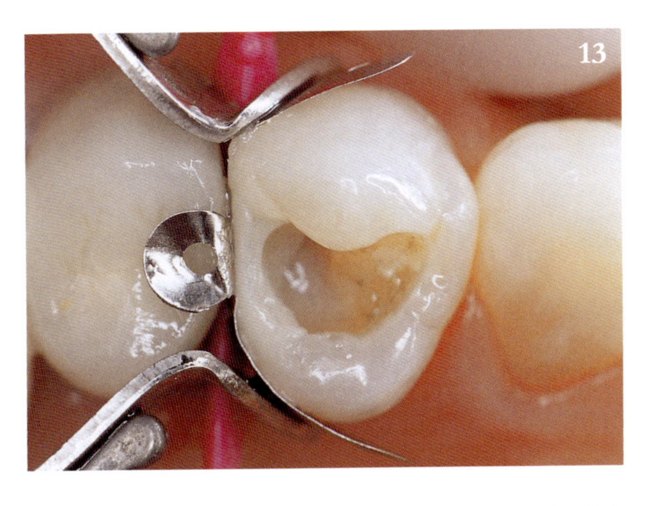

13 遠心の辺縁隆線部をレジンペーストで築盛する。

CASE 1は29ページに続く

Class II

形態修正と研磨

複雑窩洞が単純化すれば、その後のレジンペーストの填塞はきわめて容易となる。とくに上顎臼歯部の修復操作はミラーテクニックを駆使する必要があるが、レジンペーストの填塞部位をパーテーション化することによって操作が容易になる。

その後の形態修正は、ラグビーボール状のカーバイドバーを用いて、エナメル質を傷つけないように注意して行う。カーバイドバーを用いることによって、コンポジットレジンを構成する硬いフィラーと軟らかいマトリクスレジンとを、ひとつの面として切り取る。こうすることで、スムースな面を創ることができ、研磨の効率は飛躍的に向上する。また咬合面部の研磨は、コンポジットレジン専用のシリコーンポイントあるいはオクルーブラシを用いるとよい。さらに隣接面の研磨では、ストリプスを用いて、その厚さをコンタクトの強さの指標とする。

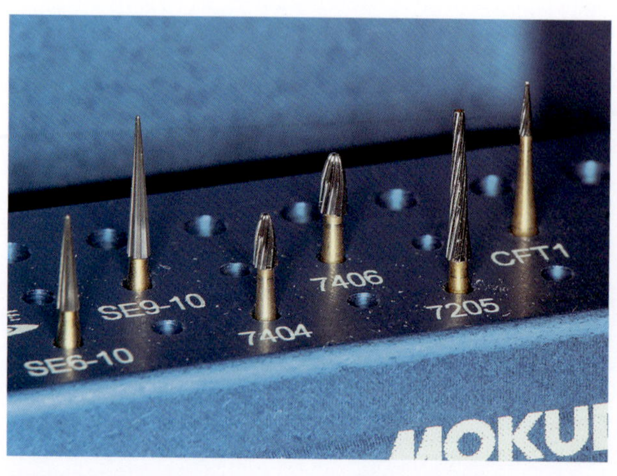

形態を修正するカーバイドバー（M.M. コンポジットフィニッシュ、茂久田商会）。

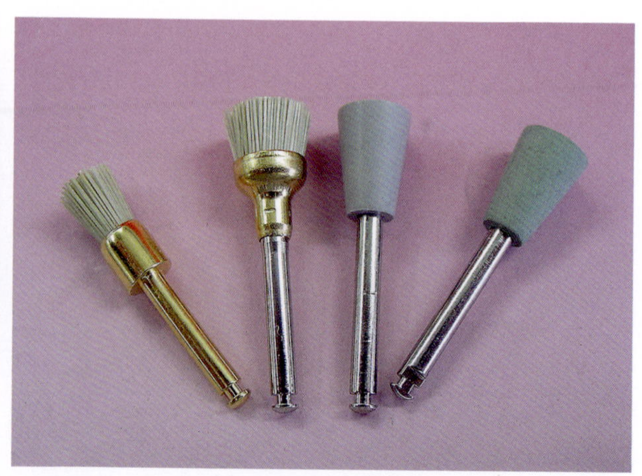

研磨器具は、対象となる部の形状あるいは位置によって適宜選択する。

CASE 1 バイタイリングを使用した修復

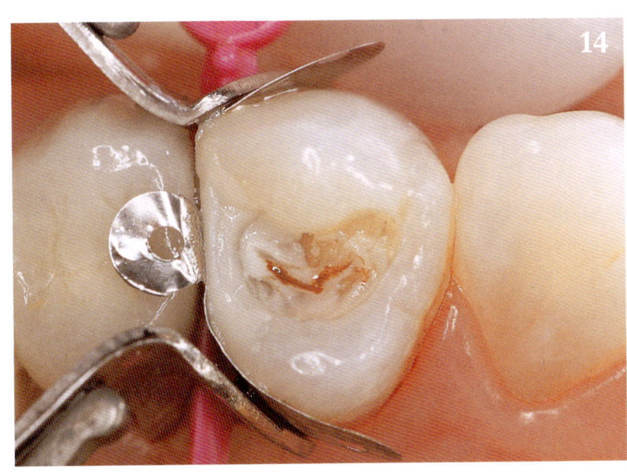
14 ボディーペースト（A2O）を窩底に填塞し、ステインをおく。

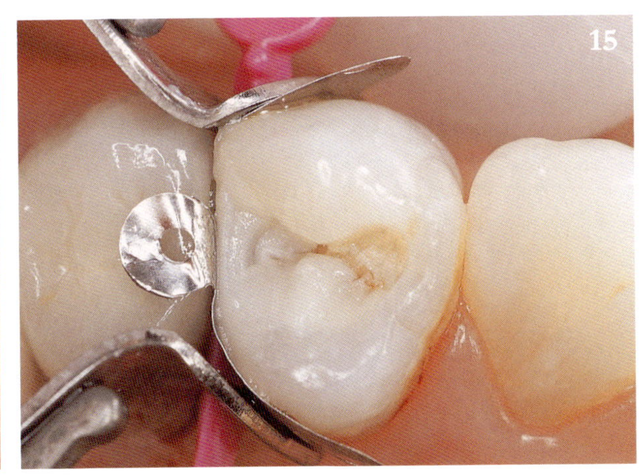
15 咬合を支持する口蓋側咬頭から築盛する。

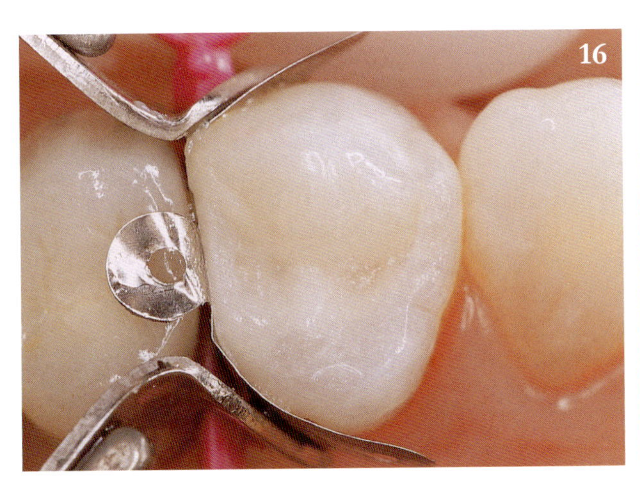
16 引き続いて頬側咬頭を築盛する。

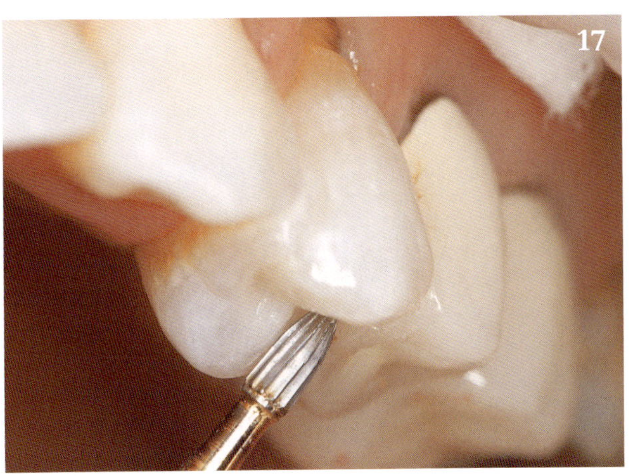
17 このような手順で充填を行えば、咬合調整ならびに形態修正は最小限ですませせることができる。

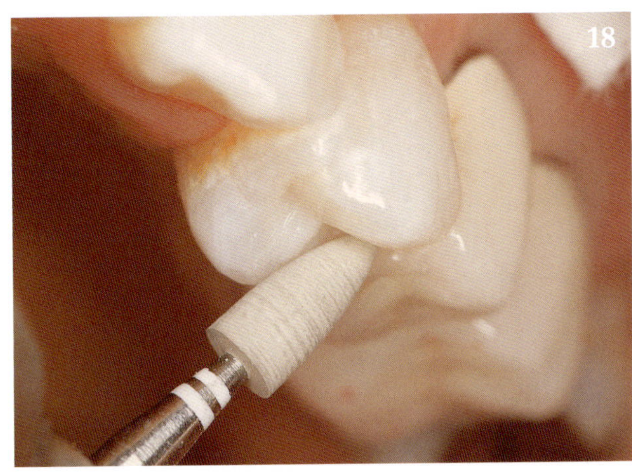
18 超微細なダイヤモンド粒子を含有したシリコーンポイント（コンポマスター、松風）を用いて研磨を行う。

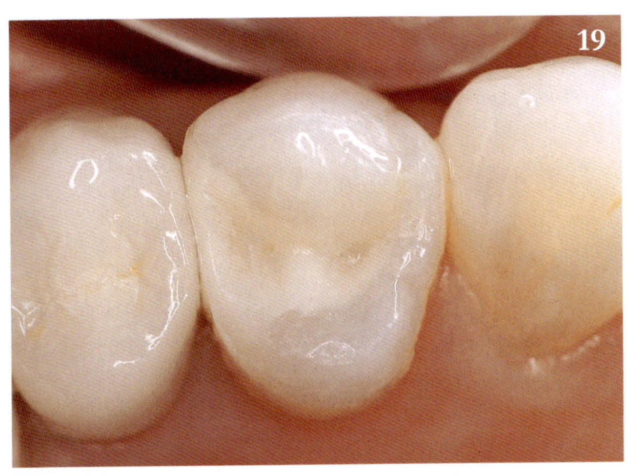
19 隣接面はストリプス（エピテックス、ジーシー）を用いて研磨を行う。

Class II

より複雑な窩洞でも窩洞の単純化を目指す

MOD窩洞においても、単純窩洞化することを目標とすることは同じである。

遠心に続いて近心を築盛し、単純窩洞化すれば、いたって簡単に修復操作を進めることができる。隔壁も、近遠心を同時に行おうとすると操作に手まどうことが多いが、個別に行うことで、逆に効率化が図られる。

CASE 2　MOD窩洞での修復

01　MODインレーを除去する。
02　歯間距離に留意しながら、直接レジン修復を行うこととした。
03　ラバーダムを設置し、第一大臼歯のコンポジットレジンインレーの破折部については補修修復を行う。

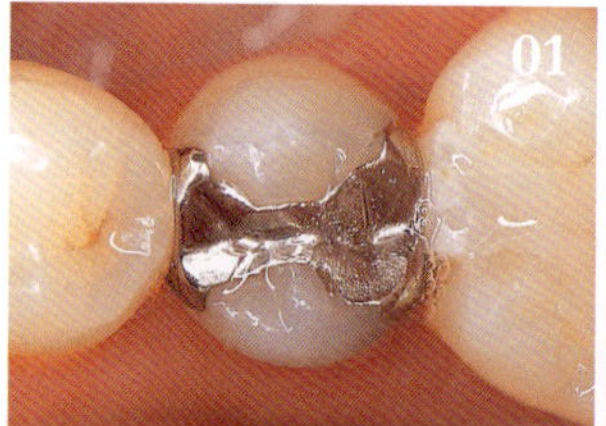

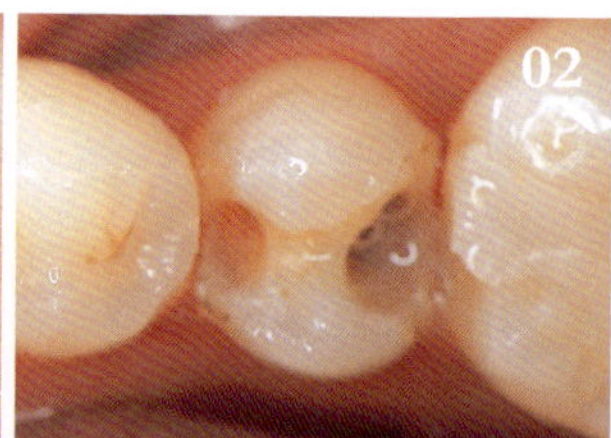

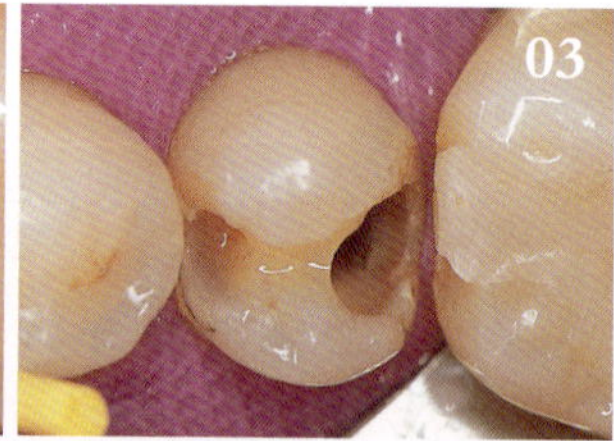

04　遠心部にマトリクスおよびウェッジを装着する。
05　接着操作を確実に行う。

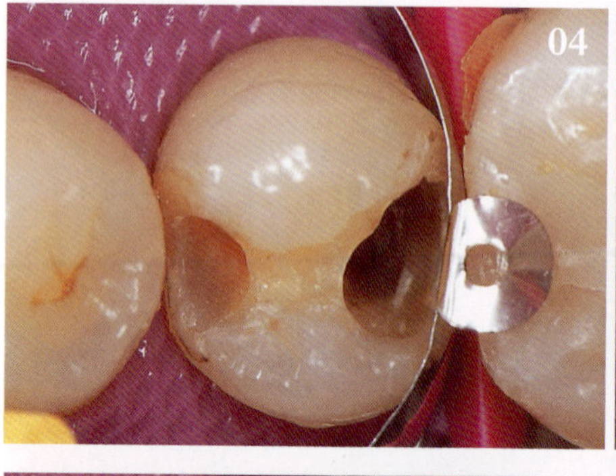

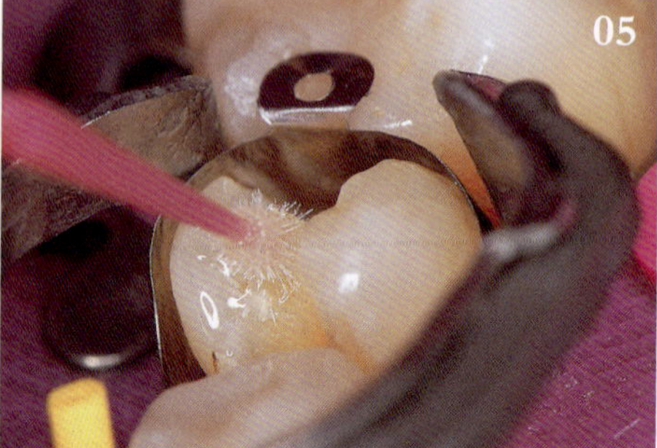

06　明視が困難な遠心部からレジン充填を開始する。
07　遠心が完成したらマトリクスを除去する。

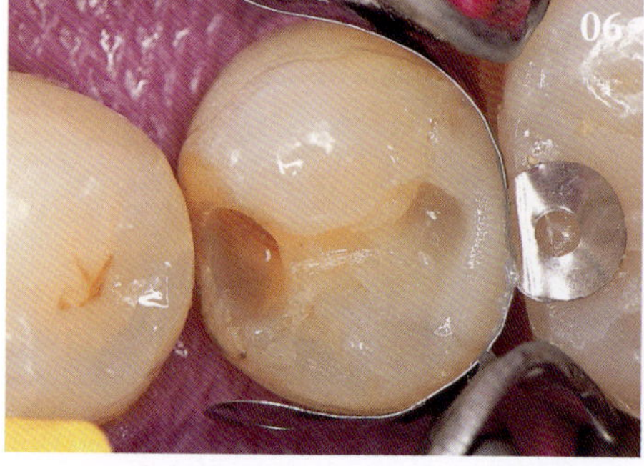

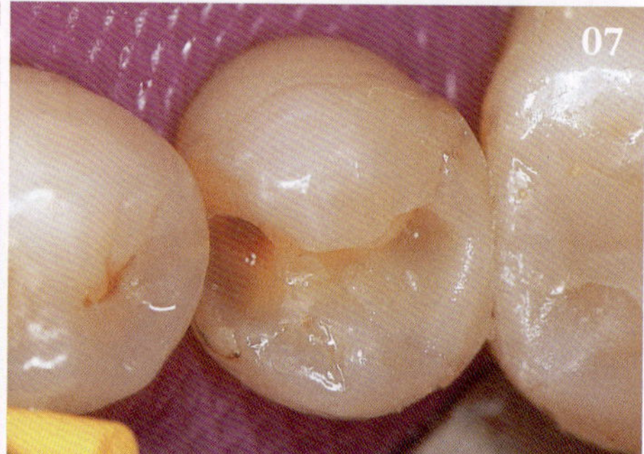

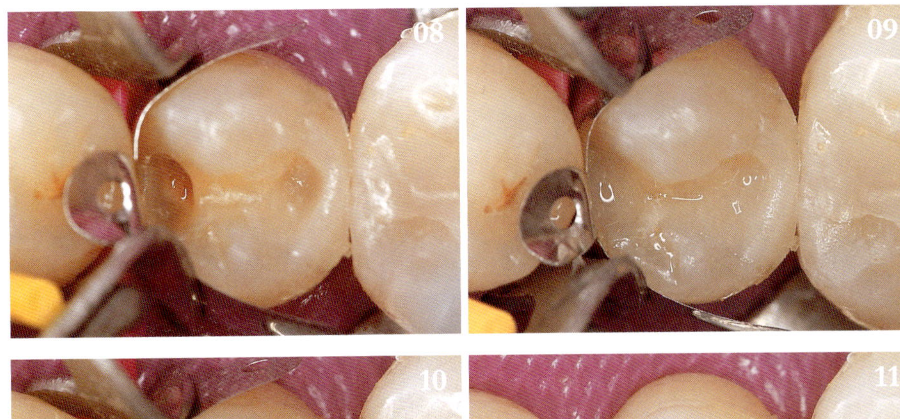

08 同様に、近心部の隔壁操作を行う。
09 フロアブルレジンで歯肉側壁を満たす。

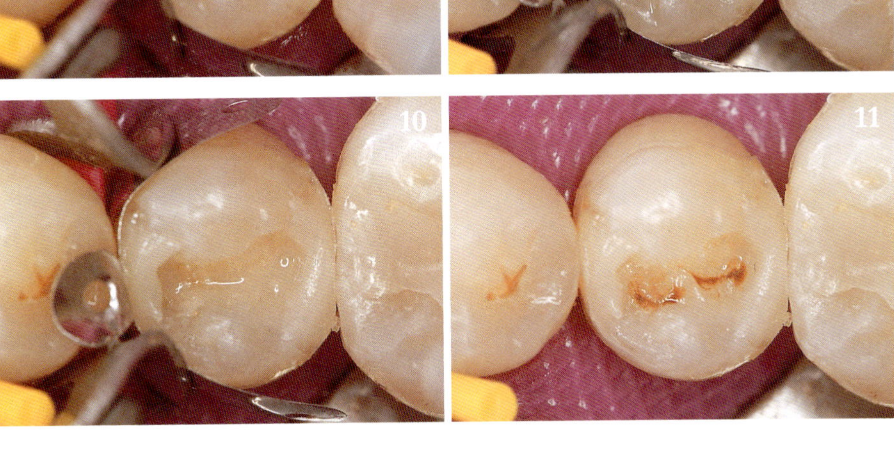

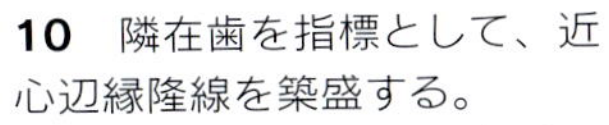

10 隣在歯を指標として、近心辺縁隆線を築盛する。
11 咬合面にステインを用いてキャラクタライズする。

12 頬側そして舌側咬頭と分けてエナメルペーストを築盛する。

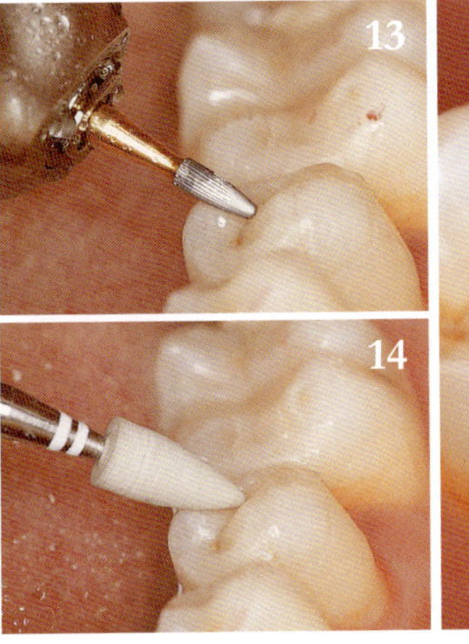

13 つぼみ状のカーバイドバーを用いて形態修正を行う。

14 シリコーンポイント(コンポマスター、松風)を用いて研磨を行う。

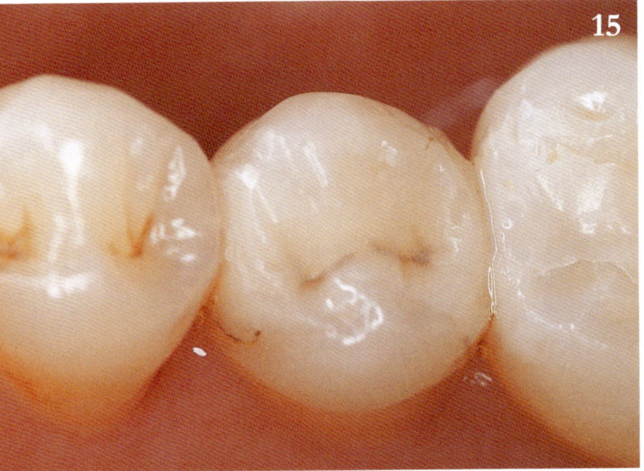

15 隣接面は、その厚さが既知(30〜50μm)であるストリップスを用いて研磨を行うことで、コンタクトの強さを調整する。

Class Ⅲ

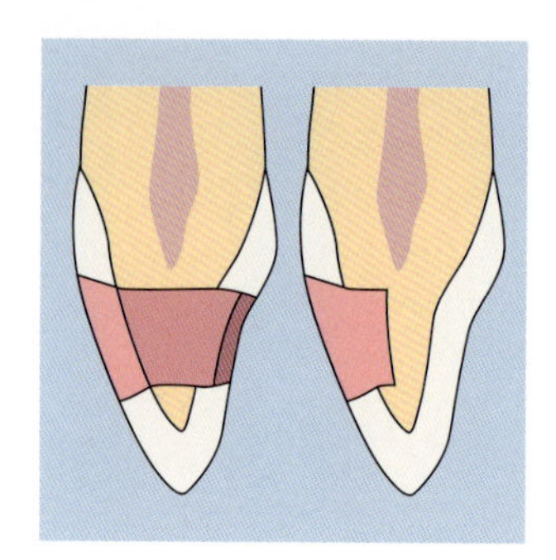

Ⅲ級窩洞への応用の位置づけ

う蝕の発症部位として３大不潔域があげられるが､歯間隣接面もそのひとつである。前歯部隣接面で切縁隅角を含まない窩洞では、舌側に歯質の裏打ちがあるかどうかが修復操作時間の長さに影響を及ぼす。

歯質の裏打ちがある症例では､窩洞周囲の色調を反映するようなレジンペースト(エナメルシェードなど)を単層で用いることで、良好な色調適合性を得ることができる。いわゆるカメレオン効果によるものである。

一方、歯質の裏打ちを欠く窩洞では、コンポジットレジンが半透明性であるという性質を有しているところから、審美性に富んだ修復を行うためには何らかの作戦を練る必要がある。つまり舌側に光線透過性の低いレジンペーストを填塞することで、修復物全体の明度をコントロールすることが必要となる。これを怠りエナメルシェードのレジンのみを単層で充填すると、修復物全体の明度が低下してグレーがかって見えてしまう。このような症例では、明度をコントロールするために用いるオペーク性の高いレジンペースト層の厚さが問題になるが、これは残存歯質の明度を参考とする。

コンポジットレジン修復では、色調の適合性を得るために、色相あるいは彩度以上に明度を重要視すべきである。臨床的に色調の決定は、明度、彩度そして色相の順で行うとよい。

Class Ⅲのポイント

1．歯質の裏打ちのある症例での窩洞形成
2．審美的な隣接面の形態をいかに賦与するか
3．隣接する窩洞修復のコンセプト
4．歯質の裏打ちのない症例での窩洞形成と修復
5．歯質の裏打ちのない大きな窩洞の効率的な修復

CASE 1 歯質の裏打ちのある症例の修復

CASE 1では、歯質の裏打ちのある症例において、歯質を可及的に保存する切削方法と、隣接面の形態賦与方法について解説する。

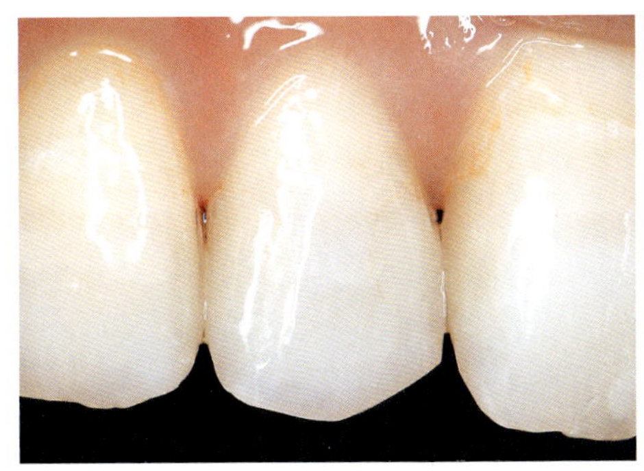
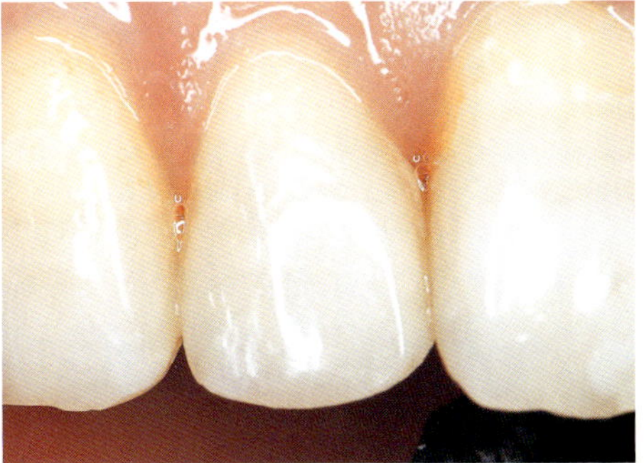

CASE 2 隣接する小窩洞の修復

CASE 2では、隣接する小窩洞を効率よく修復するための、窩洞の単純化について解説する。

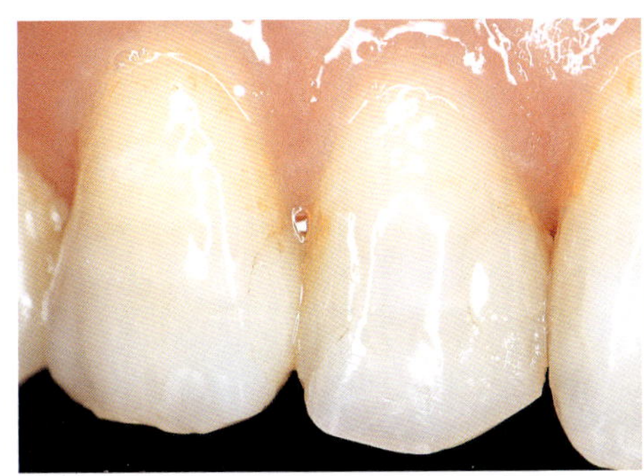
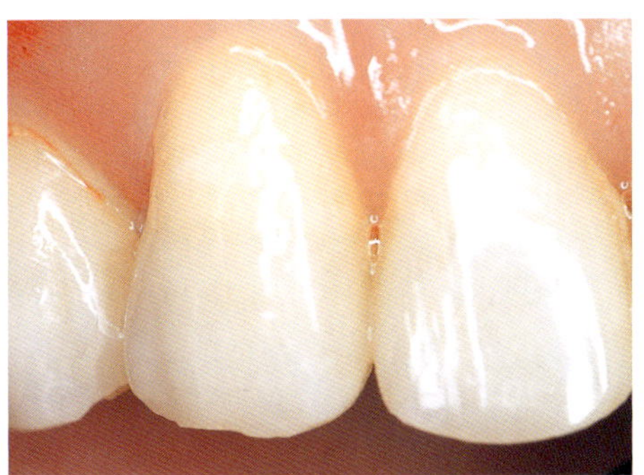

CASE 3 歯質の裏打ちのない症例の修復

CASE 3では、歯質の裏打ちのない症例の修復において、留意すべき切削の基本と充填操作について解説する。

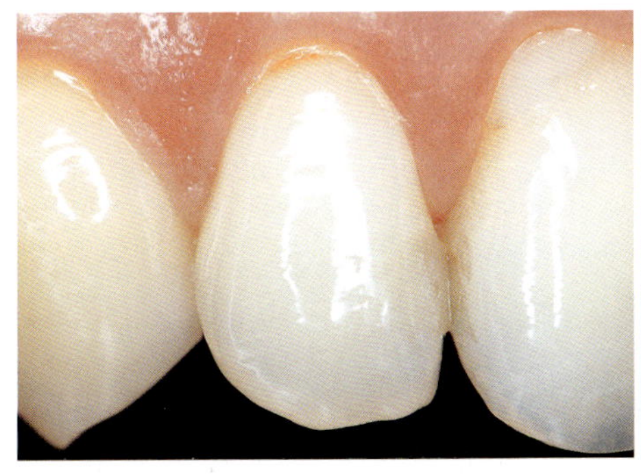
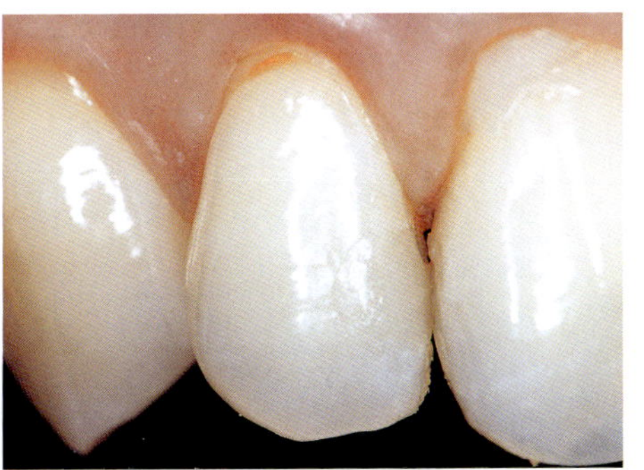

CASE 4 隣接する大きな窩洞（裏打ちなし）の修復

CASE 4では、歯質の裏打ちのない大きな窩洞を修復する際に、確実性と効率を向上させる修復テクニックを解説する。

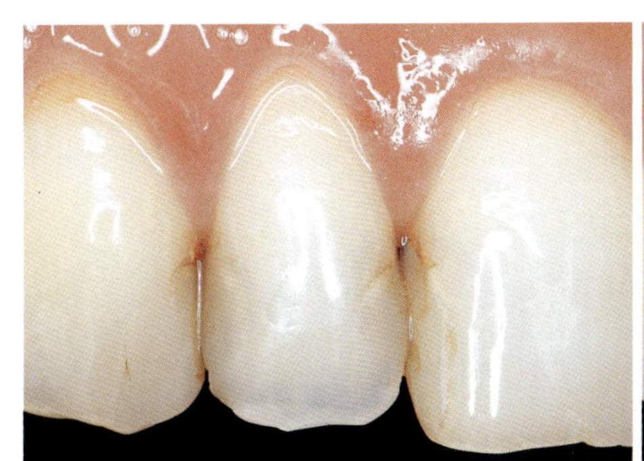
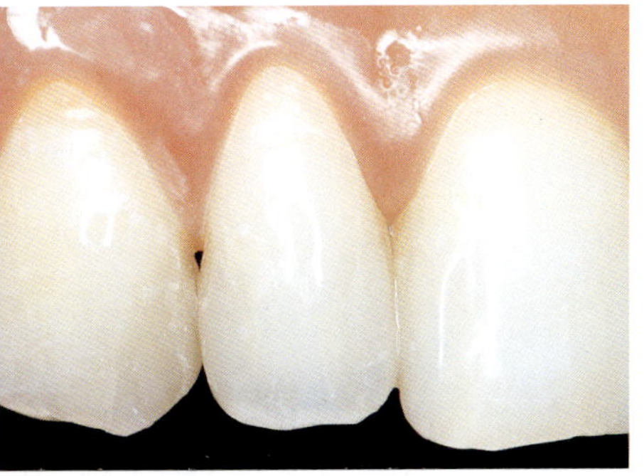

Class Ⅲ

歯質の裏打ちのある症例での窩洞形成

Minimal Intervention の治療概念からも、歯質の切削は最小限とする。

CASE 1は、側切歯近心の修復物周囲にギャップが認められるとともに、表面に摩耗が生じていた。このような症例では、再治療を行うよりも、補修修復を選択することを第一に考える。MI の原則である。

CASE 1の窩洞形成を行うにあたって指標としたのは、

1．舌側面を可及的に保存する

2．接触点を可及的に保存する

3．唇側面のベベルは、外形と同じく広く浅く賦与する

などである。

そして、旧修復物としてコンポジットレジンが残存している場合には、被着面の処理にも留意が必要である。エナメル質にはリン酸エッチング、象牙質にはデンティンプライマーが必要であるように、硬化したコンポジットレジンに対しては、シランカップリング（セラミックスプライマー）処理が必要となる。

異なる被着体に対しては、それぞれに適した前処理を行う必要がある。たとえば、この症例のようにコンポジットレジンと歯質とが混在した場合、まずシランカップリング処理を行う。その後、歯質に対する前処理を行ってから、次のステップの処理に移るようにする。

最近では、セラミックス、歯科用合金あるいはコンポジットレジンに対しても、前処理することなくアドヒーシブを塗布するのみというユニバーサルタイプのセルフエッチアドヒーシブも市販されるようになった。その臨床的効果については、耐久性を含めて今後の検討が待たれるところである。

修復処置は、できるだけ単純化することを心がけるようにする。その一方で、接着操作などのコンポジットレジン修復を支えるベーシックな手技には、細心の注意を払うことを忘れてはならない。

CASE 1　歯質の裏打ちのある症例の修復

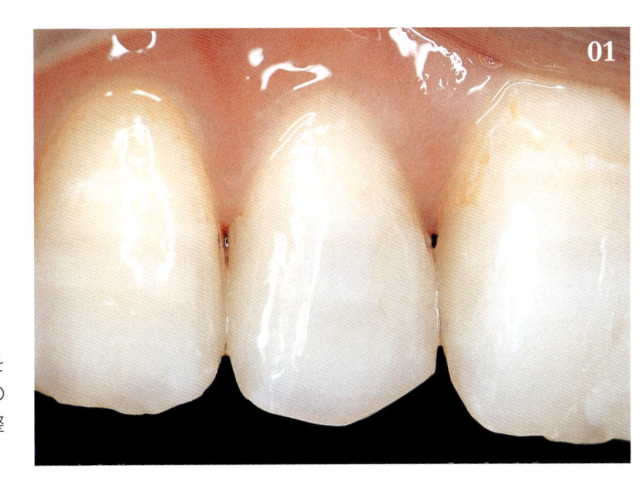

01　切縁部の形態の不良を主訴としている。近心への回転もあり、歯列の微調整が必要な症例である。

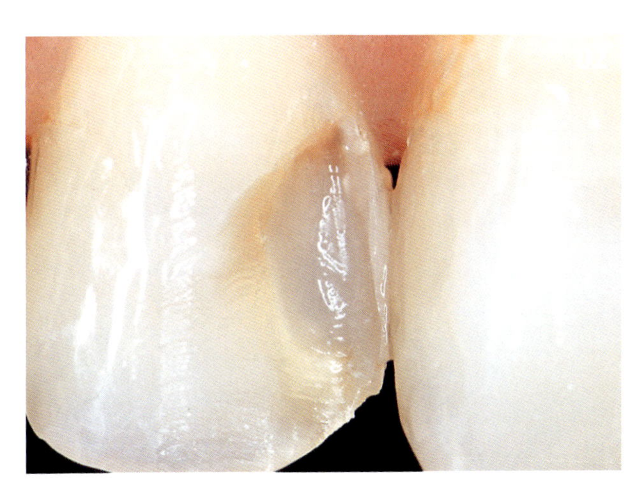

02　旧修復物の唇側部の多くを除去したが、舌側面と隣接面の問題のないところは可及的に保存している。

接着操作が終了した窩洞には、窩壁および線角の鋭端部をなくすために、フロアブルレジンを一層ライニングとして用いる。

これは、コンポジットレジンと窩底部象牙質とにギャップを生じさせないための配慮である。

接着界面にフィラーを含有するボンディング材層としてフロアブルレジンを応用する、というイメージで行うとよい。

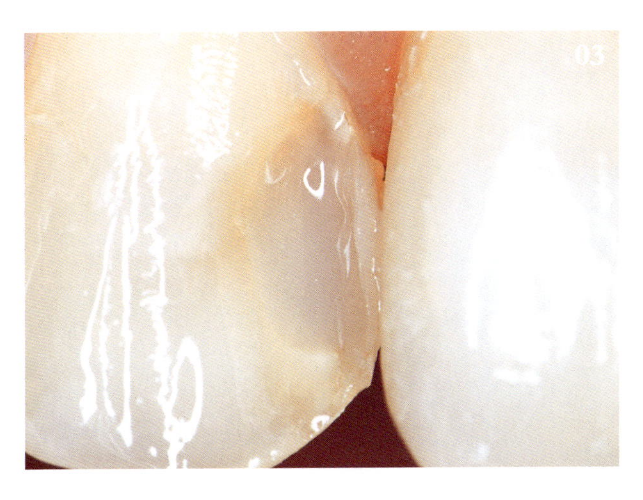

03　シランカップリング処理および歯質への接着操作に引き続いて、フロアブルレジンを窩底部に塗布する。

CASE 1は37ページに続く

Class Ⅲ

審美的な隣接面の形態をいかに賦与するか

前歯部におけるコンポジットレジン充填では、隣接面の移行部の形態賦与が審美性獲得のための重要なポイントとなる。

ここで重要なのは、ポリストリプスの使用法である。これまでは、歯質切削以降はストリプスを常に装着していたが、審美性の高いレジン充填では、その使用をいかに省くかが重要なポイントとなる。臨床的な手順は、

1．歯面処理に先立ち、隣接歯にはトクソーレジンセパレータ（トクヤマデンタル）をテープ状のフロスを用いてごく一層塗布し、レジンとの分離を行う。

2．歯面処理あるいはボンディング材の塗布などの接着操作を行う際には、ストリプスを使用して隣在歯の保護を行う。

3．接着操作後にはストリプスを取り除き、充填操作を行う。

というものである。この手法によって、隣接面に適切な解剖学的形態を賦与することができる。これは、Proximal Adaptation Technique として知られている手法である。この方法でコンタクトが作られるかどうか、想像が難しいかもしれない。そこで、このテクニックは50～100μm の歯根膜腔隙を利用していると理解すると納得できるはずである。

また、ストリプスを設置したままレジンペーストの賦形を行い、形態が整った段階でストリプスを舌側方向に引き抜くことによって隣接面形態を付与する方法もある。この方法はプルストリプス法などと呼ばれているが、習熟すれば比較的簡単に隣接面形態を創ることができる。

もちろん、隣接面におけるコンタクトの調整は重要であるが、これは研磨用ストリプスの厚さを指標として行っている。すなわち、その厚さが30μm あるいは50μm のもの（エピテックス、ジーシー）を、適宜用いることによって調整する。

CASE 1　歯質の裏打ちのある症例の修復

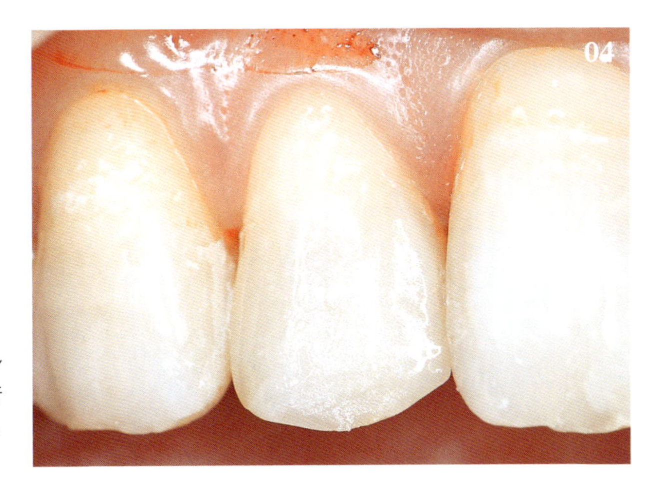

04　一層目のデンティンペーストを、歯質との移行性に注意しながら填塞して、明度をコントロールする。

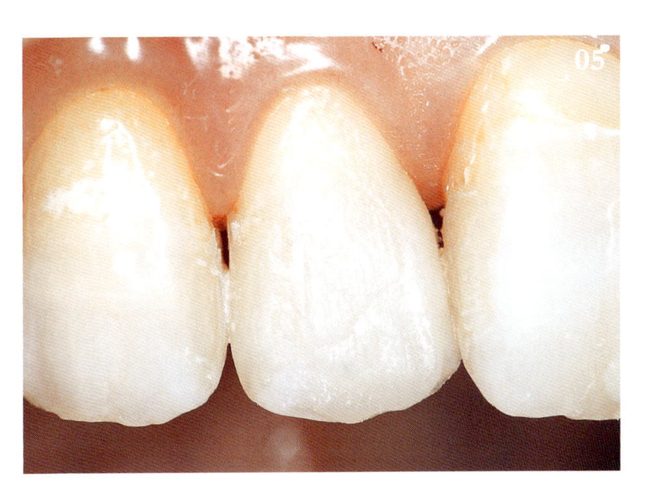

05　エナメルペーストを用いて、隣接面の移行部の形態を賦与するが、筆を用いることが臨床でのポイントになる。

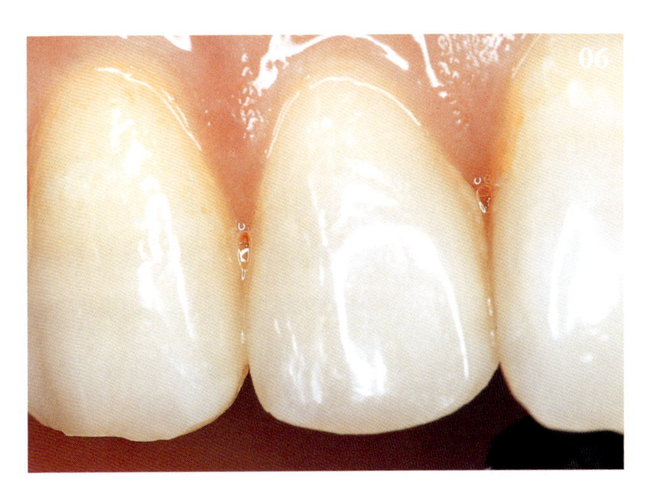

06　形態修正は短時間で終了する。研磨によって確実に光沢感を賦与することで、質感を得る。システム選択が、これを可能としている。

Class Ⅲ

隣接する窩洞修復のコンセプト

どのような症例でもそうであるが、修復操作をいかにして単純化するかを考える。単純化ということばを言い換えるならば、最短な距離(時間)で到達目標に行きつくことを考えるということになる。隣接した窩洞の修復操作も症例としては比較的多いが、その手順も同様である。隣接した窩洞を持つ症例では、

1. 窩洞の大きさ
2. 窩洞の位置(近心か遠心か)
3. 歯肉縁からの距離

などを考慮する。

CASE 2では、遠心面のために明視が困難であることから、修復操作を確実に行うことを考慮して、側切歯から充填操作を開始している。側切歯の研磨を明視下で行い、分離剤をその面に塗布してから犬歯のコンポジットレジン充填を行っている。

見えにくい部位あるいは充填操作が困難な部位から修復を開始するようにすることが、修復操作の単純化につながるのである。

CASE 2 隣接する小窩洞の修復

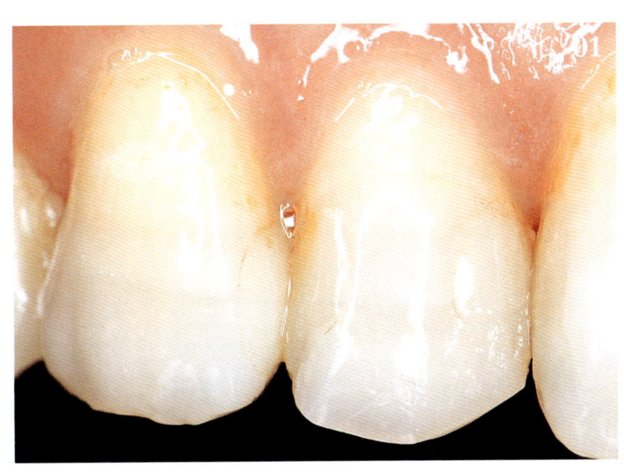

01 側切歯および犬歯の隣接面の再修復を行う。

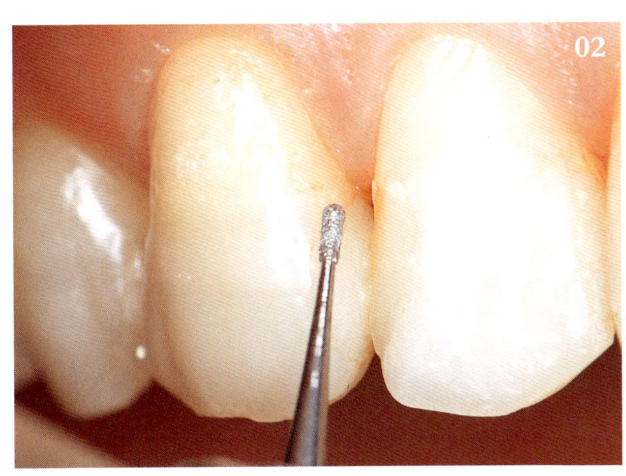

02 その症例に適したダイヤモンドポイントの選択が、MI修復の原点である。

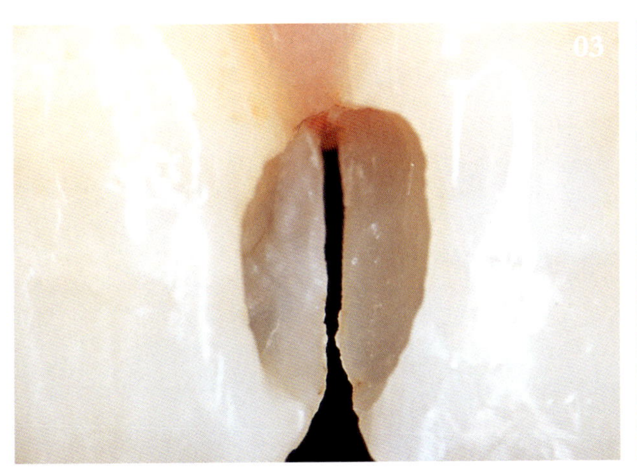

03 歯肉からの出血はレジン修復にあたって避けなければいけないので、慎重な歯質の削除が望まれる。

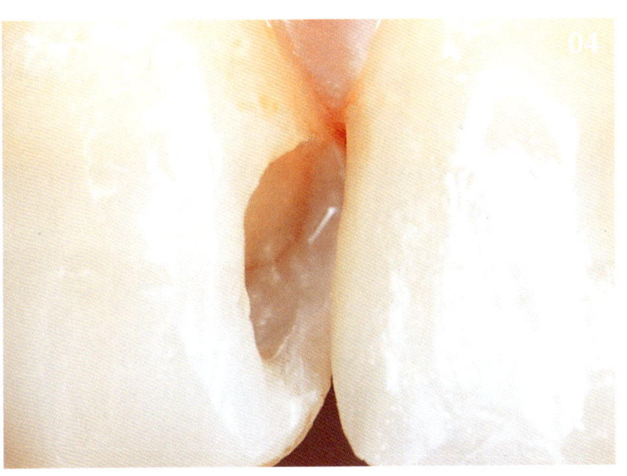

04 直視の難しい遠心窩洞から充填を行うと、効率のよい修復が可能となる。

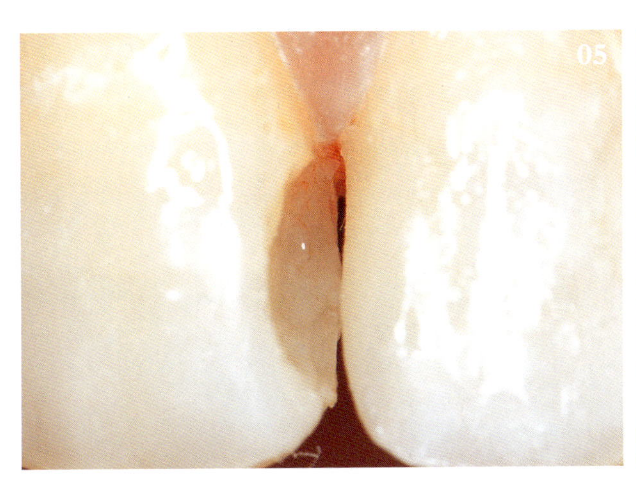

05 歯質の裏打ちがあっても、象牙質の色調が濃い場合では、オペーク性の高いレジン(ここではA2O)を用いるとよい。

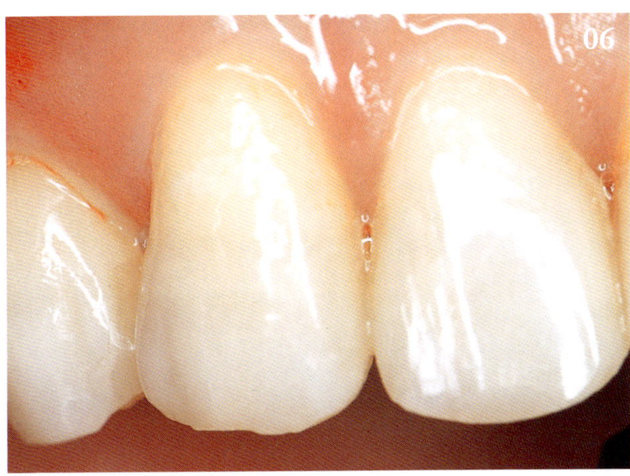

06 側切歯の近心面形態も整え、研磨を行い、修復操作を終了する。

Class Ⅲ

歯質の裏打ちのない症例での窩洞形成と修復

Class Ⅲの症例においては、歯質（あるいは修復物）の裏打ちが存在するかどうかで、充填操作ステップが異なってくる。歯質の裏打ちがあれば、口腔内の暗さによって修復物の明度が低下することが少ないために、エナメルシェードのみによる単一ペースト充填が可能となる。

しかし、歯質の裏打ちを欠いたケースでは、明度をコントロールするために、デンティンペーストあるいはオペークペーストを舌側面に一層填塞することが必要となる。もちろん、光拡散性に優れたレジンペーストを用いればこの限りではないが、通常の症例では、明度のコントロールを行うことで審美的な結果が得られる。

半透明性という光学的性質を有するコンポジットレジンを使いこなすためには、その半透明性の程度を術者が把握する必要がある。また半透明性の程度は、レジンペーストの製造者によって大きく違いがあることから、臨床使用の前にこれを把握することも大切である。

CASE 3　歯質の裏打ちのない症例の修復

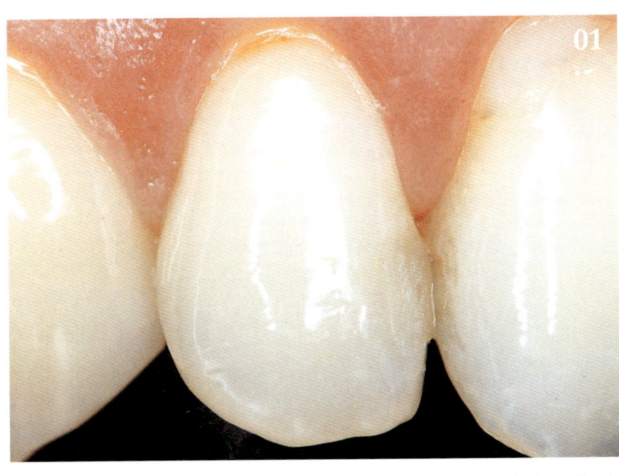

01　旧修復物の形態が不良で、適切なコンタクトも賦与されていない。患者もデンタルフロスが引っ掛かることが気になっていた。

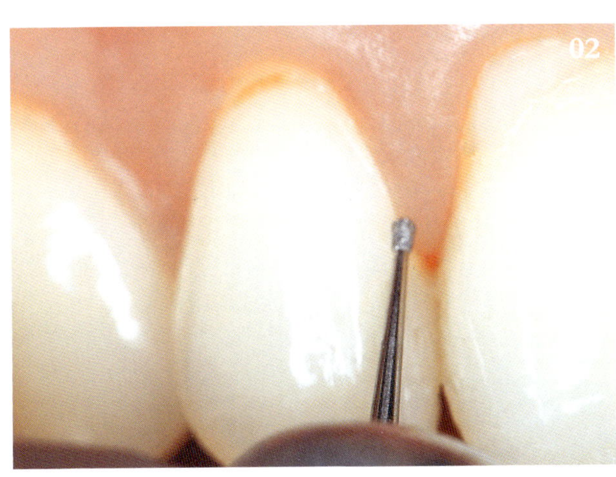

02　隣接面を傷つけることなく旧修復物を除去するために、その部に適した最小のポイント（B's MI Bur, 日向和田）を用いて切削する。

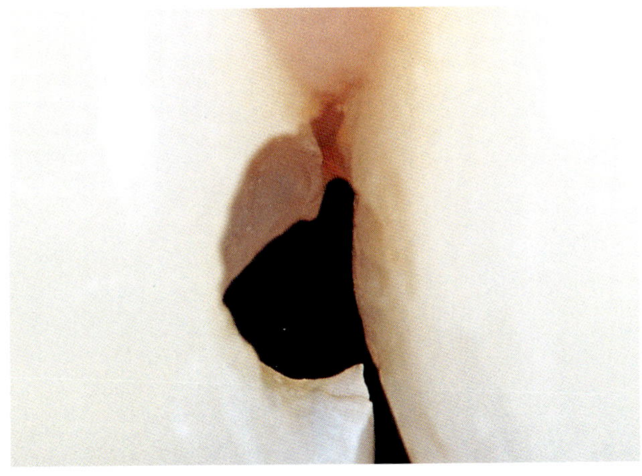

03　歯質の裏打ちのない Class Ⅲ窩洞となる。まず確認が難しい舌側から充填操作を始める。

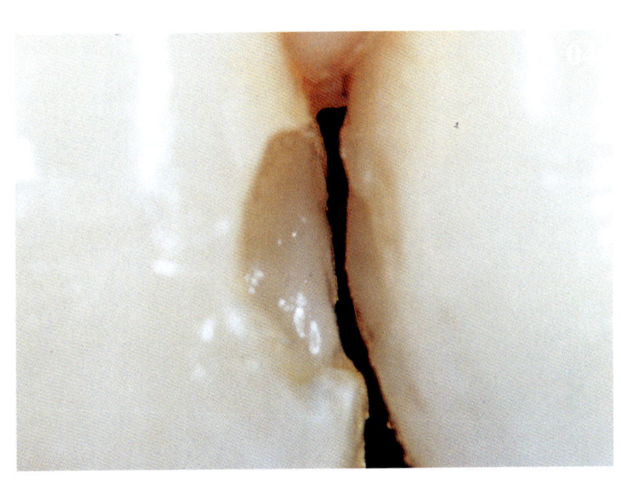

04　歯質の裏打ちがない症例では、ボディーあるいはオペークペーストで明度をコントロールする必要がある。

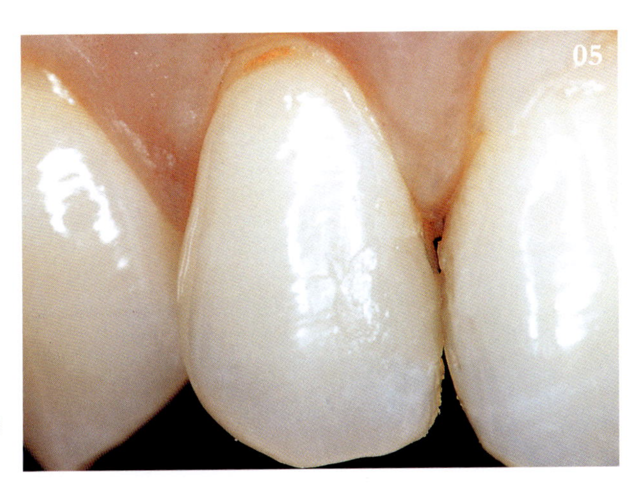

05　レジンペーストの有する透明性を把握することが、このような症例では重要となる。

Class Ⅲ

歯質の裏打ちのない大きな窩洞の効率的な修復

隣接するClass Ⅲ窩洞であっても、切削後に舌側面の欠損が大きく、隣接面形態とともに舌面形態の賦与に工夫が必要なケースがある。とくに舌面形態の賦与ではミラーテクニックを駆使する必要があるが、ミラー観を頼りにレジンペーストを填塞するのには少々トレーニングが必要である。

このような症例で有効なのが、シリコーンガイドの応用である。これは、う蝕病変の除去ならびに旧修復物を除去する前に、当該歯を含めた複数歯の舌側にパテ状シリコーン印象材をあてがい、これを硬化させることで、レジン充填のための圧接子とする方法である。

海外旅行に出かける際、旅慣れた人であれば自分で計画を立て、それなりに充実した体験をするであろう。しかしそうでない場合には、いわゆる添乗員が案内してくれるツアーに参加するわけだが、これも決して悪いものではない。ガイドがいるのといないのとでは、旅の充実感は雲泥の差となるものである。コンポジットレジン修復においてもガイドの存在は、さりげない支えではあるようだが、充填操作を限りなく容易にしてくれる。

なお、このガイドとしては、透明なバイトレジストレーション用シリコーンなども用いられるが、工夫次第でさまざまな応用が可能となるスグレモノといえる。

舌側面形態の賦与が容易
複雑な窩洞形態を単純化できる
解剖学的形態のイメージを得られる

シリコーンガイドの有効性。

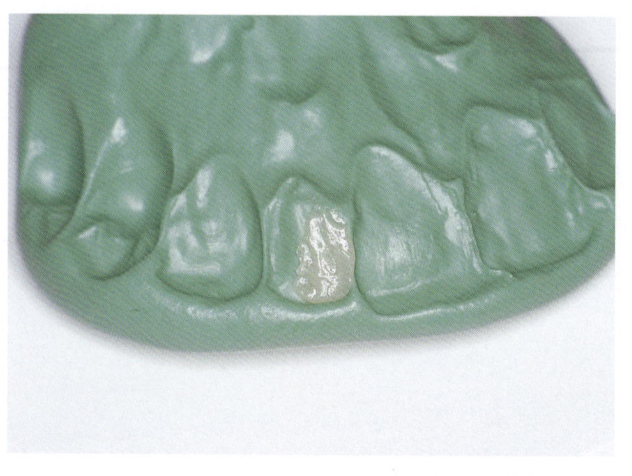

切削前に、あらかじめシリコーンガイドで舌側面形態を採得し、切削部位にレジンペーストを押し広げておき、修復時にそのまま窩洞の舌側から押しつける。

シリコーンガイドの使用法については P124を参照のこと

CASE 4 隣接する大きな窩洞(裏打ちなし)の修復

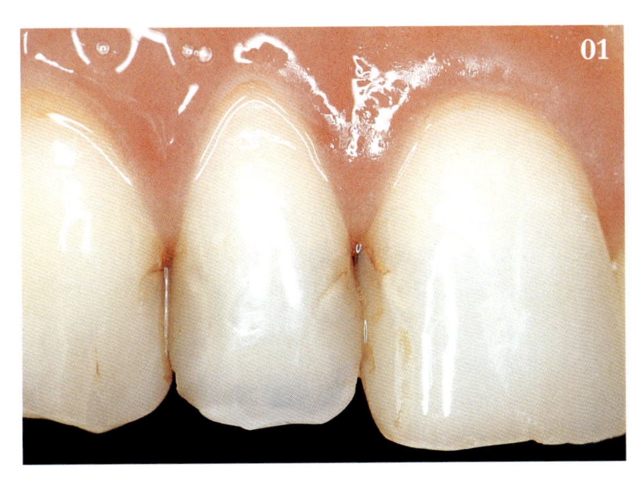

01 レジン修復物周囲から二次う蝕が認められる。修復からもかなりの年数がたっているとのことである。

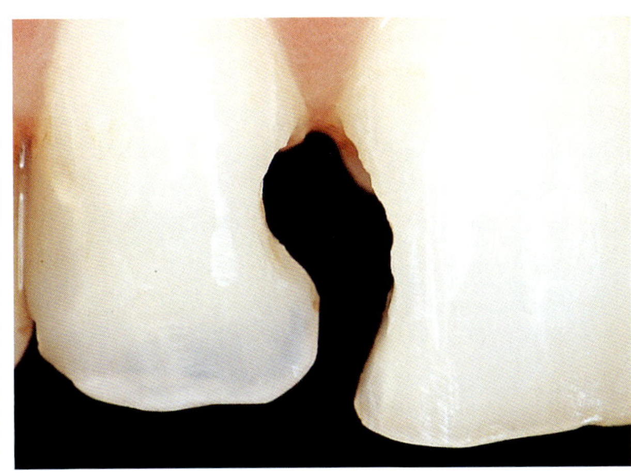

02 とくに舌側面で窩洞が大きくなることが予想されていた。このような症例で、舌側壁をフリーハンドで修復するのはかなり難しい。

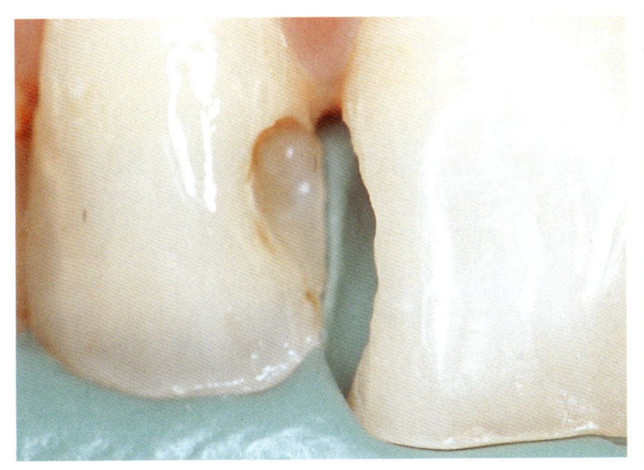

03 シリコーンガイドに押し広げたレジンペースト(左ページ参照)を、そのまま窩洞の舌側から押しつける。

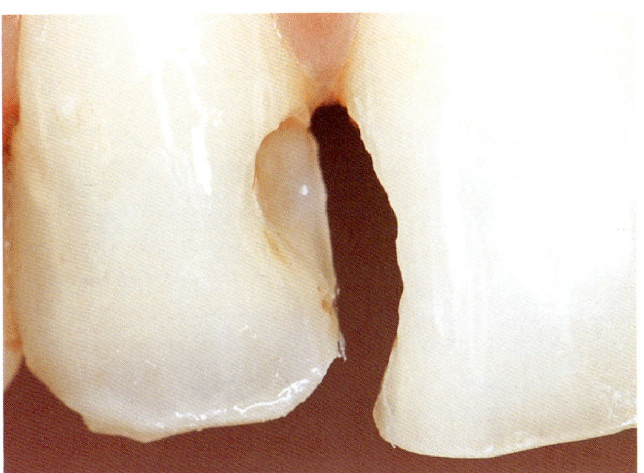

04 裏打ちができることによって、明度のコントロールとともに形態の賦与が容易になる。

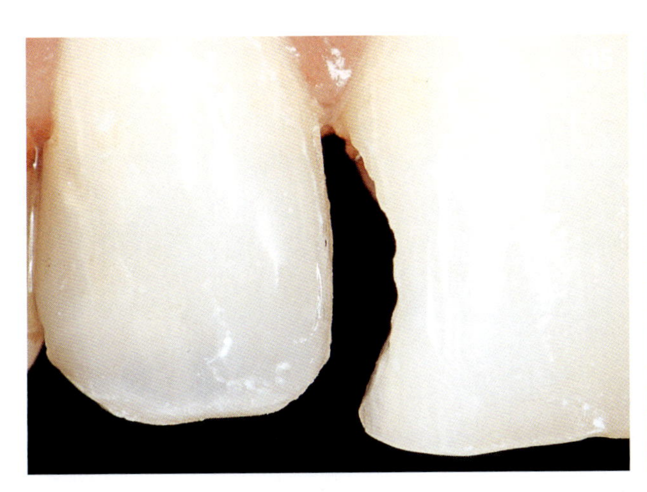

05 研磨したレジン修復表面に分離剤を塗布し、再び接着操作から始める。接着操作を行うときは、ストリプスを設置している。

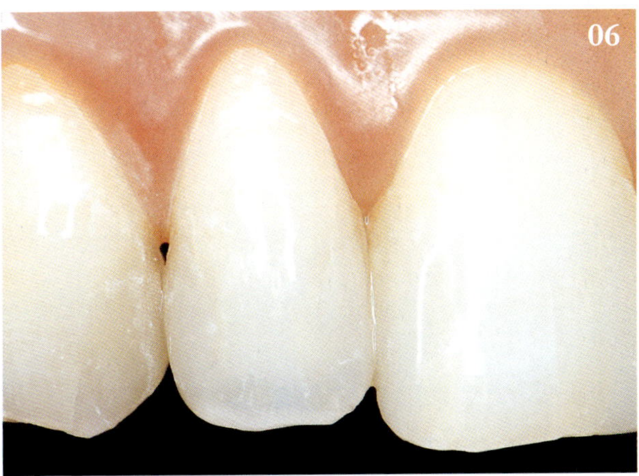

06 隣接面修復を再充填するだけで、歯列から受ける印象(雰囲気)もずいぶんと変化する。

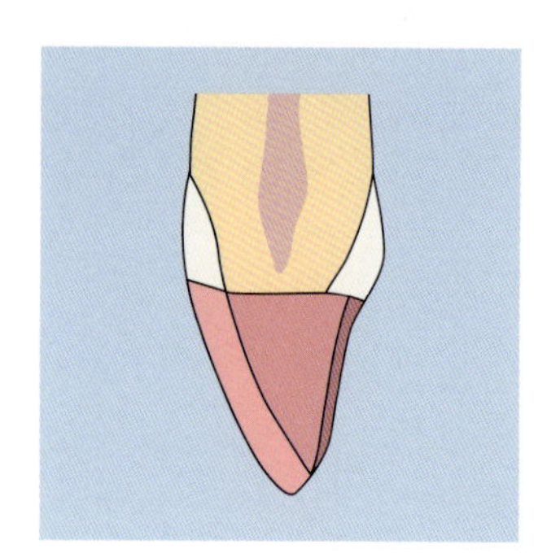

Class Ⅳ

Ⅳ級窩洞への応用の位置づけ

コンポジットレジンを用いた審美的歯冠修復を世に広めたのは、Class Ⅳ症例におけるレイヤリングテクニックが紹介されたことにはじまる。内外の優れた臨床家が、それぞれの理論、美意識そして技術を駆使して、失われた審美を見事に回復させたのである。

とくに、それまでは間接法を用いなければ修復が不可能であると考えられていた歯根破折症例でも、目を見張る審美性が獲得された多くの症例からは、コンポジットレジン修復の有する限りない可能性を感じる。

Class Ⅳのポイント

1．前歯部における窩洞形成の考えかた
2．前歯部における接着操作の留意点
3．レイヤリングテクニックの臨床的な考えかた
4．修復物に質感を与え、いかに自然感を再現するか
5．歯間離開への応用テクニック

CASE 1　シリコーンガイドを用いた修復

CASE 1では、歯質の裏打ちのない症例において、歯質を可及的に保存する切削方法と、隣接面の形態賦与法について解説する。

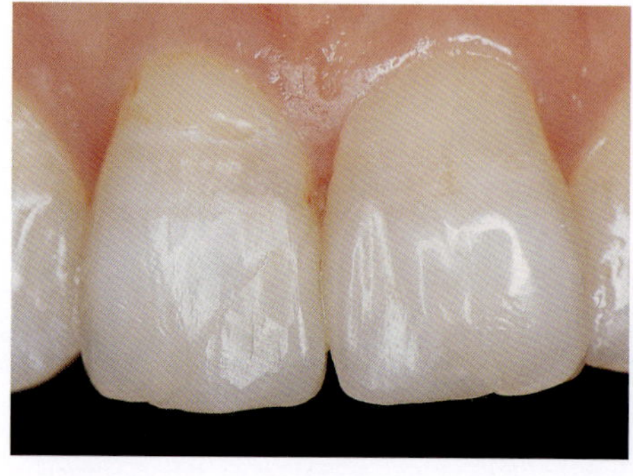

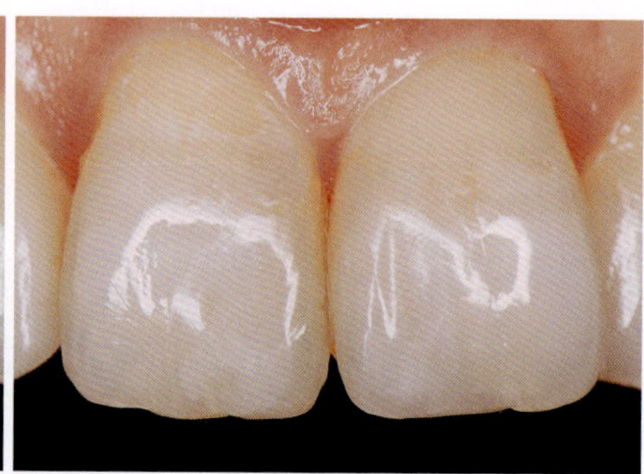

CASE 2　ホワイトニングを併用したコンビネーション修復

CASE 2では、歯質の裏打ちのない症例において、明度のコントロールとともに隣接面の形態賦与の考慮事項について解説する。

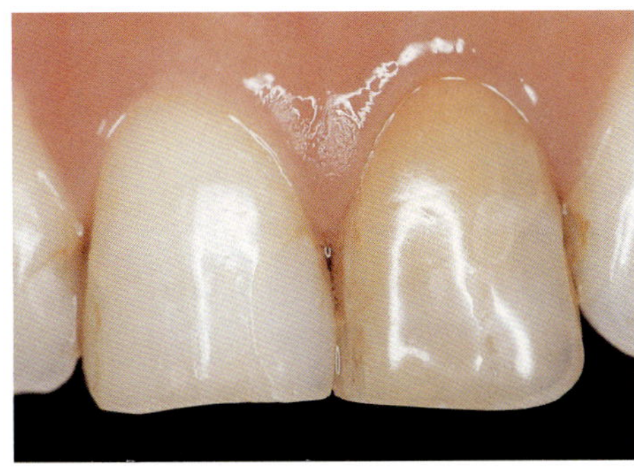
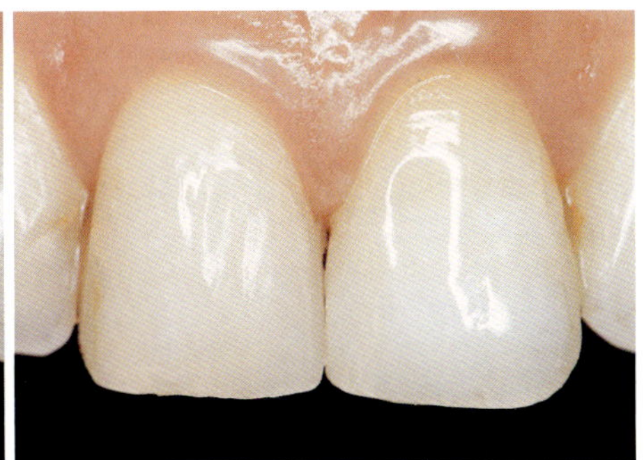

CASE 3&4　歯冠部切縁破折修復

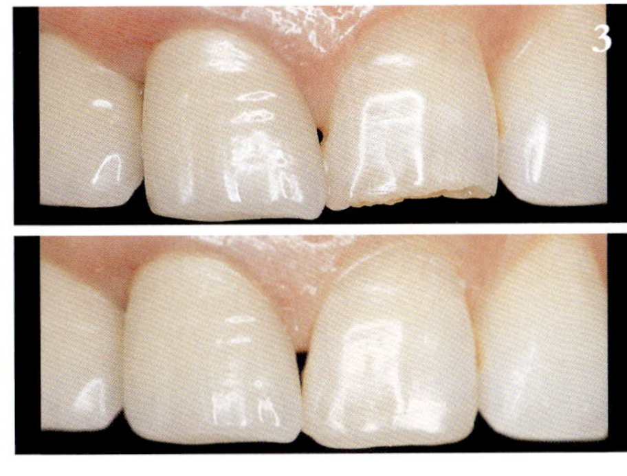

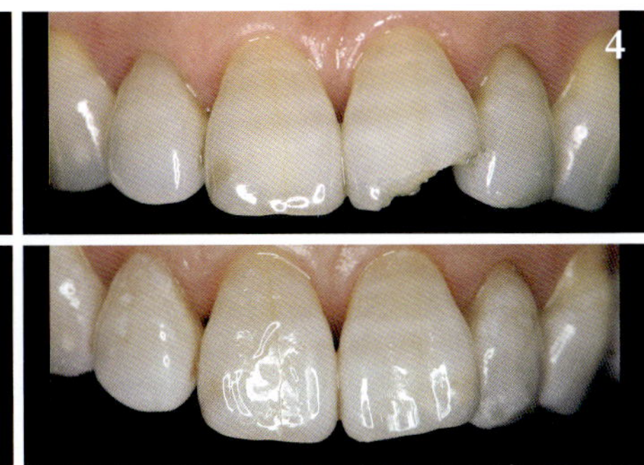

CASE 3&4では、いかに簡単な充填操作で前歯の左右対称性を得るかについて解説する。

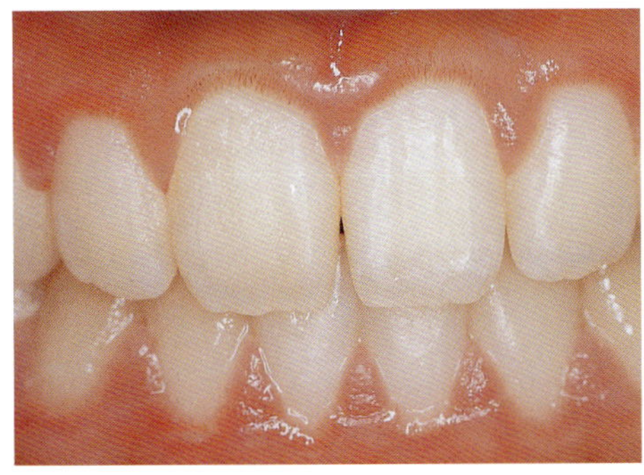
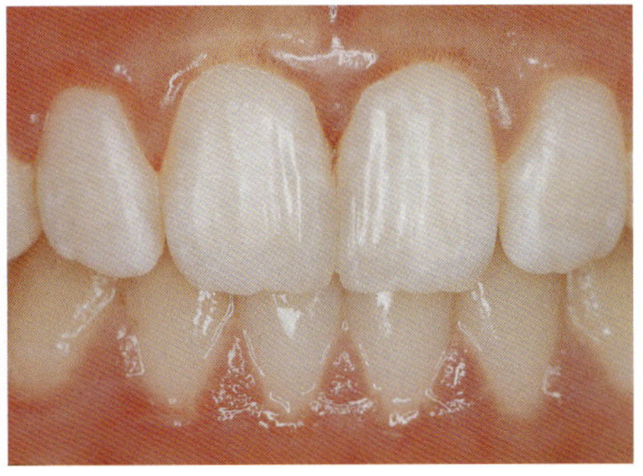

CASE 5　離開の幅が狭い場合の修復

CASE 5では、矯正治療後に生じたわずかな間隙の封鎖について解説する。

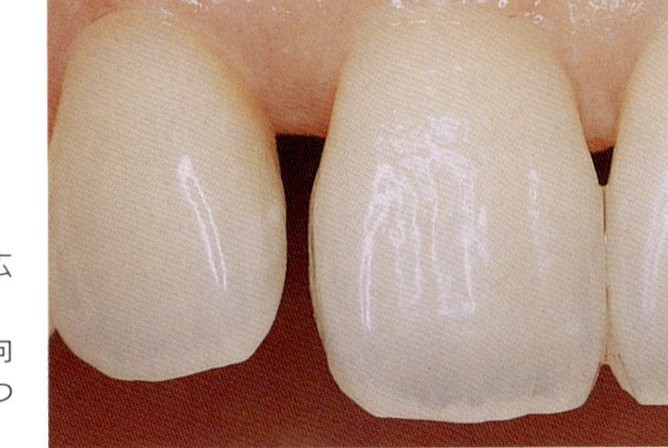
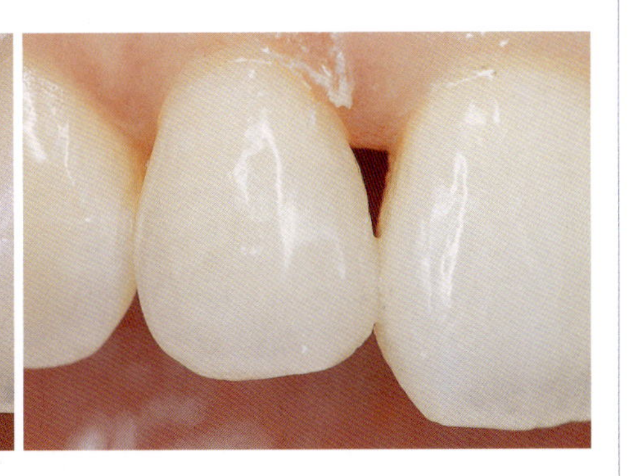

CASE 6　離開の幅が大きい場合の修復

CASE 6では、比較的広い間隙を有した症例を、いかに確実性と効率を向上させて修復するかについて解説する。

Class Ⅳ

前歯部における窩洞形成の考えかた

旧修復物とともに、う蝕病巣があればこれを除去した形態が、コンポジットレジン修復のための窩洞外形となる。コンポジットレジン修復における窩洞形態は、病巣の大きさによって決定される。

前歯部においてはさらに、唇側のエナメル質に広く薄いベベルを付与することが必要となる。ベベルの付与によるレジンと歯質との移行性を得ることで、歯質とレジンの境界部を見えにくくし、グラデーション効果によって自然観の高い修復を行うことができる。

前歯部の比較的大きな欠損に対して、フリーハンドでレジンペーストを填塞し、解剖学的形態を回復するには、高い技術とともに長時間を要する。そのような症例では、何らかのガイドを用いることで修復操作が飛躍的に容易となる。

たとえばⅣ級窩洞で、病巣や古い修復物を切削する前に舌側部にパテ状のシリコーン印象材をあてがい、硬化を待ってこれをガイドとする。舌側面の形態がそのまま印象材に印記され、舌面形態のガイドとなる。

CASE 1　シリコーンガイドを用いた修復

01　右側中切歯歯頸部のレジン修復物に違和感があるという主訴で来院。審美性に関しては、かなりこだわりがある患者である。

02　切削に先立って、シリコーンガイドを採得する。

03　シリコーンガイドは舌側面におけるインサイザルガイドの印記として重要となる。

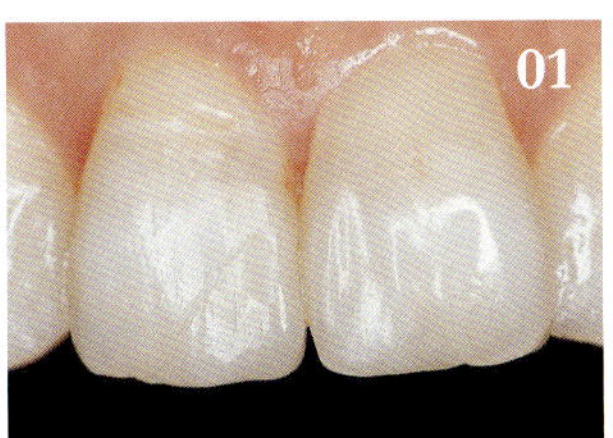
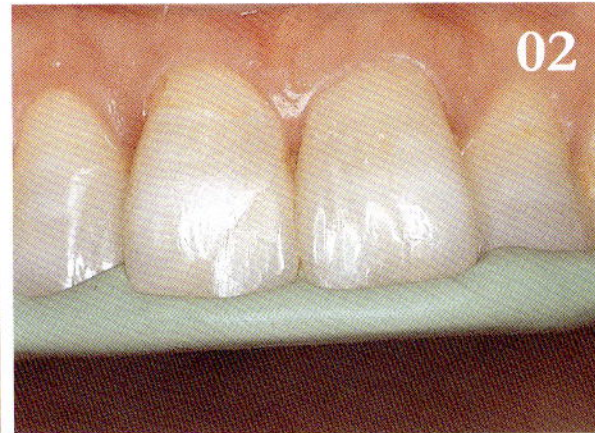
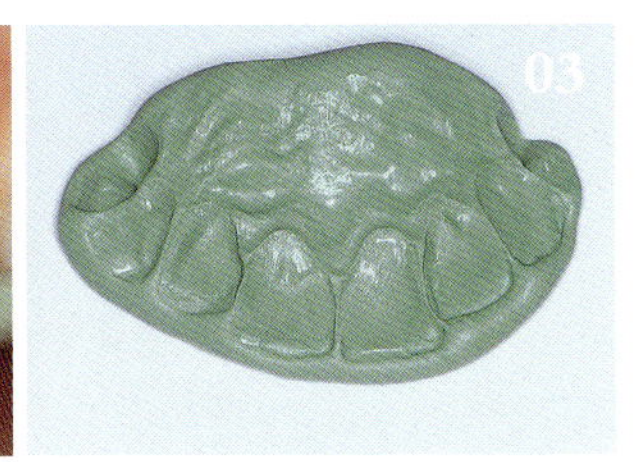

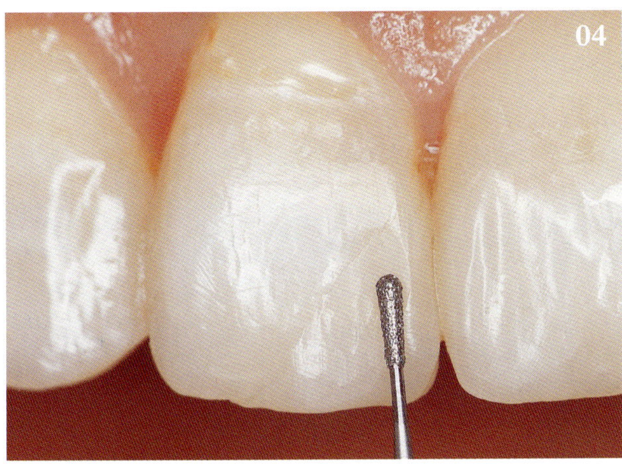

04　適切な形態を有したダイヤモンドポイントを用いて旧修復物を除去する。

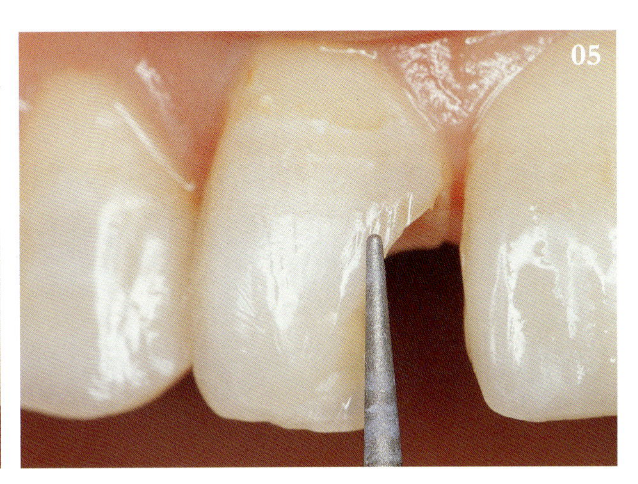

05　唇側のエナメル質マージンに、広く薄いベベルを付与する。

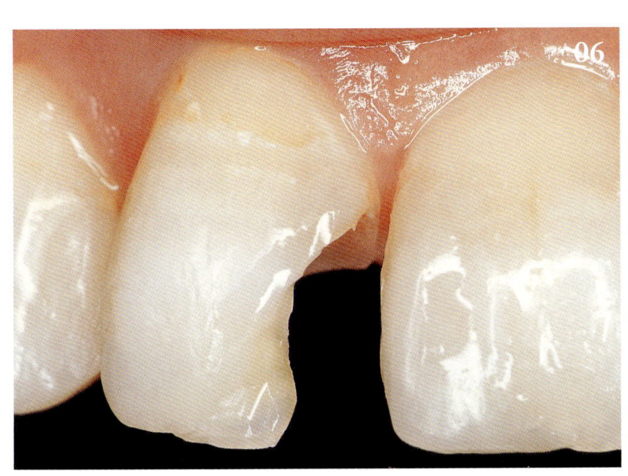

06　窩洞形成を終了する。

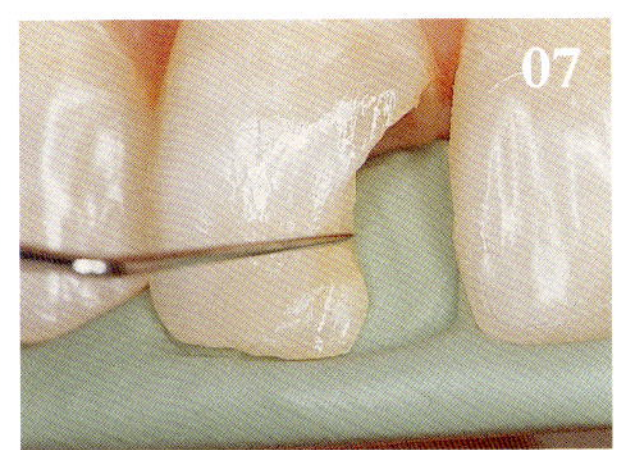

07　採得したガイドには、欠損部分を明瞭にするために探針を用いて印記する。

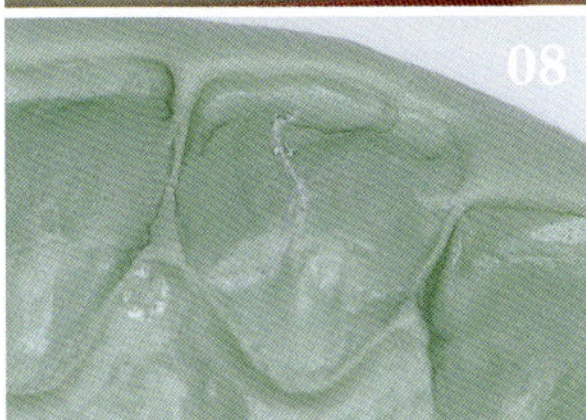

08　ガイドに欠損部分の範囲が印記されている。

CASE 1は49ページに続く

Class Ⅳ

前歯部における接着システムの選択

数多く市販されている接着システムのなかでも、とくに前歯部修復においては、被膜厚さが薄くなるものを選択するべきである。この点では、いずれのシングルステップシステムの製品も10μm以下の被膜を形成することから、前歯部における審美修復に適していると考えられる。

一方、エナメル質に対する接着性が劣る製品もあるところから、欠損部が大きな症例ではエナメル質に限局してエッチング（セレクティブエッチング）を行うとよい。

アドヒーシブの塗布は、スミアー層を溶解除去し、象牙質に浸透するように十分に塗布する。製品によっては象牙質をこするように指示している。また、その後のエアブローは接着性に大きな影響を及ぼすが、製品によってその方法が異なっている。したがって、使用に際しては再度添付文書を一読し、術式を確認することが大切である。製造者の指示に従った接着操作によって、確実な歯質接着性が獲得できるはずである。また、こうして得られた接着性が、その上部に位置するコンポジットレジンの性能と審美性を支えているのである。

確実な歯質接着があるからこそ、コンポジットレジン修復の利点が活かされるのであり、これが歯質切削を最小限としながらも、最大限の審美性をもたらす歯冠修復処置を可能としているのである。

CASE 1 シリコーンガイドを用いた修復

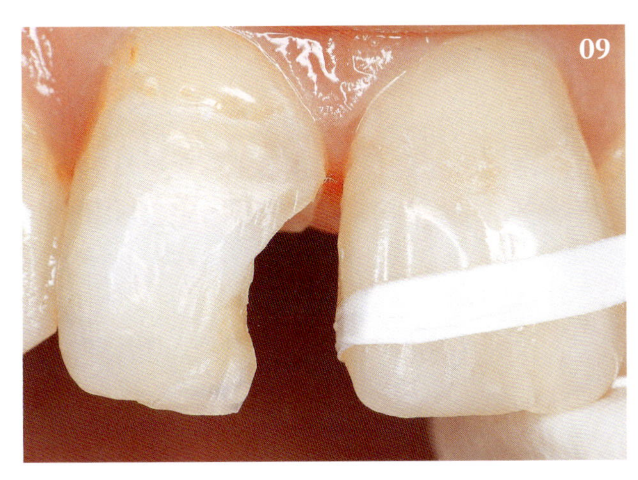

09 隣接歯には、分離剤(レジンセパレーター：トクヤマデンタル)などをデンタルフロスを用いて塗布する。

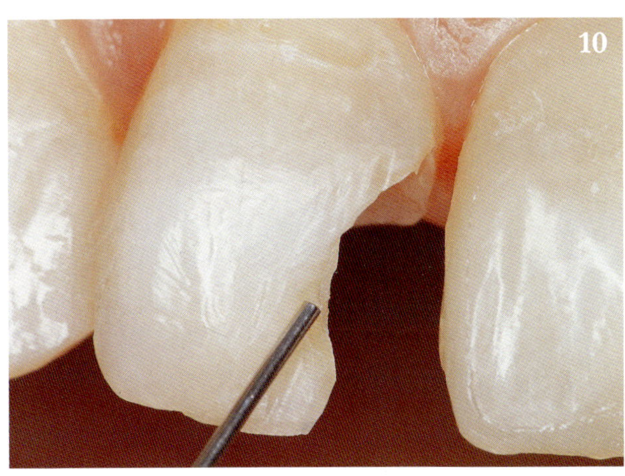

10 エナメル質に限局してエッチングを行うには、ニードル付きのエッチング材が必須である。

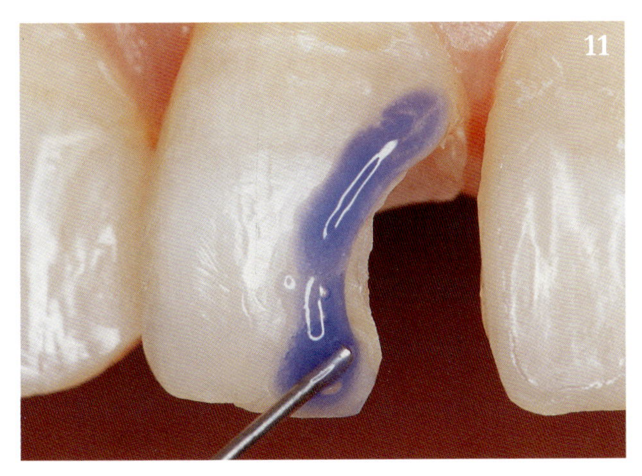

11 一筆書きの要領でエナメル質にエッチング材をそっと擱(お)いていく。

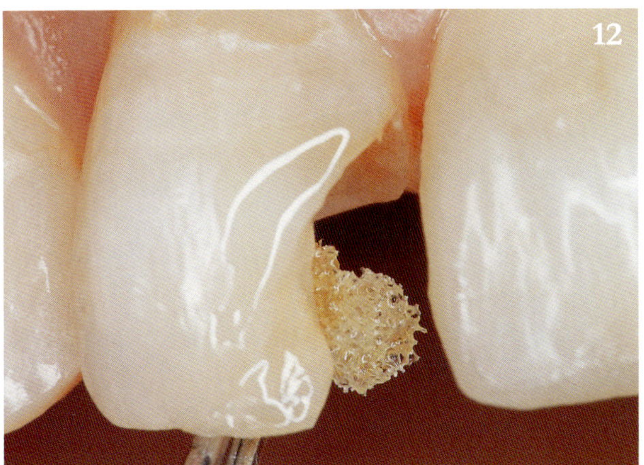

12 接着材は、シングルステップセルフエッチシステムを使用している。

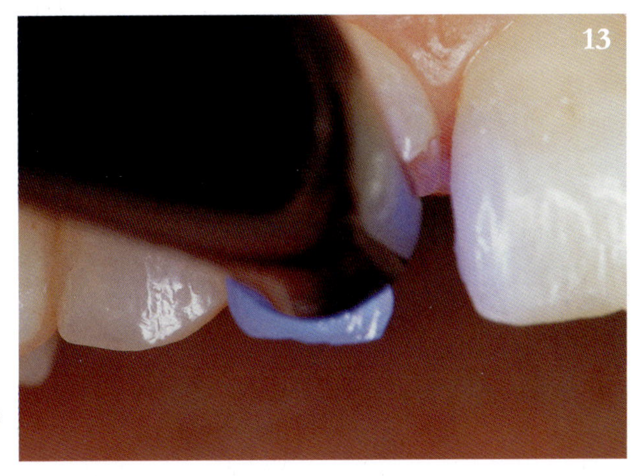

13 エアブローに引き続き、ボンド層を確実に硬化させて被膜を形成させる。

CASE 1は51ページに続く

Class Ⅳ

レイヤリングテクニックの臨床的な考えかた

レイヤリングテクニックを成功させるポイントは、修復材の明度を残存歯質のそれと適合させるために、不透明なレジンと透明性の高いレジンとの厚みをコントロールすることである。もちろん、光拡散性を高くすることでカメレオン効果を得やすいペーストも臨床的には有益ではあるが、光線の遮蔽性という性質を利用することで、さらなる審美性の獲得が可能となる。

歯冠破折やⅣ級窩洞のように欠損部が大きな、あるいは残存歯質の色調が濃い症例では、背景となる口腔内の暗さや歯質の色の影響が著しく反映されることから、カメレオン効果が逆に審美性を阻害する因子となる。したがって、光の拡散性あるいは透明性の異なるレジンを積層することが、色調適合性を獲得するためのポイントとなる。オペーク性の高いレジンペーストを用いて光線の透過性を抑制し、これを残存歯質の有する明度に適合させ、その上に填塞するレジンペーストは透明性の高いものを選択するようにする。

CASE 1　シリコーンガイドを用いた修復

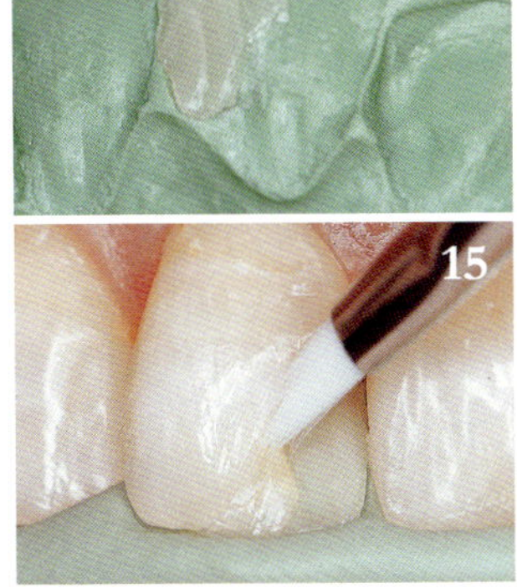

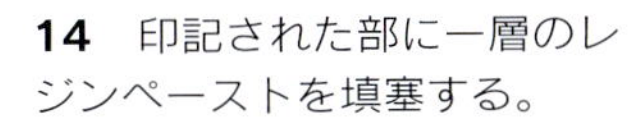

14　印記された部に一層のレジンペーストを填塞する。

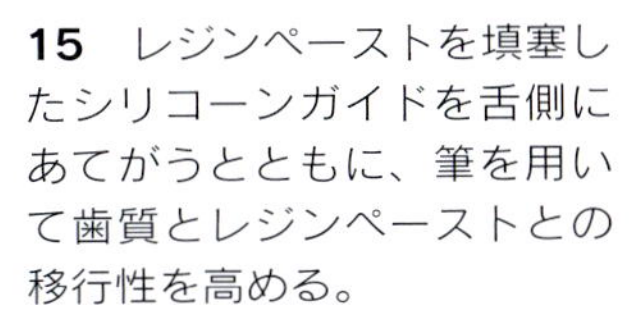

15　レジンペーストを填塞したシリコーンガイドを舌側にあてがうとともに、筆を用いて歯質とレジンペーストとの移行性を高める。

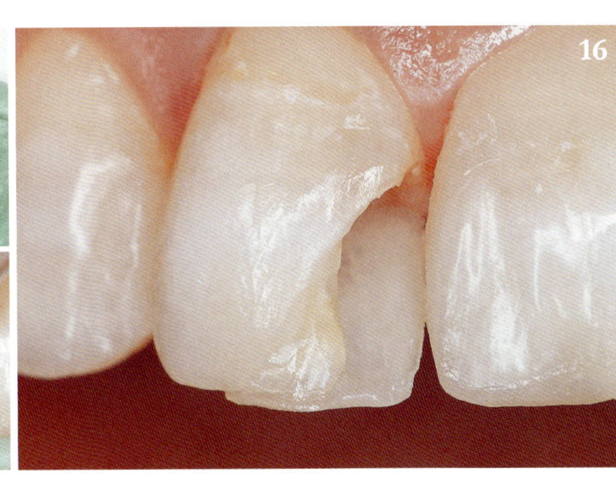

16　舌側壁が完成することで、形態のイメージと明度のコントロールが容易となる。

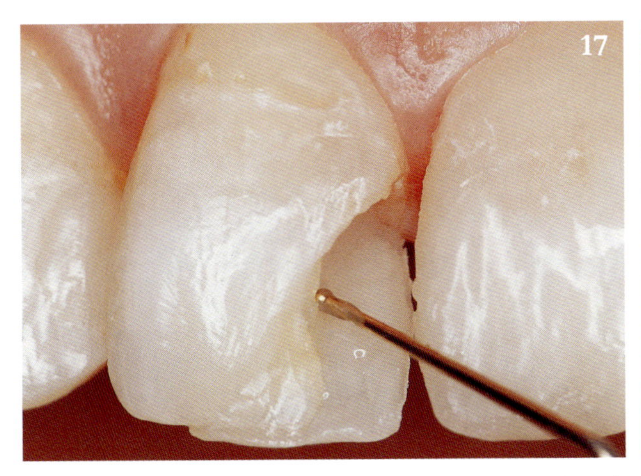

17　鋭角な部には気泡が迷入しやすいので、象牙質部を含めてフロアブルレジンを用いてライニングする。

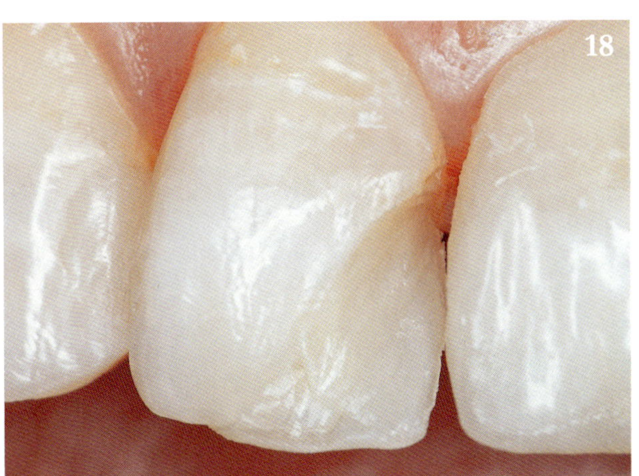

18　さらにオペークペーストを填塞して、明度をコントロールする。

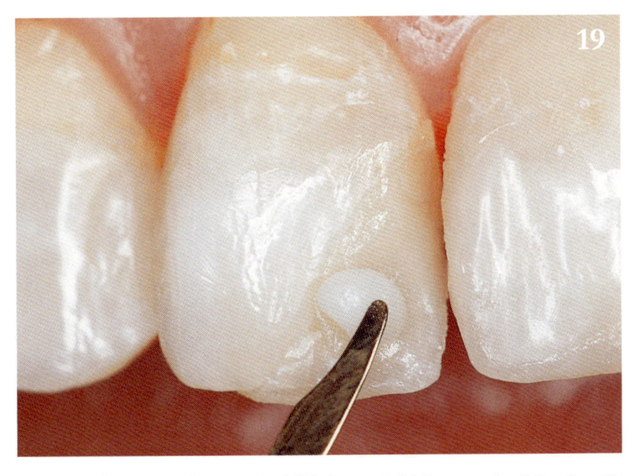

19　明度のコントロールが終わってから、エナメルペーストを填塞する。

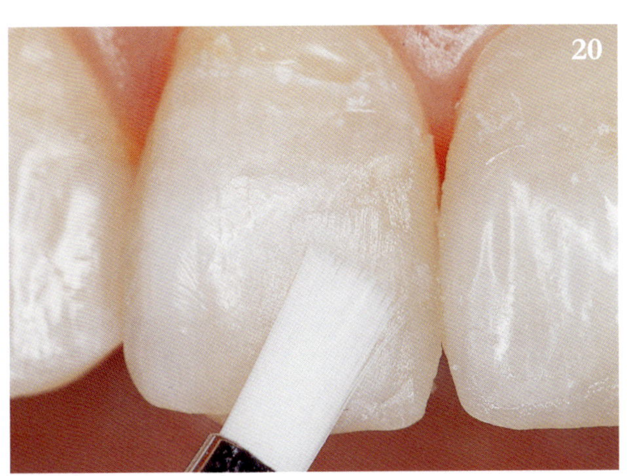

20　筆を用いて形態を整える。

CASE 1は53ページに続く

Class Ⅳ

修復物に質感を与え、いかに自然感を再現するか

審美性の回復を行うためには、歯の色調、形態、歯冠長、歯冠幅径などと顔貌との調和を考慮する必要がある。このうち歯の色調に関しては、hue（色調）、chroma（色相）および value（明度）に分けて捉える。これ以外にも、天然歯が有している透明性、オパール性あるいは蛍光性などについても注意深く観察する。さらに、個々の歯が有している透明性や白斑などの特徴を把握し、隣在歯を参考としながら歯の色調マップを構築する。

次に、歯の全体および細部にわたる形態や摩耗、咬耗、あるいは亀裂などを観察する。これらの形態的特徴は、修復される歯に個性を賦与するものであり、唇面溝を賦与したり周波条を意図的に創ることによって、自然感の高い結果を得ることができる。

CASE 1 シリコーンガイドを用いた修復

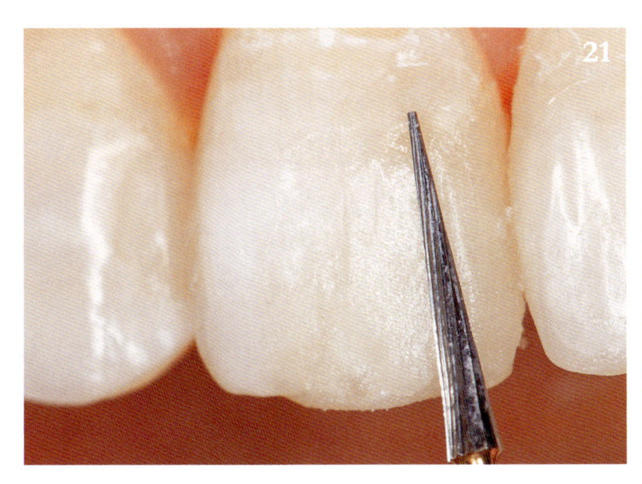

21 形態修正にはカーバイドバー（ミッドウエストカーバイドバーエステティック、デンツプライ三金）を用いる。

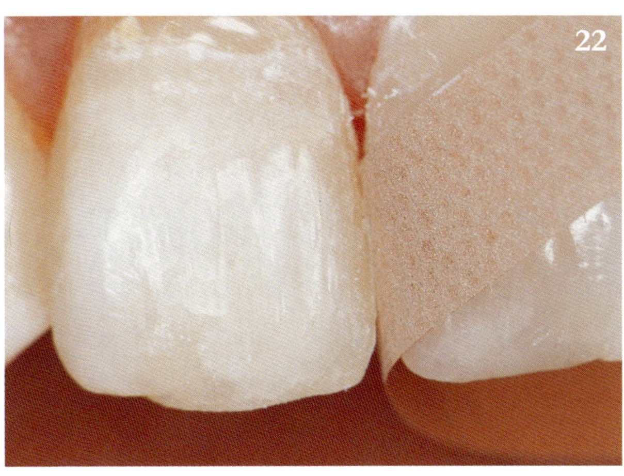

22 隣接面の研磨には、エピテクス（ジーシー）を用い、適切なコンタクトを賦与する。

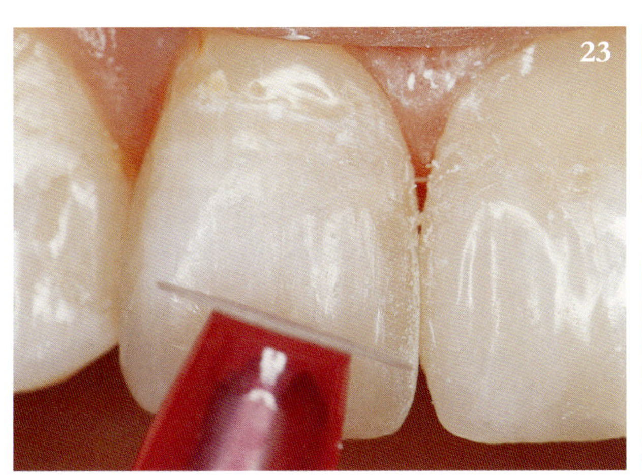

23 研磨にはスーパースナップ（松風）の緑と赤を用いる。

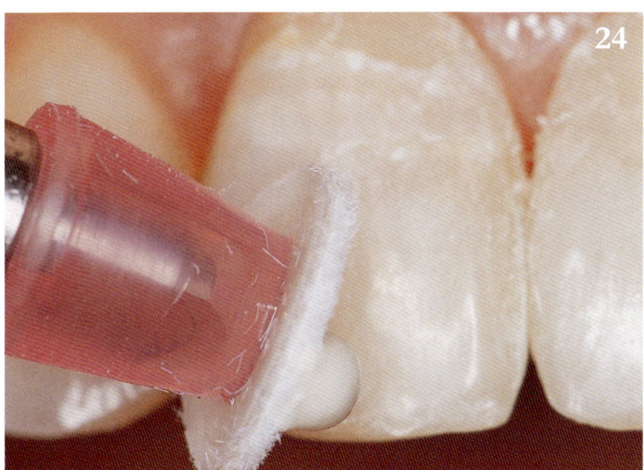

24 最終の艶出しは、スーパースナップバフディスクとウルトラⅡ（いずれも松風）を用いる。

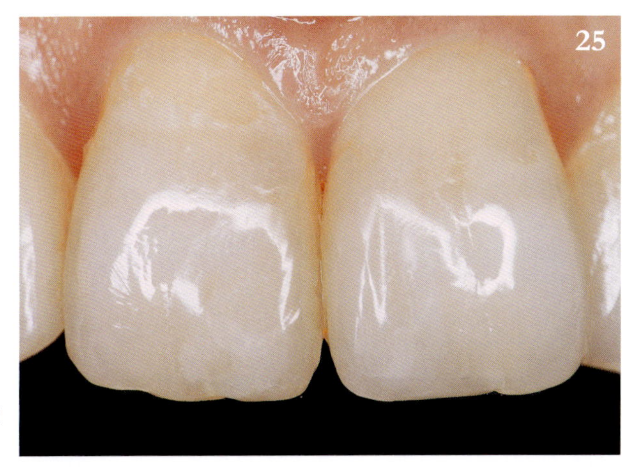

25 レジン修復では、色調以上に明度と修復物表面の質感が重要である。

CASE 2　ホワイトニングを併用したコンビネーション修復

歯質の色調あるいは修復物の表面性状については、患者本人はあるときまでは気にはしていたものの、毎日の生活の中でそれが普通のこととして受け入れるようになってしまうことが少なくない。であるからこそ、患者の審美に対する希望にはよく耳を傾け、思い起こさせる必要がある。

失活歯の変色が改善しただけでも、患者自身が自身の口元に抱くイメージは劇的に向上する。さらに、色調あるいは形態が不良な充填物を再修復することで、口元の雰囲気は大きく変化する。**CASE 2**は日々の育児に時間を忙殺されている女性であるが、口元に関しては「こんなものだ」と、なかば諦観していた。だからこそ、治療結果には大いに満足していただいた。

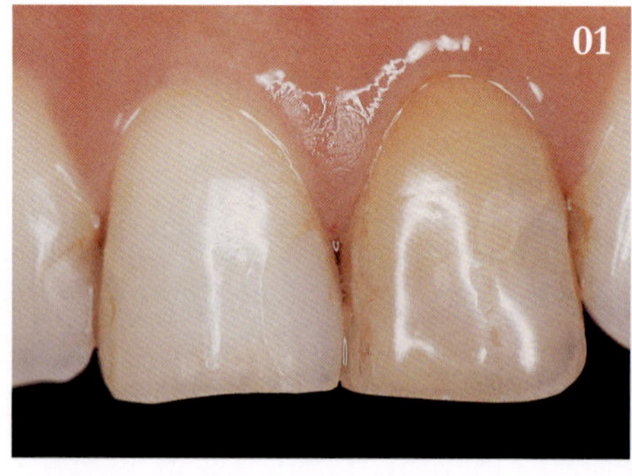

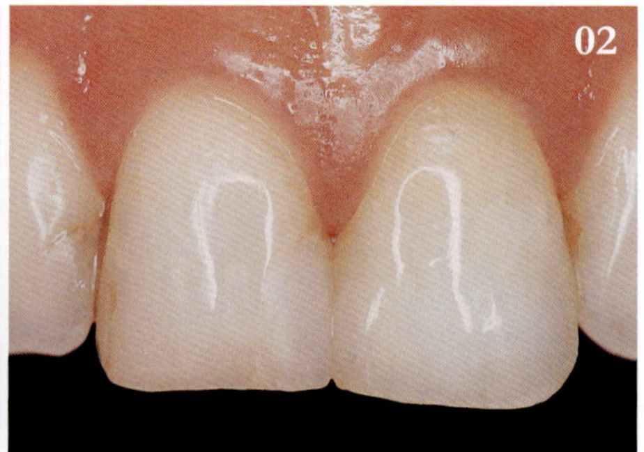

01　ウォーキングブリーチを行った後にレジン修復を行うことにした。
02　色調が改善し、遠心部のコンポジットレジンを再修復した。

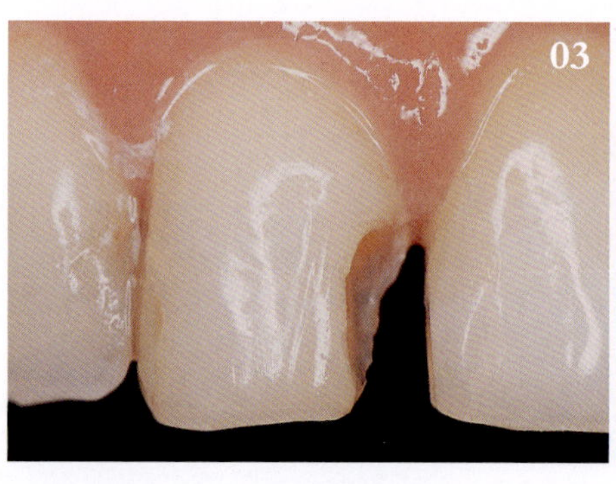

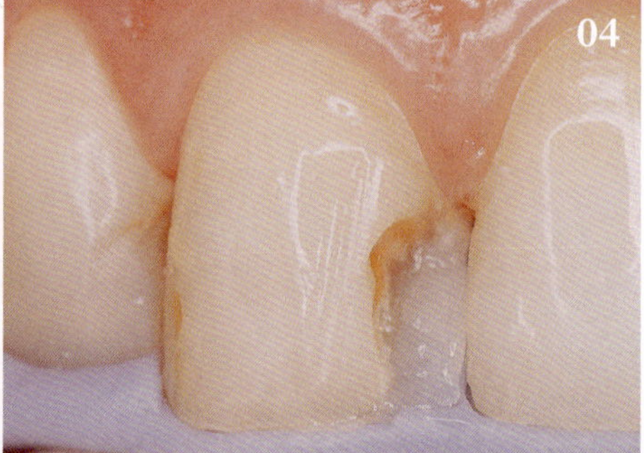

03　近心のレジンを慎重に削除する。
04　あらかじめ採得したシリコーンガイドを用いて舌側から充填を始める。

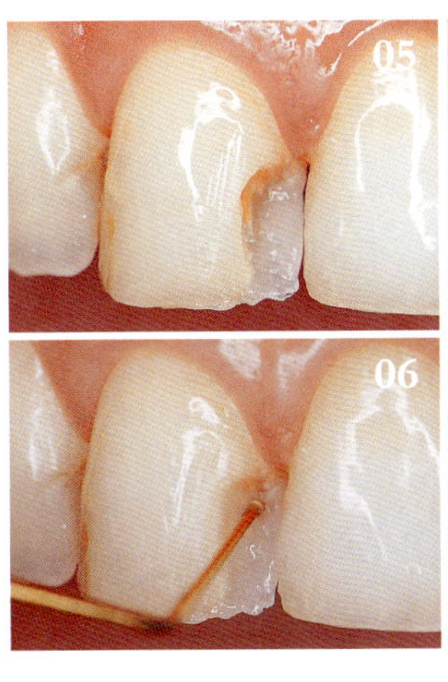

05 このときは、まだコンタクトは賦与していない。

06 歯質とレジンの移行部とともに、象牙質面のライニングとしてフロアブルレジンを用いる。

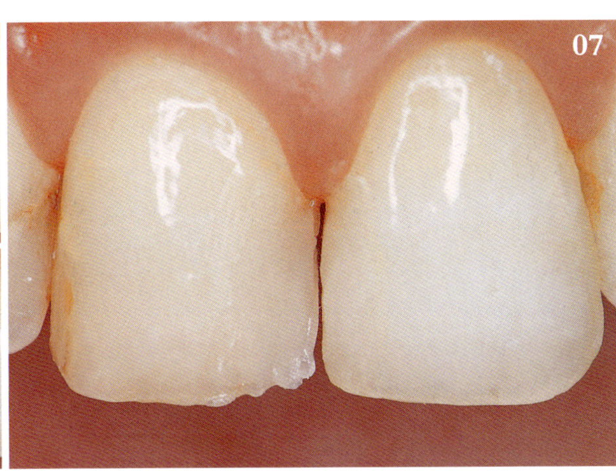

07 残存歯質の明度を考慮して、ボディーペーストを填塞する。

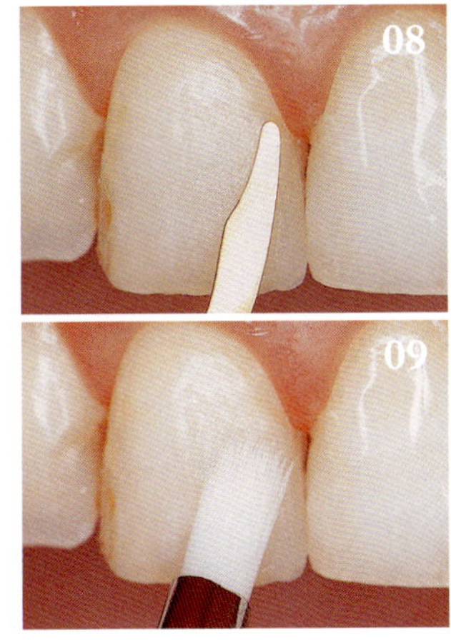

08 充填器を押し付けるように用い、歯質とレジンとの移行部はなで上げるように用いるとよい。

09 隣接面の移行部の形態賦与には、平筆を用いる。

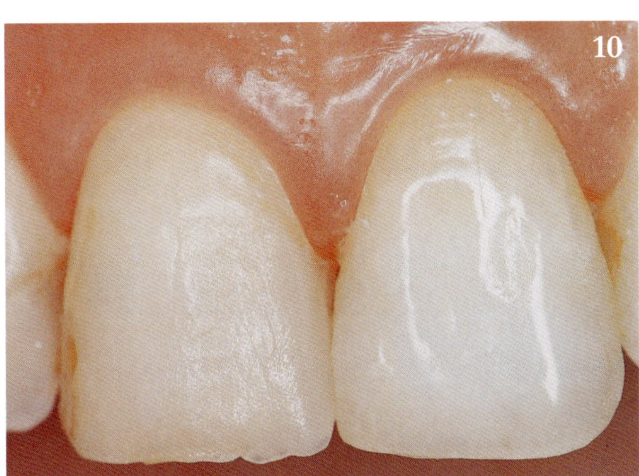

10 修復歯の解剖学的形態は、平筆を用いて賦与するのが短時間で修復操作を行うコツである。

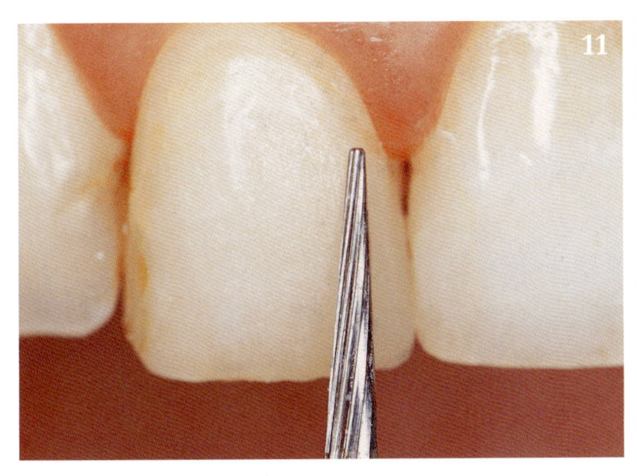

11 カーバイドバーの使用は、その後の研磨操作を短時間で終了させるためにも必須である。

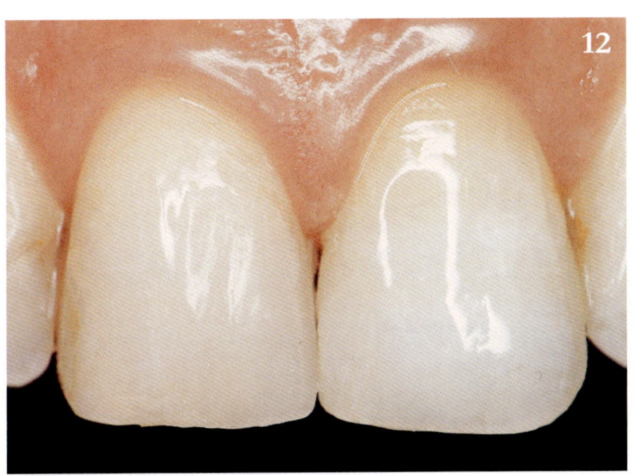

12 変わったことを実感してもらえる、そのようなコンポジットレジン修復は、術者にとっても楽しみとなる。

Class Ⅳ

CASE 3　歯冠部切縁破折修復①

01　切端部の形態が損なわれている。

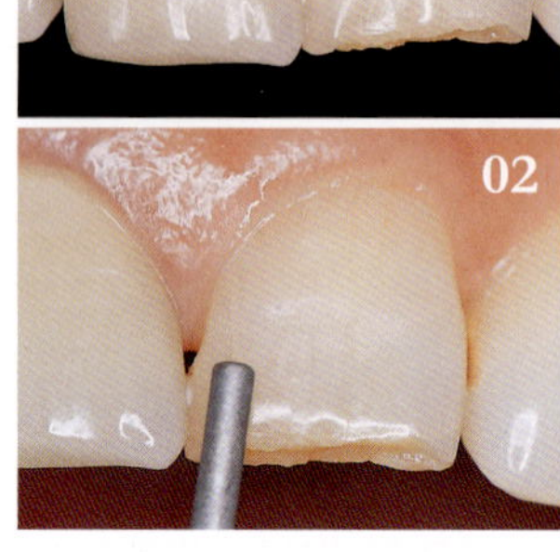

02　エナメル質の最表層のみを除去する。

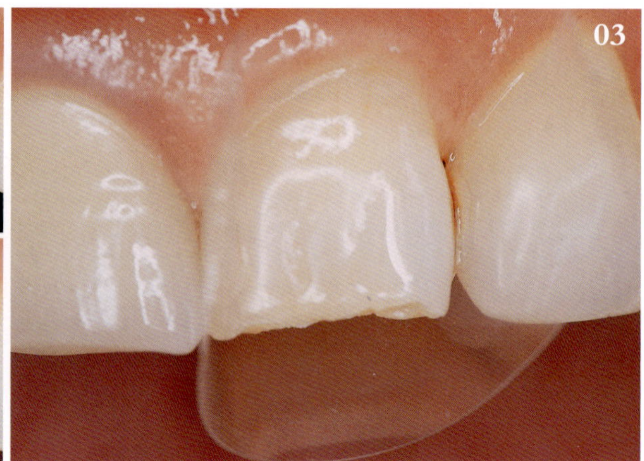

03　隣接歯を保護するために、ストリプスを近遠心から巻きつけるように設置する。

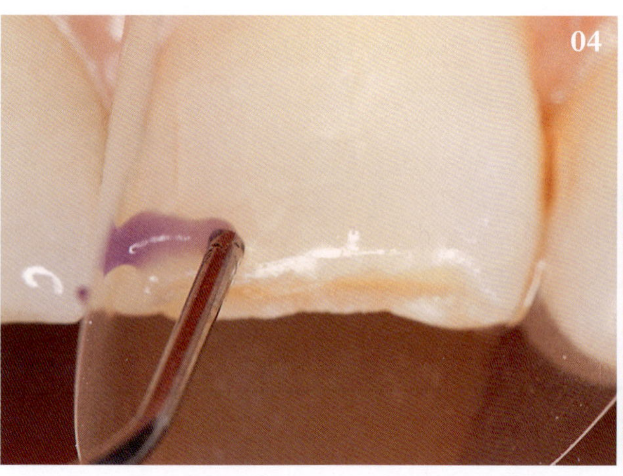

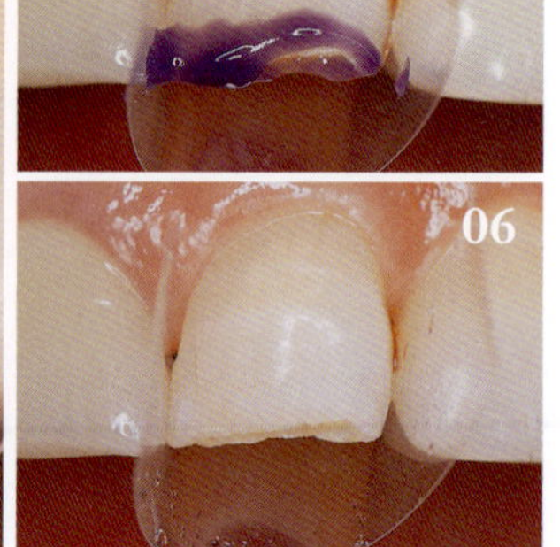

04　エナメル質に限局してエッチング材を塗布する。シリンジからアプリケータで塗布するエッチング材が便利。
05　エナメルエッチングは10～15秒間行う。
06　シリカなどの増粘材の残留を避けるために水洗を十分に行い、乾燥させる。

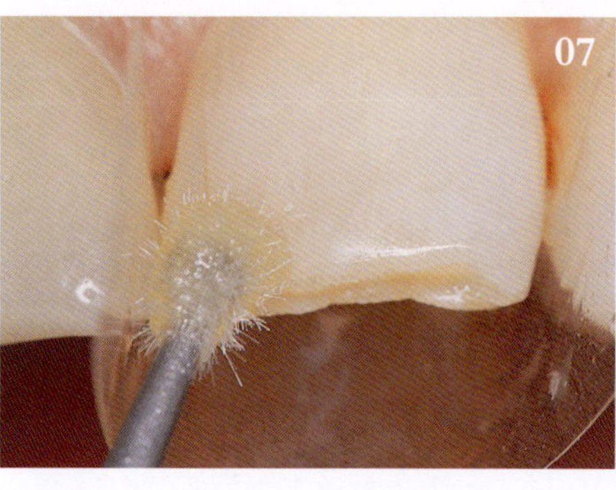

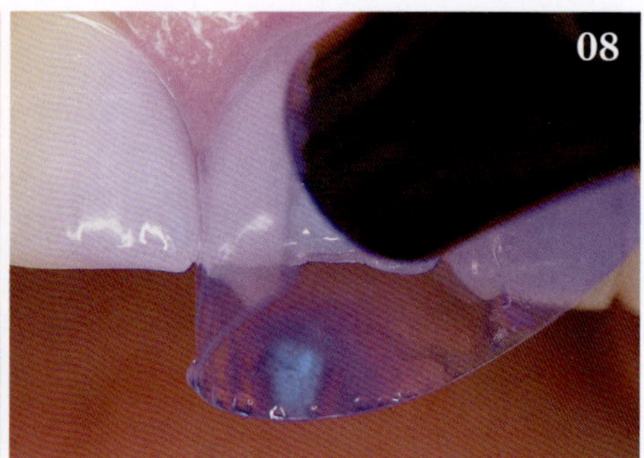

07　エナメル質のエッチングパターンを破壊しないように留意してアドヒーシブを塗布する。
08　十分なエアブローをした後に、光線照射を行う。

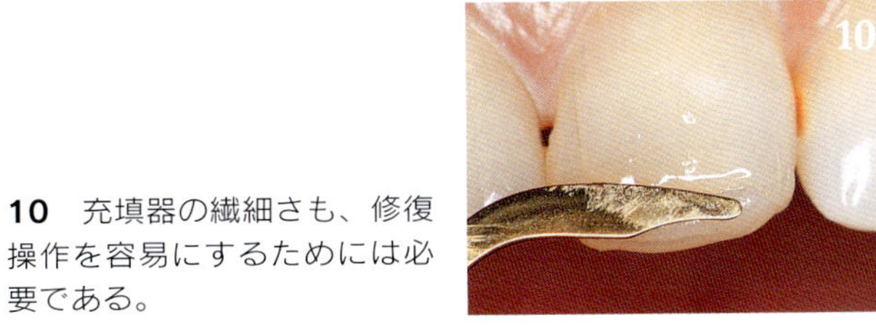

09 レジンペーストを切端部の形状に合わせて填塞する。

10 充填器の繊細さも、修復操作を容易にするためには必要である。

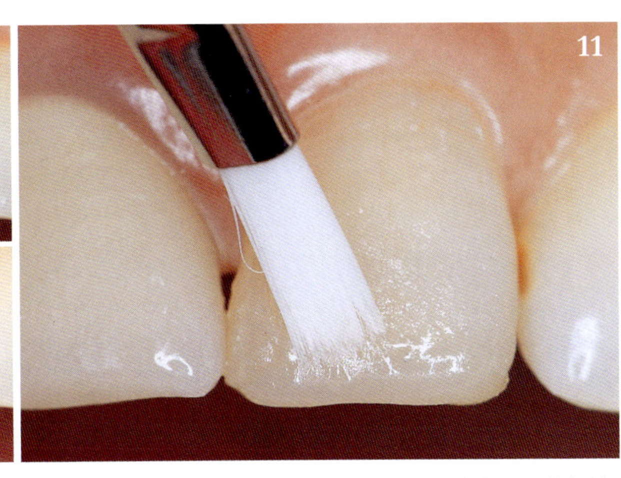

11 平筆を用いて形態を整えるとともに、歯質との移行性を高める。

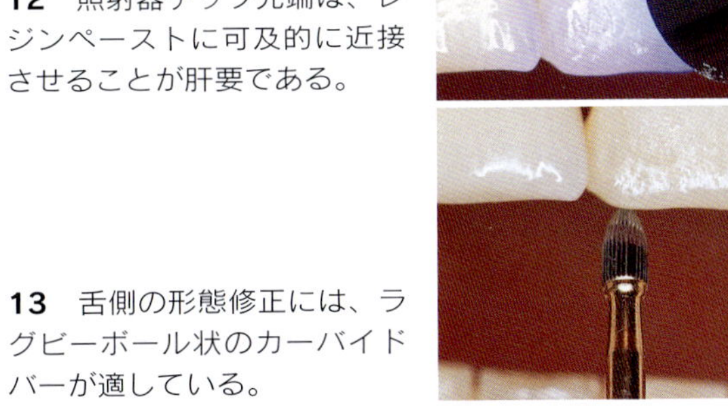

12 照射器チップ先端は、レジンペーストに可及的に近接させせることが肝要である。

13 舌側の形態修正には、ラグビーボール状のカーバイドバーが適している。

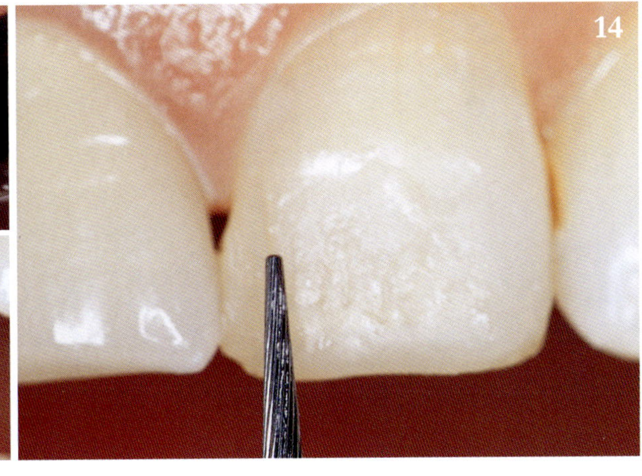

14 30枚刃のカーバイドバーを用いて唇面形態を修正する。

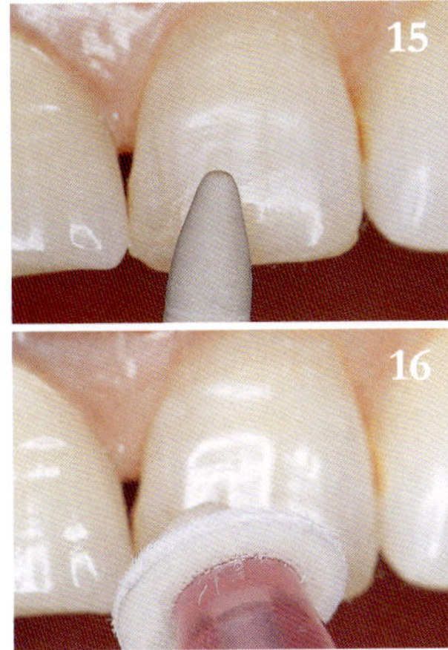

15 コンポジットレジン用のシリコーンポイントで研磨を行う。

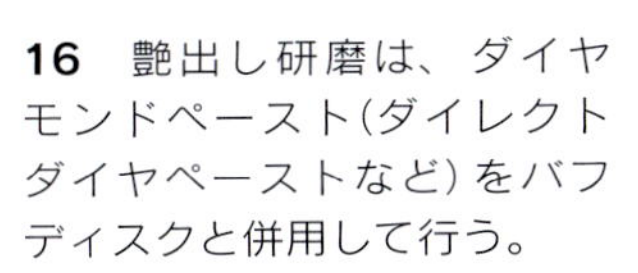

16 艶出し研磨は、ダイヤモンドペースト(ダイレクトダイヤペーストなど)をバフディスクと併用して行う。

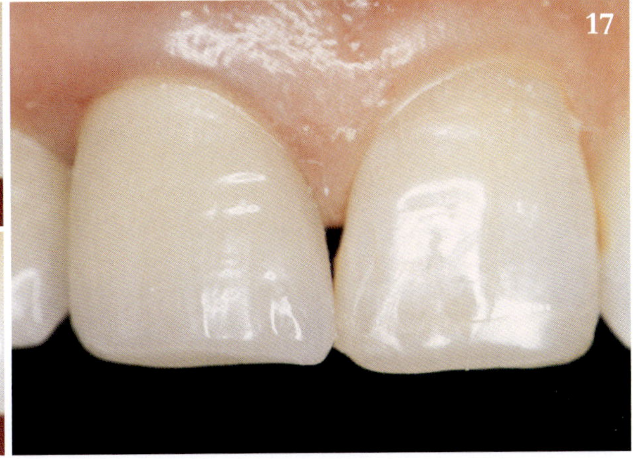

17 わずかな切端部の形態回復だけでも、患者にとっては大きな驚きにつながる。変わることを実感してもらうことも、コンポジットレジン修復の楽しみである。

CASE 4　歯冠部切縁破折修復②

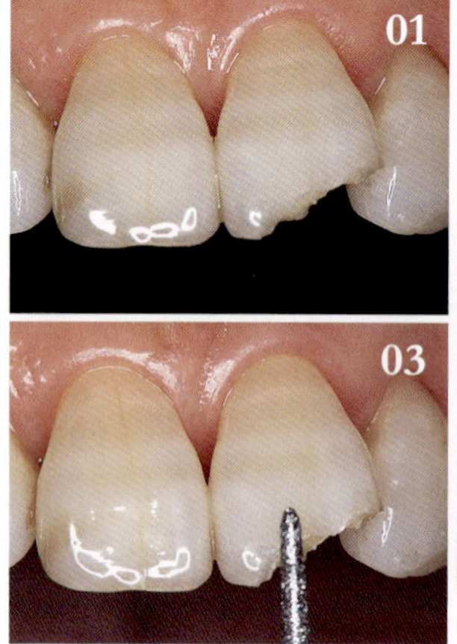

01　転倒によって前歯部切縁が破折したという。

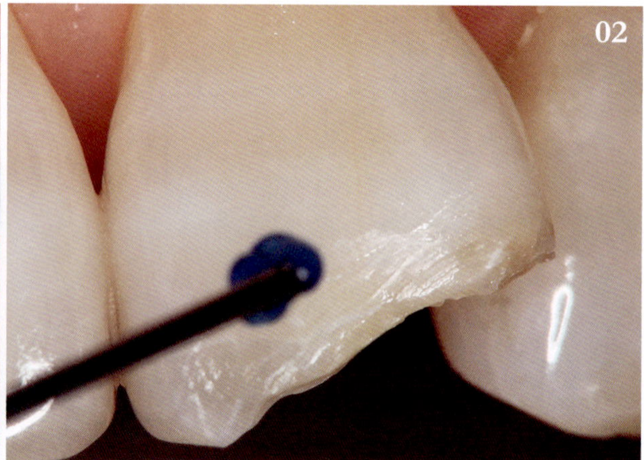

02　唇側エナメル質に広く浅いベベルを付与する。

03　接着処理に際しては、エナメル質を選択的にエッチングする。

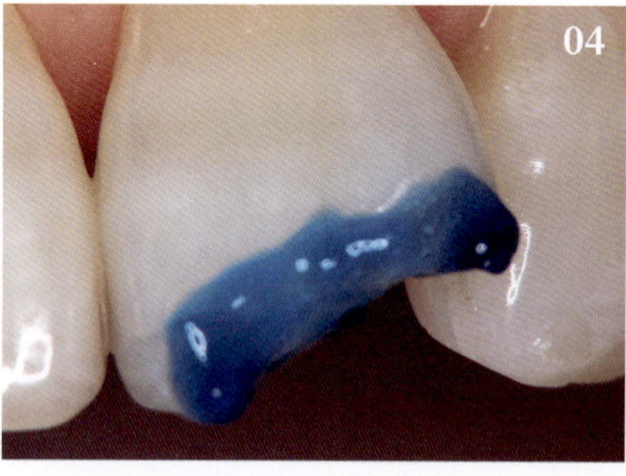

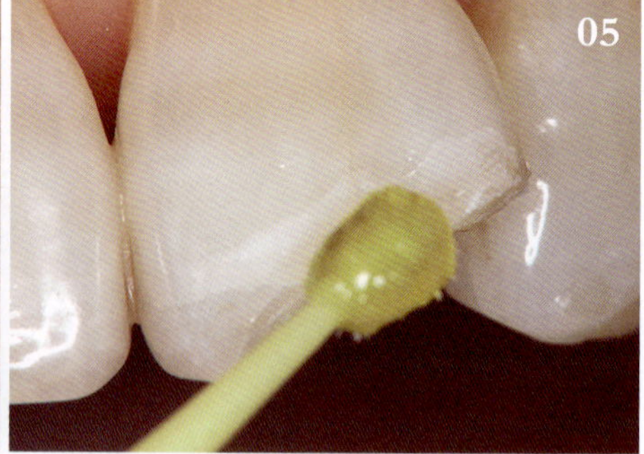

04　セレクティブエッチングの時間は10～20秒間である。

05　アドヒーシブは、エッチングパターンを壊さないようにそっと塗布する。

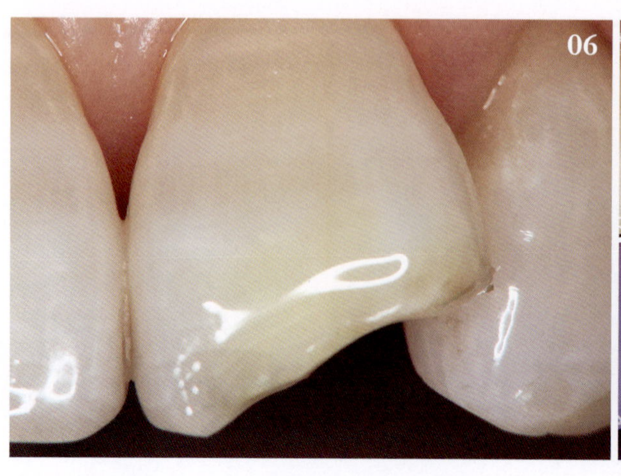

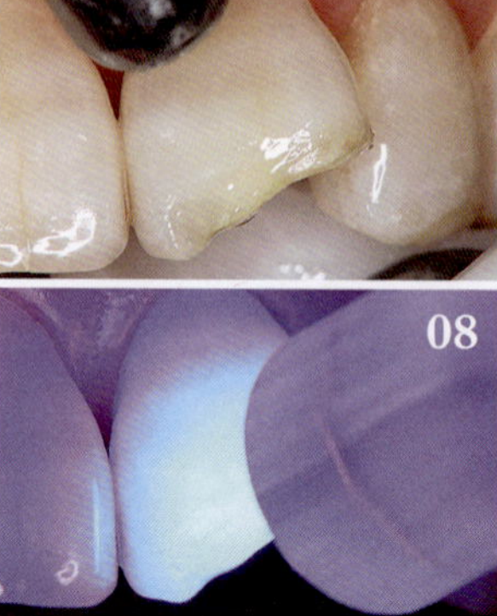

06　セルフエッチアドヒーシブは、製造者指示時間を順守して塗布する。

07　アドヒーシブへのエアブローによって、揮発成分を確実に飛散させる。

08　アドヒーシブへの光線照射によって、接着材層を形成させる。

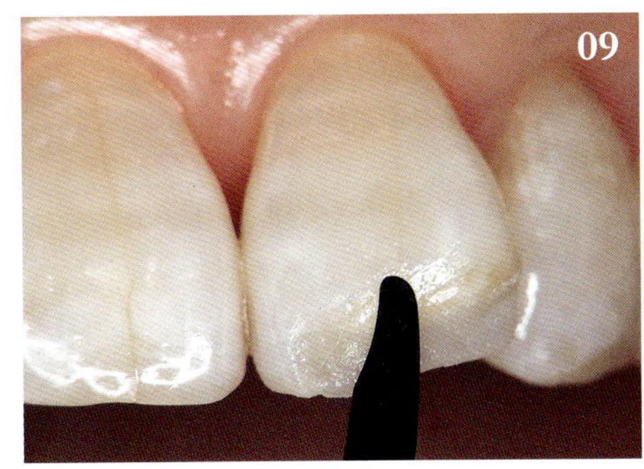

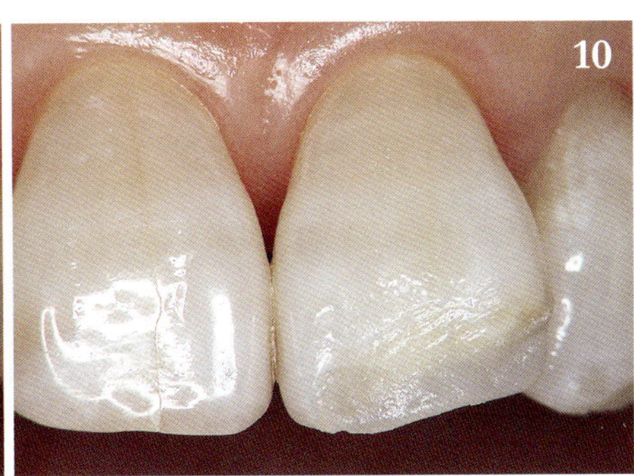

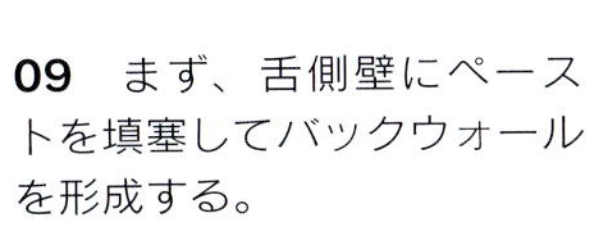

09 まず、舌側壁にペーストを填塞してバックウォールを形成する。
10 バックウォールの存在によって形態賦与のイメージが容易となる。

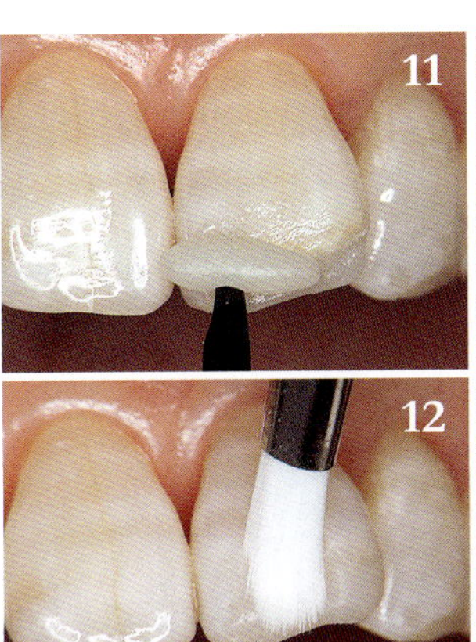

11 明度を考慮してレジンペーストの色調を選択する。

12 筆(ユニブラシオバールタイプ、松風)を用いて表面性状を整える。

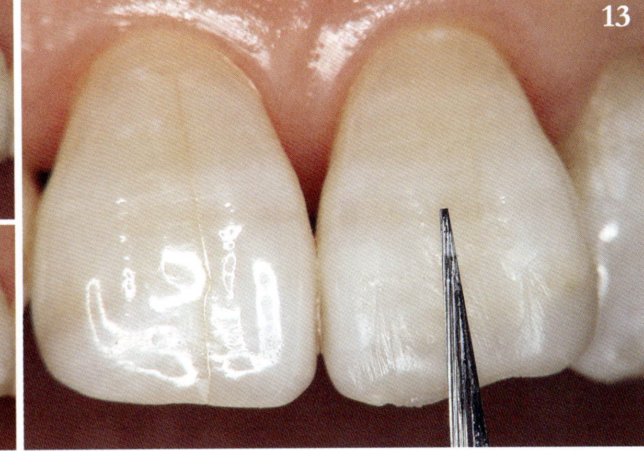

13 形態修正にはカーバイドバーを用いると、最適な研磨面が得られる。

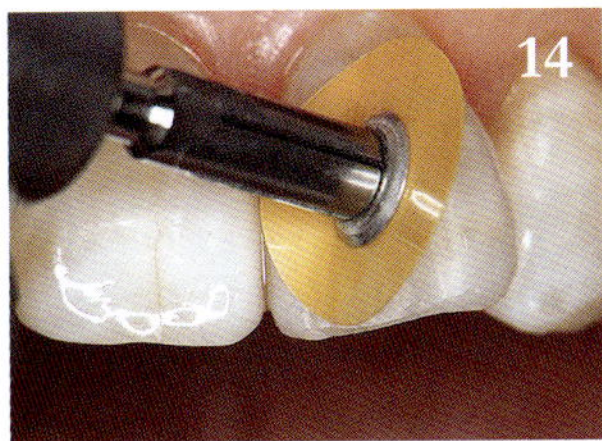

14 ソフレックス研磨ディスク(3M ESPE)を用いて研磨を行う。

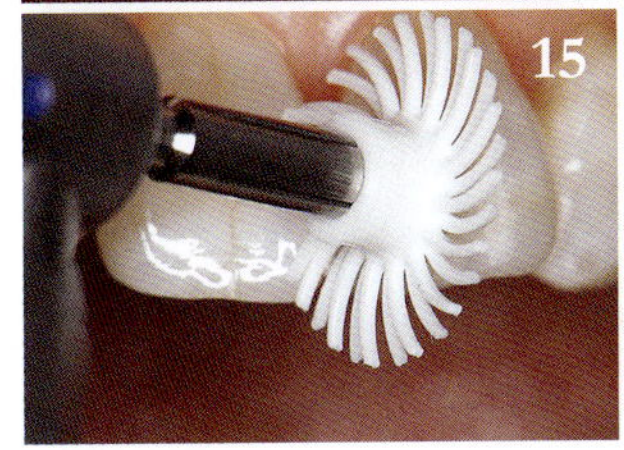

15 ソフレックススパイラル研磨ホイール(3M ESPE)を用いると、表面の細かなテキスチャーを残したまま光沢感が得られる。

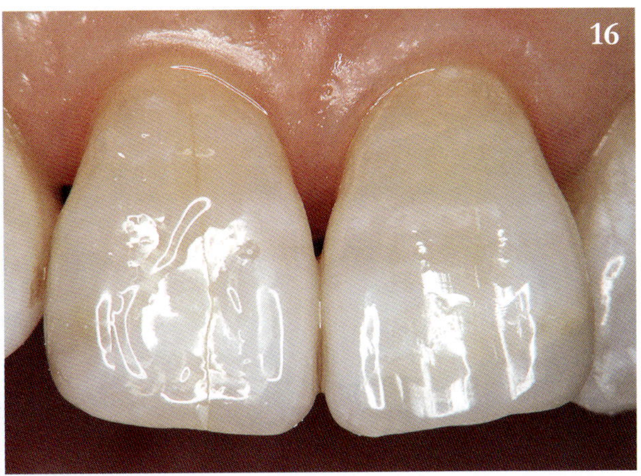

16 とくに前歯部修復においては、左右の対称性を整えることが、審美性に大きく影響する。

Class Ⅳ

歯間離開への応用テクニック

レイヤリングテクニックを行うにあたって、歯間離開症例はもっとも行いやすい処置のひとつである。しかし、それには施術に関するアイディアも、ほんの少しであるが必要となる。使用する器材の選択は、だからこそ重要なのである。逆に、同じ歯間離開症例であっても、その間隙が矮小な場合には、器具操作あるいは歯面保護が困難となるところから、想像以上に時間を要す作業となることもある。

CASE 5は、 矯正治療後に、わずかではあるが正中離開が残ったところから、コンポジットレジン修復での対応を依頼された。このようにスペースがきわめて狭小な症例では、器具操作が困難なところから、きわめて時間を要する作業となる。逆に、**CASE 6**のように離開が大きいほうが、歯面処理あるいはレジンペーストの填塞が容易で、修復も短時間で終了できる。

歯間隣接面の離開を封鎖する際に、歯肉からの修復物の立ち上がりの形態賦与にしばしば困難を感じることがある。そのような症例では、本来は臼歯部における隔壁用に開発されたのであるが、透明なセクショナルマトリクスが役立ってくれる。隣接面部に挿入して、湾曲をガイドとして舌側壁を創り、次に唇側の形態を仕上げると、自然なプロファイルを得ることができる。

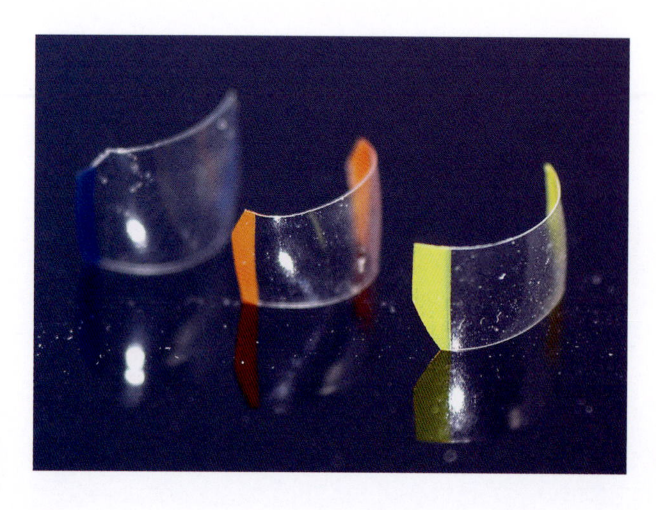

トランスペアレントセクショナルマトリクス(Kerr)。

CASE 5　離開の幅が狭い場合の修復

01　矯正治療を終了したが、前歯部のスペースの閉鎖ができないことからか、レジン修復を依頼された。

02　スペースが非常に少ない症例は、これが広い症例と比較して修復処置は非常に困難である。

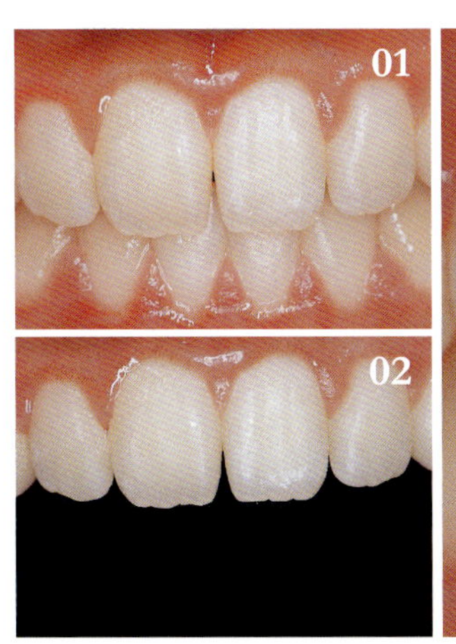

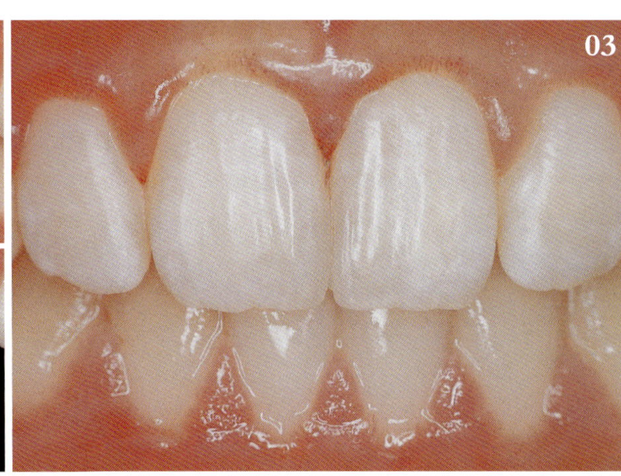

03　CASE 5は、研磨終了まで約1時間を要した。大型窩洞であるから長い時間を要するということではない。

CASE 6　離開の幅が大きい場合の修復

01　長年にわたり、歯間空隙が気になっていたという。
02　中切歯は左右ともにバランスがとれていたので、側切歯近心にレジン充填を行う。

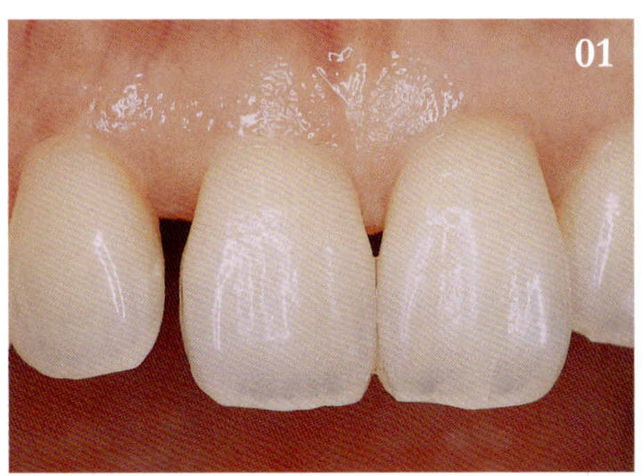

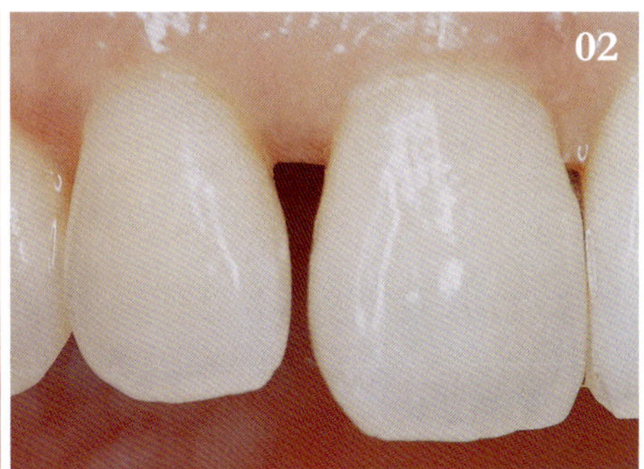

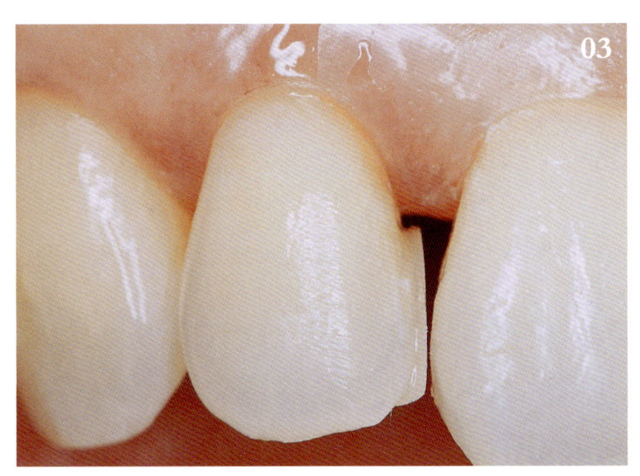

03　接着操作を行った後に、まず舌側部から充填を行う。このときにセクショナルマトリクスを用いると、舌側の形態賦与が容易である。

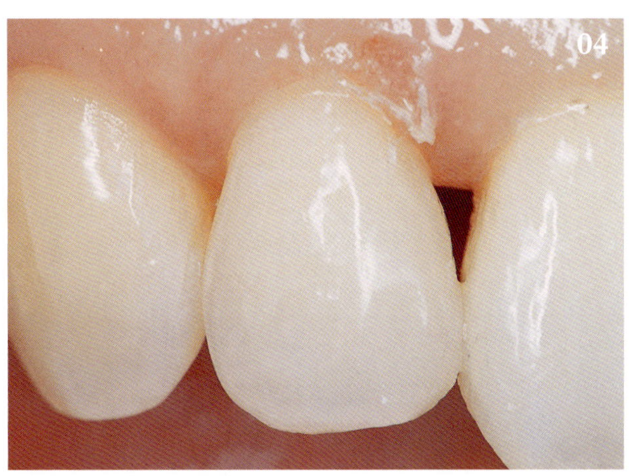

04　修復操作後に鏡を見てもらった際の患者の喜ぶようすを見ることは、歯科医師としても大いなる喜びである。

Class V

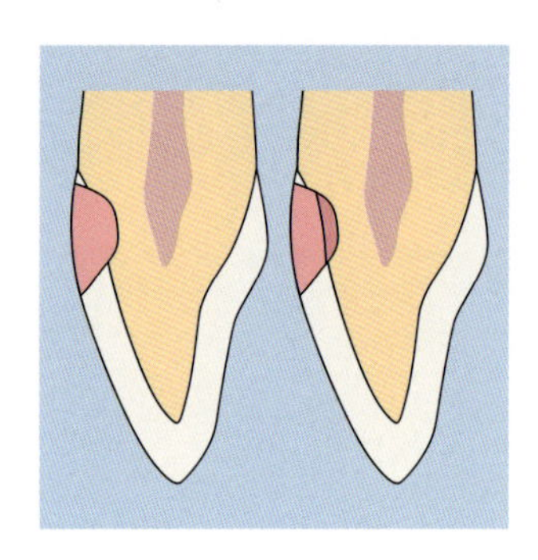

V級窩洞への応用の位置づけ

くさび状欠損あるいは根面う蝕に対するコンポジットレジン充填は、この修復材を用いた修復処置の中ではスタンダードなものとなる。充填操作自体は比較的簡単ではあるが、その予後を良好なものとするために、修復操作を行うための環境を整える必要がある。

さて、残存歯質が強く着色した症例では、その色調を消して明度を上昇させるために、OA2などのオペーク性の高いフロアブルレジンをライニングとして用いると、色調がなじんでくる。ほんの少しの気配りが、修復操作を効率化させるとともに、その確実性を高めることにつながる。まさに“急がば回れ”ということばが、歯頸部疾患の修復にはあてはまる。

本章でのポイント

1．歯肉側壁明視の必要性（歯肉排除）
2．接着システムとレジンペーストの選択
3．効率的な研磨法
4．歯肉縁下う蝕修復時の留意点

CASE 1 くさび状欠損に対するスタンダードな修復

CASE 1では、コンポジットレジン修復でスタンダードな処置となるくさび状欠損への対応を、ステップで解説する。

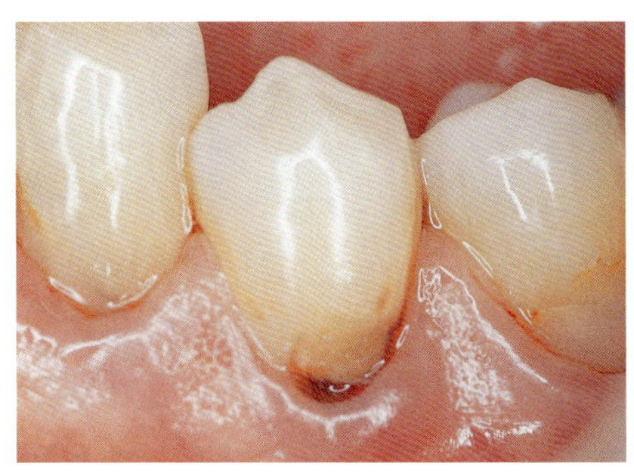
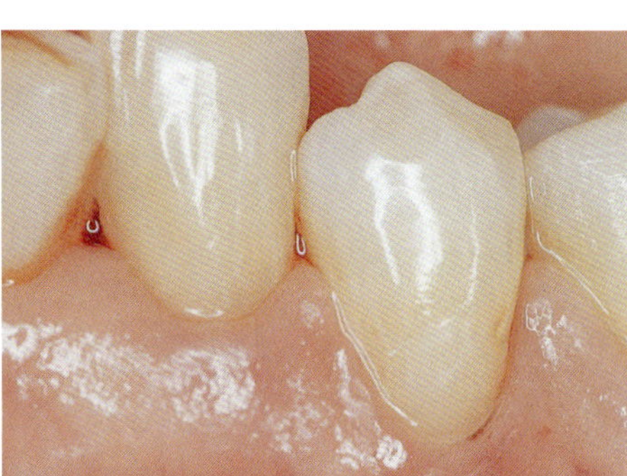

CASE 2 歯肉縁下にある根面う蝕への対応

CASE 2では、歯肉縁下の根面う蝕の修復には、歯肉切除を伴う修復環境整備が必要となることを解説する。

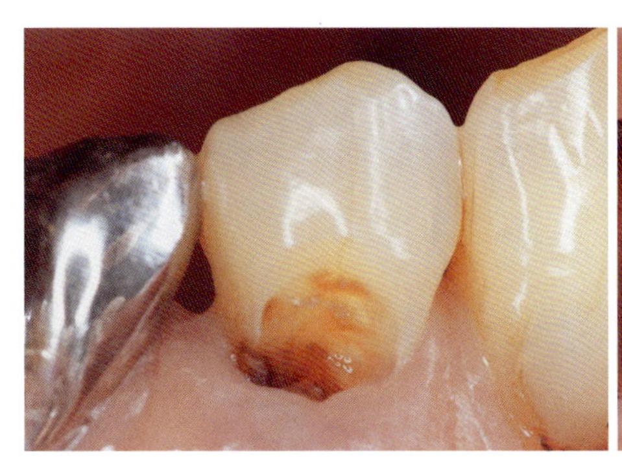
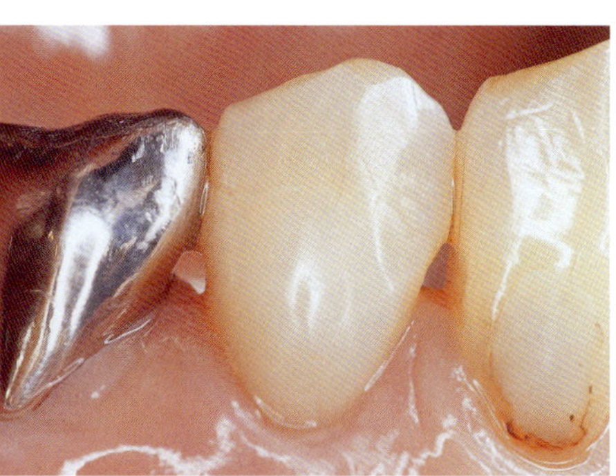

Class V

歯肉側壁明視の必要性

歯頸部疾患の修復操作は、ある意味、歯肉溝滲出液や出血との戦いともいえる。接着現象を妨げる唾液や血液などの液体の存在は、決してこれを無視できない。そのためにも、歯肉圧排法とともに、軟組織を傷つけて出血させない配慮がぜひとも必要となる。接着阻害因子は目に見えないことも多いことから、これを未然に防ぐ努力が大切なのである。

術野のコントロールのために、窩洞形成に先立って歯肉圧排コードをポケットに挿入して、術野を明視する必要がある。また、この操作によって血液や滲出液などによる窩洞内面の汚染を防ぐことができる。

引き続いて、う窩の開拡が行われるが、この際に考慮すべきこととして、エナメル－象牙境でのう蝕病巣の拡がりを意識した大きさに窩洞外形を設定することである。歯頸部なので、確実な明視が困難であるから、このような配慮が必要となる。

切削器具の取り扱いにも注意が必要である。高速回転の切削器具を多用することは、再石灰化可能なう蝕象牙質内層までをも切削する可能性がある。よく切れるスプーンエキスカベータ（M･M エキスカベータ、サンデンタル）を用いることによって、う蝕象牙質外層のみを確実に除去するように心がけるべきである。

CASE 1　くさび状欠損に対するスタンダードな修復

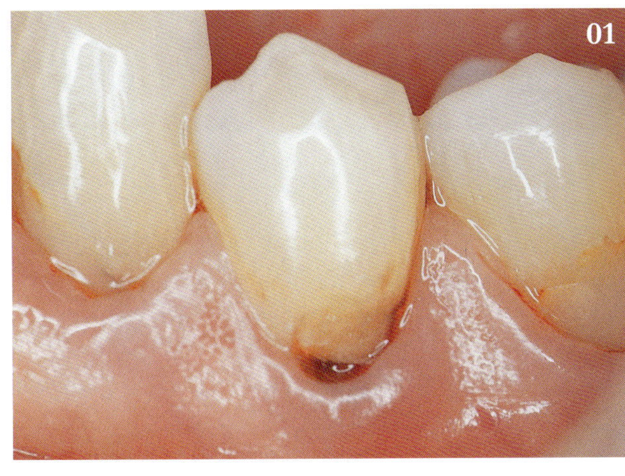

01　歯肉側壁が縁下にあり、周囲歯肉にも腫脹が認められる。

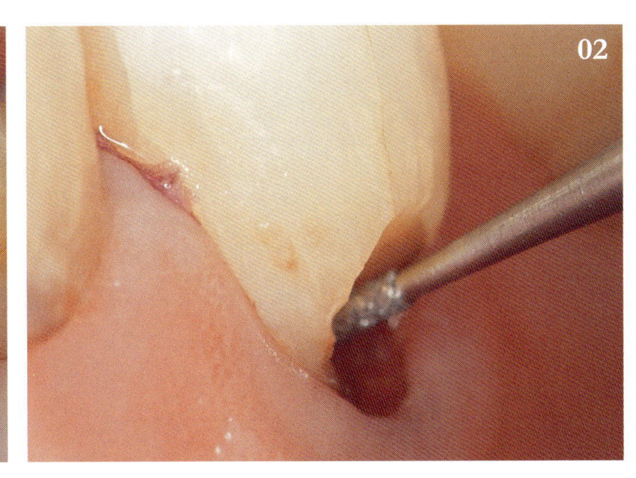

02　歯肉圧排を行った後に、う窩の開拡を行う。

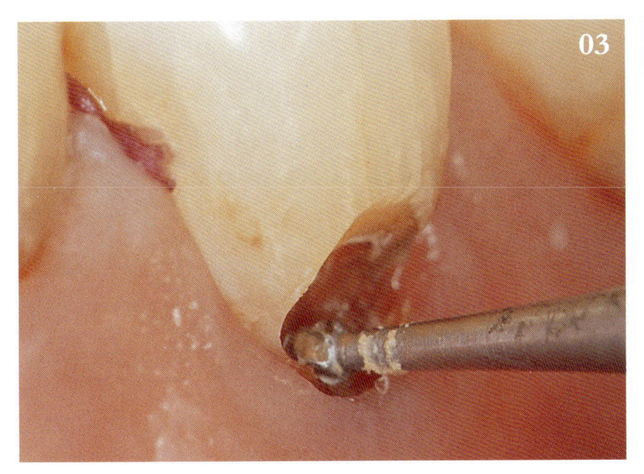

03　ラウンドバーを低速回転で運用しながら、軟化象牙質を除去する。

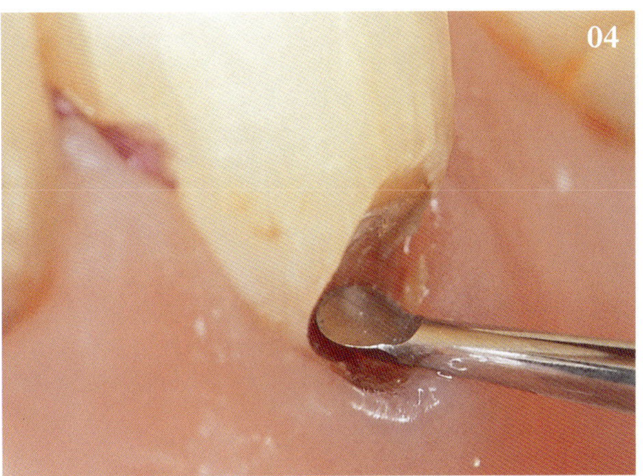

04　軟組織に近接した部では、スプーンエキスカベータを使用することで歯肉への損傷を起こさないように留意する。

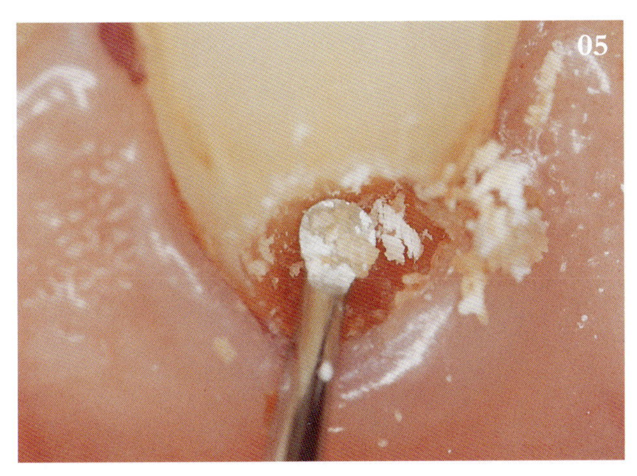

05　切れるスプーンエキスカベータを選択することが、確実な感染歯質除去のためにも重要となる。

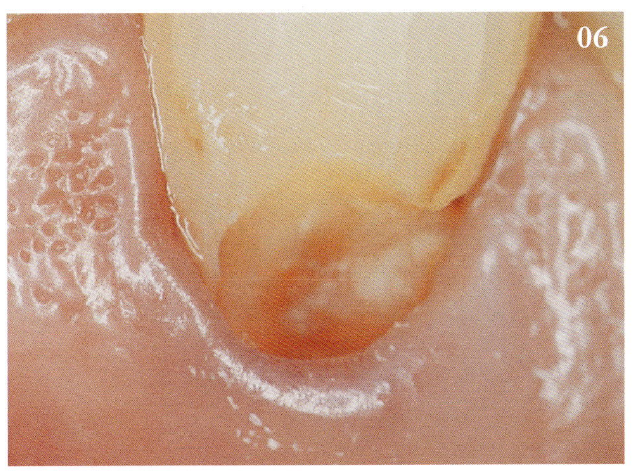

06　とくに、エナメル－象牙境における病巣の拡大部でとり残しがないかを注意深く観察する。

CASE 1は67ページに続く

接着システムとレジンペーストの選択

歯頸部修復では、歯肉溝滲出液あるいは唾液などの接着阻害因子が多く存在する。また、窩洞の構成で象牙質が占める割合が高いことなどを考慮すると、接着システムはシングルステップの接着システムが選択される。その臨床使用術式は、2あるいは3ステップシステムと比較すると簡単ではあるが、注意すべき事項もある。

歯頸部疾患の修復処置には、フロアブルレジンを用いる頻度が高い。ペーストの特徴である流動性は製品によって大きく異なっており、また機械的性質も非常に広い範囲に分布している。選択の基準としては、流れの程度、ペーストのキレ、歯面へのなじみ、色調適合性および研磨性などがあげられる。

浅い窩洞においては、流れにくいが歯質になじみやすく、探針などを用いて細部の調整が可能なペーストを用いることで効率的な修復操作が可能である。窩洞が深い場合では、フロアブルレジンをライニングとして用い、レジンペーストを積層する。レジンペーストの填塞には適切な充填器を選択するとともに、筆を使うことで辺縁の適合性が向上する。道具を上手に使うことで、修復操作の効率化を図ることができる。

参考症例：フロアブルレジンの充填法

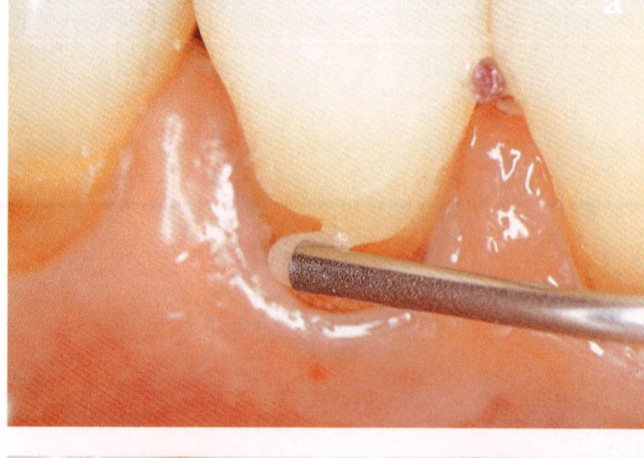

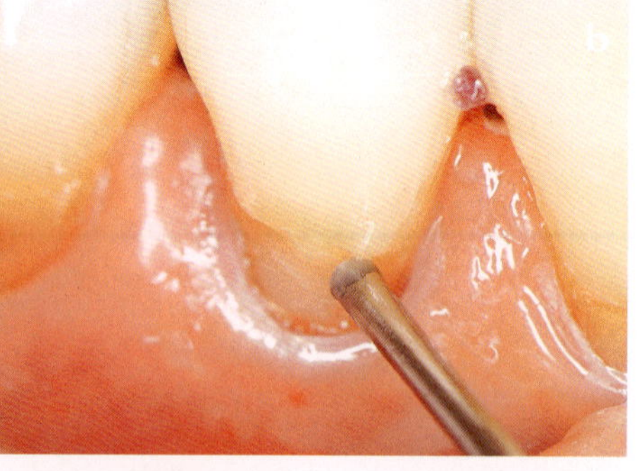

a　歯肉圧排、接着操作を行い、レジンペーストをゆっくりと窩洞になじませるように押し出していく。
b　あまり流れないタイプのフロアブルレジンが扱いやすい。

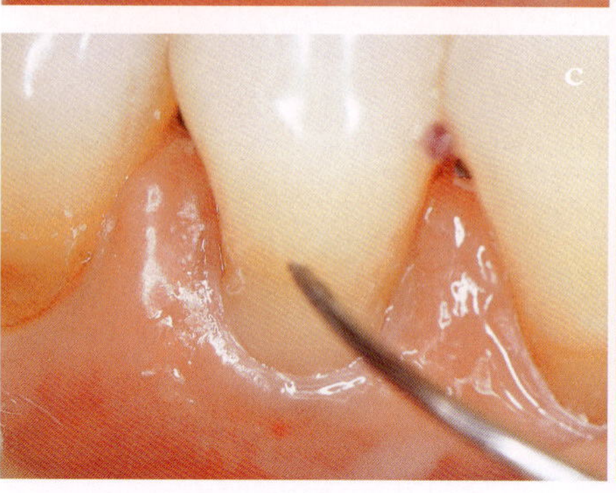

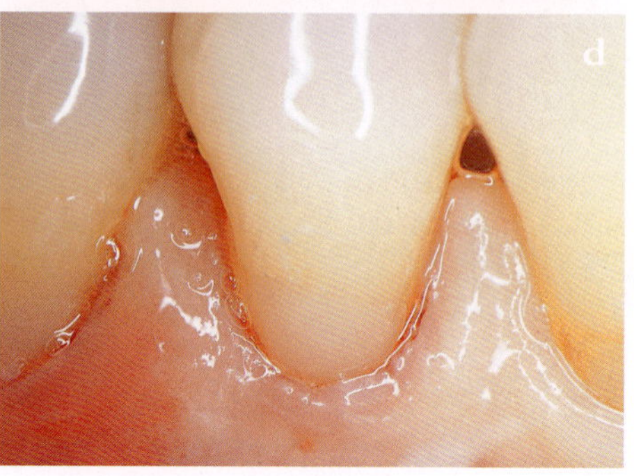

c　微細な形態修正は探針状のインストゥルメントを用いると行いやすい。
d　とくに歯肉側へのオーバーフィリングには注意する。

CASE 1 くさび状欠損に対するスタンダードな修復

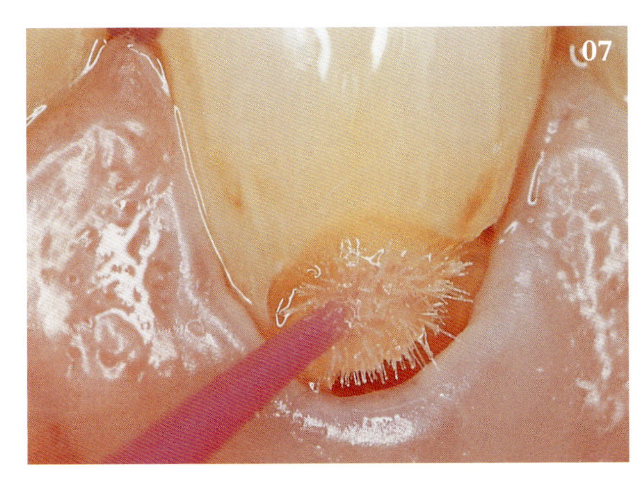

07 アドヒーシブが歯肉に触れないように留意して接着操作を行う。

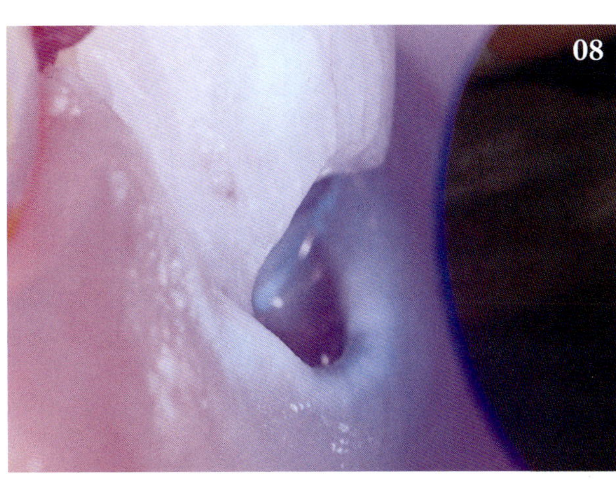

08 製造者指示に従ってエアブローした後に、光線照射して確実にアドヒーシブを硬化させる。

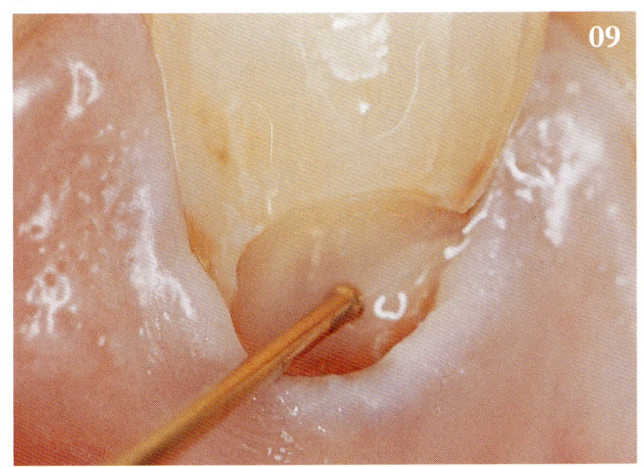

09 窩洞のライニングのためにフロアブルレジンを填塞し、探針用の器具(MM ステインアプリケータなど)を用いて、フロアブルレジンを窩洞全体に引き伸ばす。

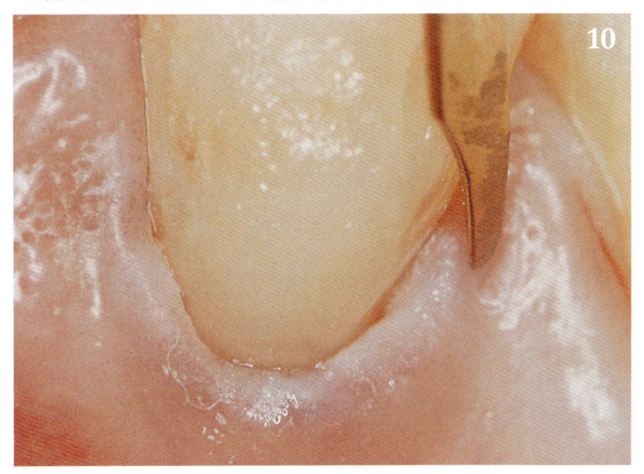

10 次にレジンペーストを充填する。隣接面部、とくに遠心面での充填には注意する。

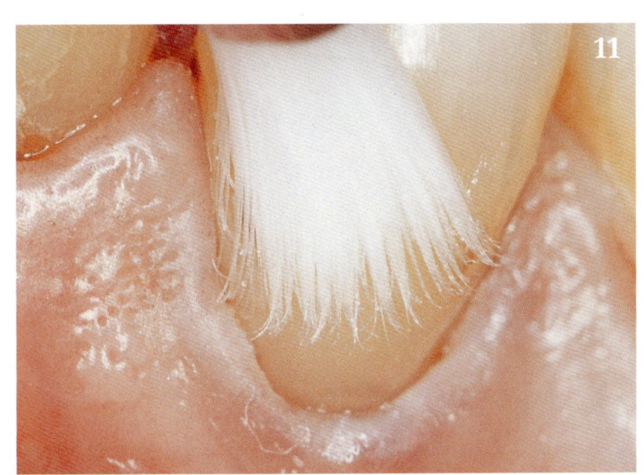

11 平筆を用いて歯質とレジンとを移行的にする。

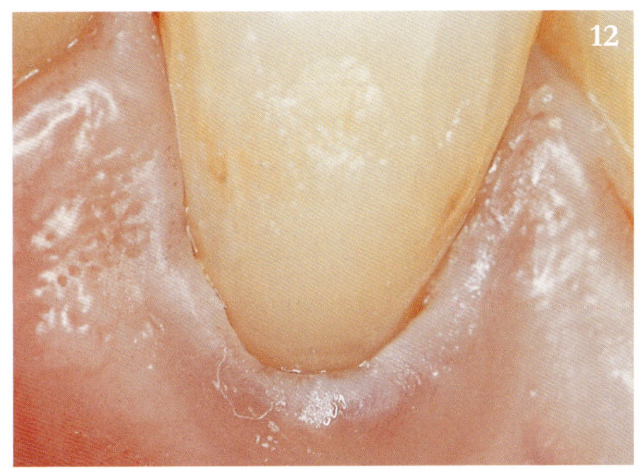

12 軟組織のことを考えたレジン充填を行うことが肝要である。

CASE 1は69ページに続く

Class V

効率的な研磨法

コンポジットレジン修復物は、口腔内において周囲の軟組織と調和して存在する必要がある。そのために、形態修正および研磨という操作は重要となる。

研磨操作を効率化させる臨床方策としては、

1．研磨性の良好なコンポジットレジンの使用
2．ブラシを用いた形態賦与
3．カーバイドバーを用いた形態修正
4．適切なシリコーンポイントの選択

などがあげられる。

コンポジットレジンは、硬いフィラーと軟らかいマトリクスレジンの混合物である。現在市販されている製品の多くは、重量比で60～80%程度のフィラーを含んでいる。したがって、このフィラーとマトリクスレジンとをいかに平坦な面に仕上げるかが、研磨の最重要目標となる。これを可能とするもののひとつが、形態修正に用いるカーバイドバーである。カーバイドバーの刃部を用いて、硬いフィラーを切る（切削）ことで、等高な面を創りあげるのである。ホワイトポイントでは、研磨粒子とフィラーとが衝突し合って、製品によってはフィラーの脱落が生じてしまい、思うような研磨効果が得られない場合もある。カーバイドバーで調整されたレジン表面を、ダイヤモンド粒子を含有したコンポジットレジン専用シリコーンポイントで研磨することが推奨される。

CASE 1 くさび状欠損に対するスタンダードな修復

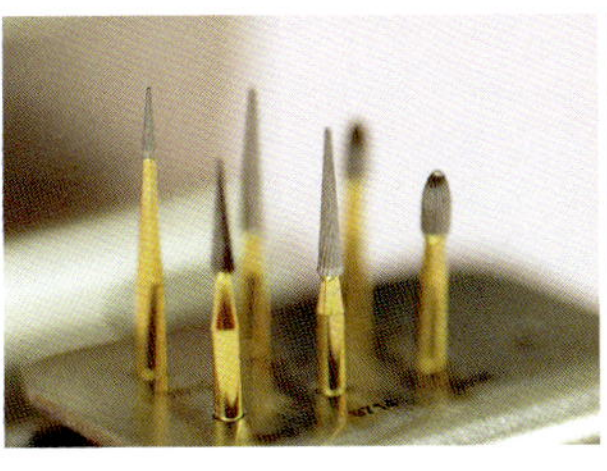

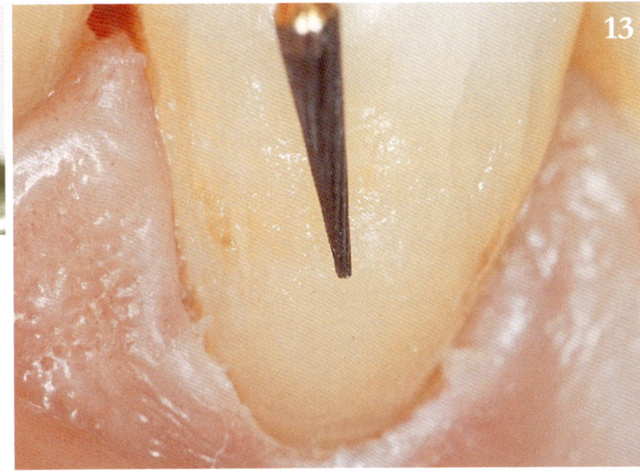

13 歯頸部の形態修正には、写真のような形態のカーバイドバーが適している(コンポジットフィニッシュ、Kerr)。歯質との移行部にはとくに留意する。

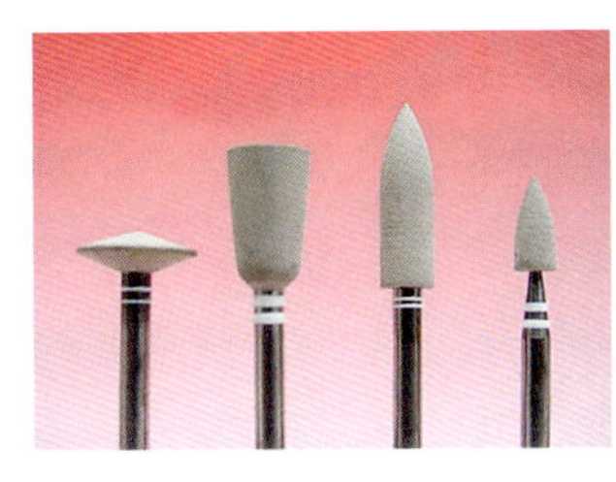

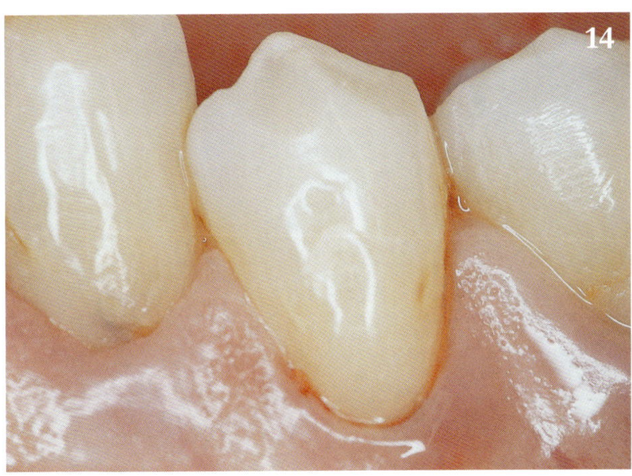

14 ダイヤモンド粒子を含んだコンポジットレジン研磨用シリコーンポイント(コンポマスター、松風)を用いて研磨を行う。

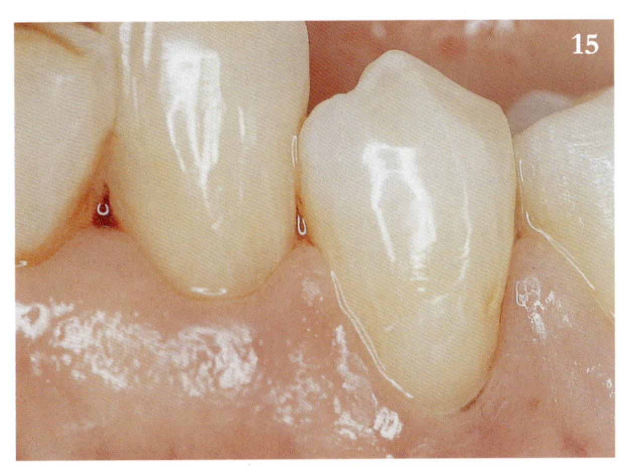

15 高齢の患者であるからこそ、清掃性を考慮したレジン充填が要求される。

Class V

歯肉縁下う蝕修復時の留意点

歯頸部疾患でもっとも困難な症例は、う蝕が歯肉縁下にまで及んでいるものである。このような症例では、歯肉切除を行った後に治癒を待ち、その後に修復処置を行うことになる。

現在の接着システムが優れているとはいえ、水分あるいは血液の存在は大敵である。歯質接着という臨床技法は、これが行われる環境が整備されているからこそ、その効果を発揮することができる。逆に、環境整備が整えば、良好な予後を獲得できるはずである。

もちろん、コンポジットレジン充填の目的は失われた欠損歯質を修復することである。とくに歯頸部においては、修復処置によって周囲の軟組織へも波及効果が大きく、炎症のコントロールも可能となる。たかがコンポジットレジン修復ではあるが、周囲組織を考慮した修復処置を心がけることで、付随した多くの効果が得られる。

CASE 2　歯肉縁下にある根面う蝕への対応

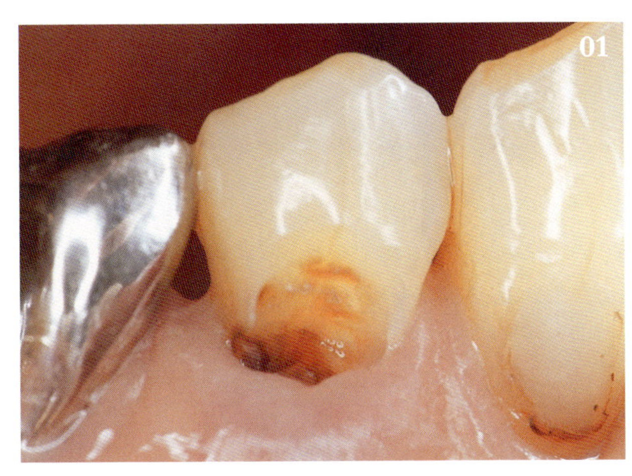

01　歯肉縁下に及ぶう蝕病巣では、歯肉切除が必須となる。

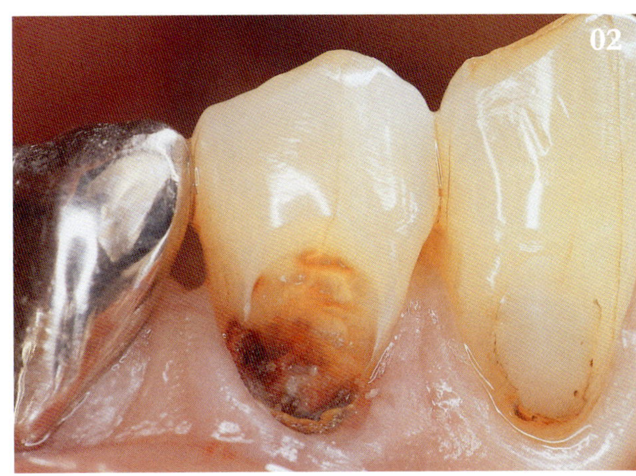

02　歯肉の治癒を待ってから修復操作に移行する。

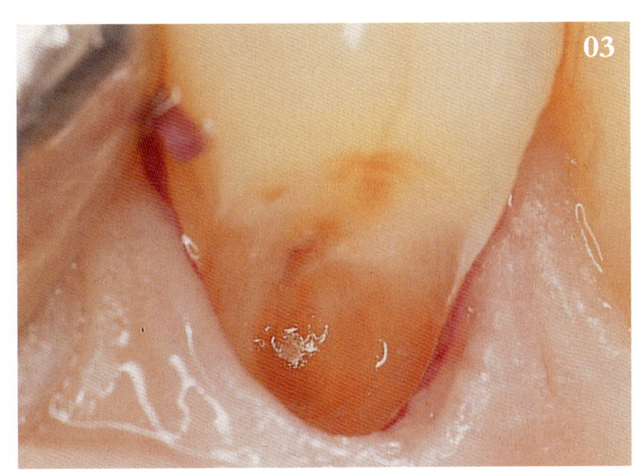

03　滲出液の漏出を防ぎ、窩洞のマージンを明視するために、歯肉圧排を行う。

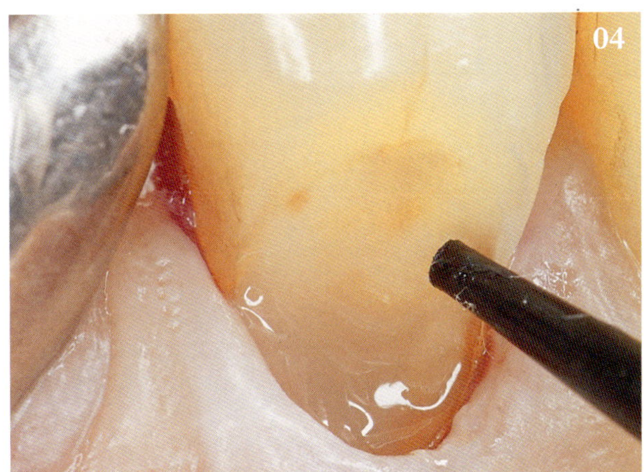

04　窩底部象牙質の色調が濃い場合には、AO2などのペーストで濃い色調を遮蔽する。

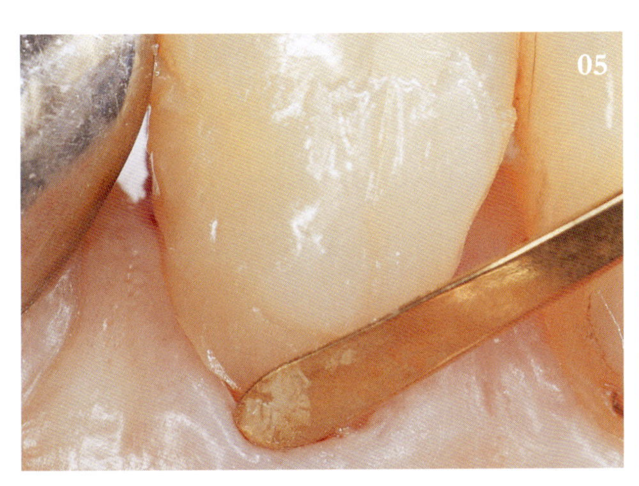

05　充填操作に用いるインストゥルメントは、先端が薄く全体に湾曲したタイプを用いると、形態賦与が容易である。

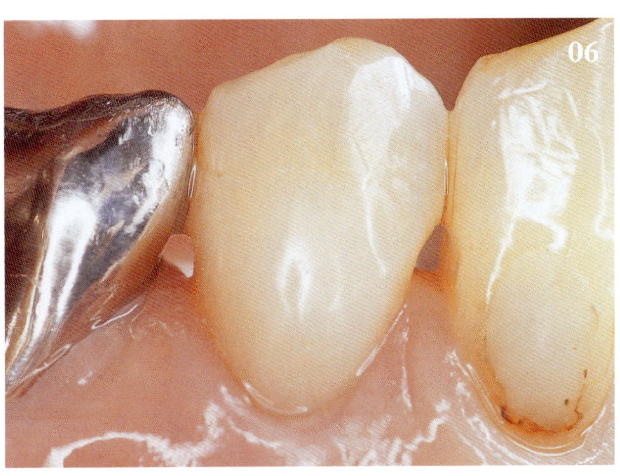

06　修復操作で周囲の歯肉もよみがえることができる。

Complex Anterior

コンポジットレジン修復の可能性

接着技術の進歩は、これまでのコンポジットレジン修復の応用範囲の拡大に貢献してきた。これまで間接法によって修復されていた症例も、歯質接着とともに優れた審美性を発揮するコンポジットレジンとのコンビネーション、さらにこれを扱う術者の技量によって、チェアサイドで術者とともに患者満足度の高い歯冠修復を行うことが可能となった。コンポジットレジン修復における技術革新は、これからも継続されることであろう。

もちろんコンポジットレジン修復も、魔法の修復技法ではない。守られるべき臨床術式とともに、適切な修復材の取り扱いに対する配慮は欠かすことはできない。

それはたとえば、修復処置を行うタイミング、歯面処理に対する配慮あるいはレジンペーストの取り扱いなどである。適切であるとともに、確実な evidence に支えられた術式を基本とすることが第一であり、これをもって個別のチューニングが可能となるはずである。コンポジットレジン修復においても、その材料が有している最高のパフォーマンスを引き出すこと（ベストチューニング）が大切であり、この修復材が有する限界を理解しながら臨床応用することも重要である。

本章でのポイント

1．変色失活歯への応用
2．歯の形態異常の修正への応用
3．ワンユニットブリッジへの応用

CASE 1　変色を伴う前歯の対称性の回復

CASE 1では、ウォーキングブリーチ後のコンポジットレジン修復の留意点を解説する。

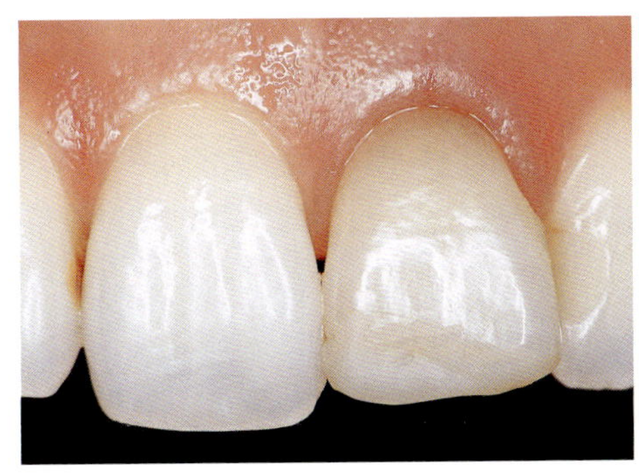
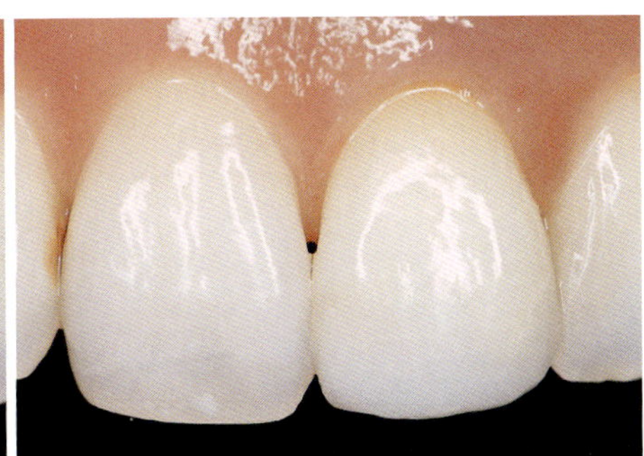

CASE 2　矮小歯（側切歯）の整復

CASE 2では、歯の形態異常の修正にコンポジットレジン修復を用いた例を解説する。

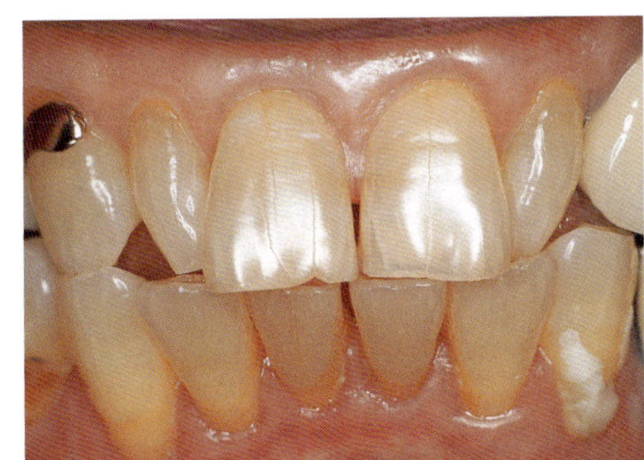
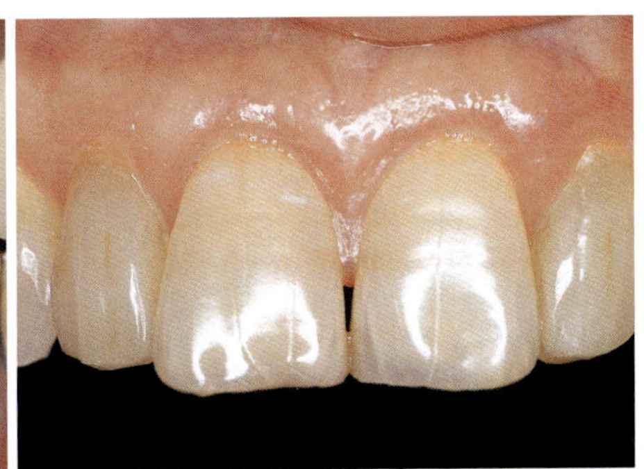

CASE 3　ワンユニットブリッジへの応用

CASE 3では、最小の歯質の削除量で実現できるワンユニットブリッジへの応用を解説する。

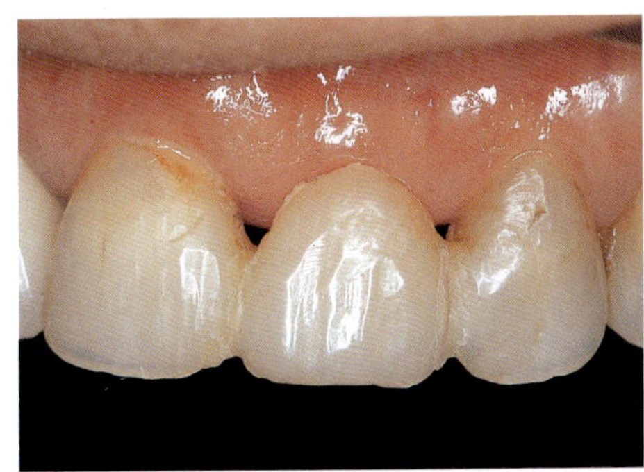
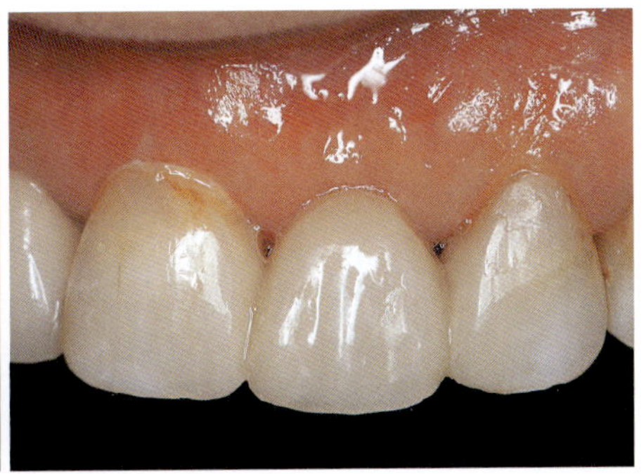

変色失活歯への応用

失活歯における変色への対応法としては、ウォーキングブリーチを第一選択とする。この処置を2～3回繰り返すことで、多くの症例で変色は改善される。

変色が改善した後の歯質に対する接着修復処置は、残存するホワイトニング剤の影響あるいはホワイトニングに伴って象牙質中に貯留した酸素の影響を考慮する必要がある。とくにウォーキングブリーチを行った症例においては、接着の対象が象牙質になるので、ホワイトニングから2週間以上経過した後にコンポジットレジン修復を行うようにする。

象牙質は、細管構造を有しているとともに、水とコラーゲン線維を主とした有機質に富んだ被着体である。エナメル質と比較すると接着効果が得られにくいことはもちろん、ホワイトニング処置後には過酸化水素の分解によって生じた酸素が比較的長時間残留している。この酸素の存在は、レジンの重合反応の進行を抑制することから、その影響が消失するまでの時間をおく必要がある。

また、根管内象牙質の接着に関しては、根管治療薬の確実な除去にも配慮が必要である。ホルムアルデヒドあるいは次亜塩素酸ナトリウムなどもレジンの重合を阻害するので、接着性を低下させる因子となる。さらに、根管貼薬剤として水酸化カルシウム製剤を用いた場合なども、これを確実に除去する必要がある。とくに、セルフエッチングシステムを用いるにあたっては、水酸化カルシウムペーストのpHが高いことから、エッチング効果が減弱してしまい、目的とした接着性が獲得できなくなってしまう。根管内接着には、歯冠部象牙質における接着とは異なった考慮点があることを理解して修復操作を行うべきである。

CASE 1　変色を伴う前歯の対称性の回復

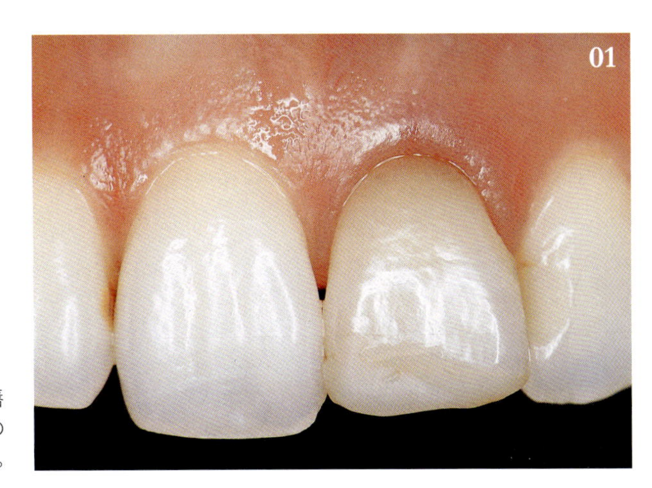

01　隣在歯と比較すると唇側傾斜しており、遠心面の形態も対称性に欠いている。

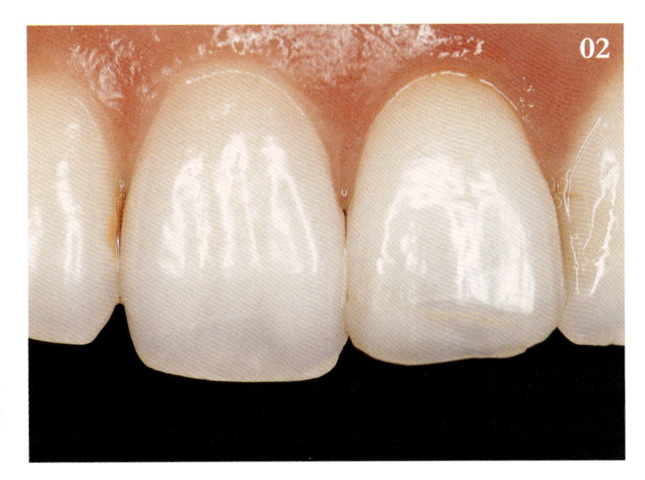

02　ウォーキングブリーチを2回行うことで、高い漂白効果が得られた。

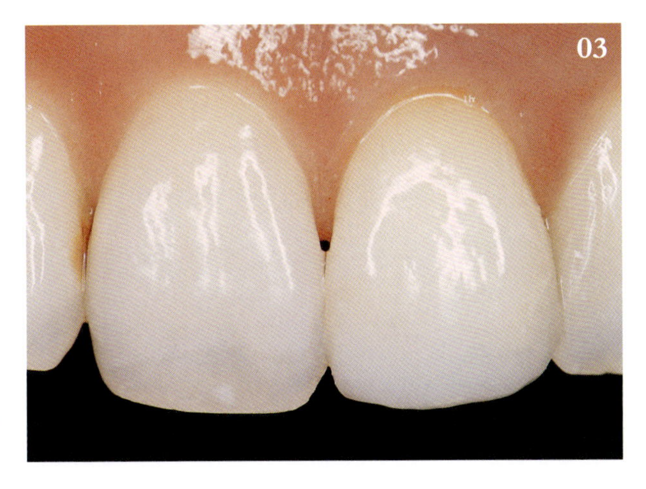

03　２週間後、切端部のレジン充填を行うとともに遠心部の形態を修正した。

歯の形態異常の修正への応用

歯列の不正もそうであるが、歯の形態異常も、口元の印象を変える要因のひとつである。この**CASE 2**は60代の女性であるが、側切歯の形態不良のために、患者の表情がきつく感じられていた。

患者は、自分の年齢を考えても、もうこのままでもいいという気持ちでいる反面、何か変えることができる方法があればと、常々考えていたようである。しかし、歯を削られることには多少なりとも抵抗感があり、その審美的改善をこれまであきらめていた。歯質接着技術を用いれば、切削を最小限としながらも、最大限の審美的修復が可能であることを説明し、治療を開始することとした。

側切歯唇側ならびに遠心面のエナメル質最表層を一層削除した後、エナメルエッチングに始まる接着処理を行う。その後、両隣在歯の形態とともに歯列を考慮して、歯冠形態を賦与した。左右側切歯の形態を修正するとともに、中切歯の切縁形態を整えただけで、口元のイメージが激変した。

これまで自分の口腔内に関してはあきらめにも似た気持ちしか持っていなかった患者ではあるが、これ以降の処置に対する患者協力度は非常に高いものとなった。

CASE 2 矮小歯（側切歯）の整復

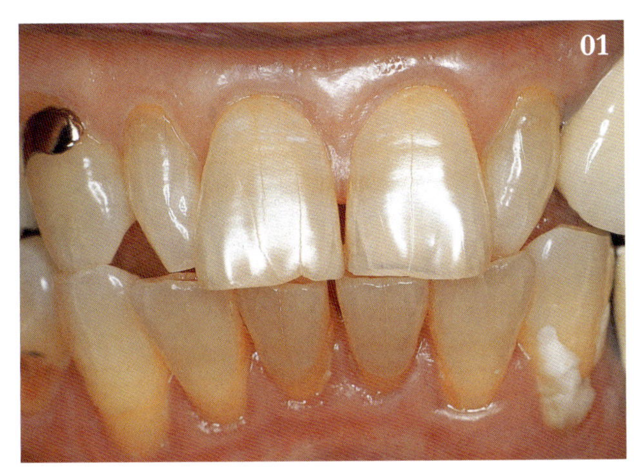

01 円錐歯が審美的に気になっていたとのことである。

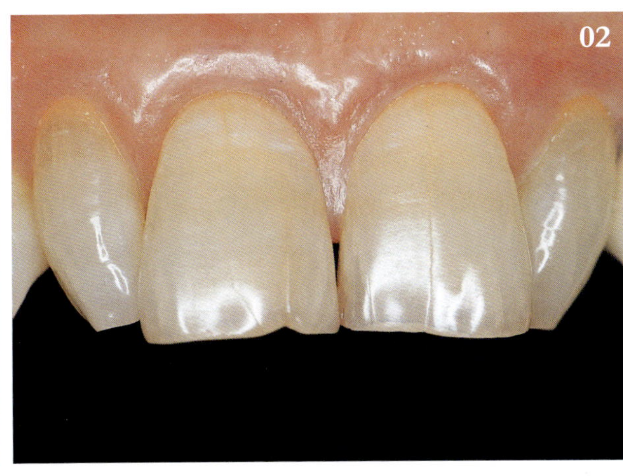

02 60代の女性であるが、口元に優しさがほしいということである。

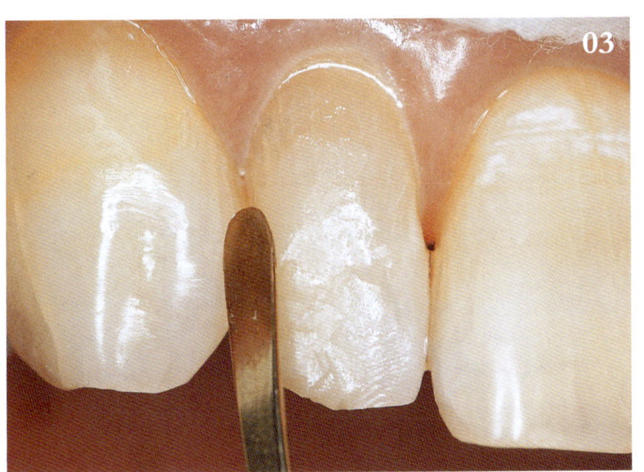

03 ダイレクトラミネートの手法で形態を賦与する。

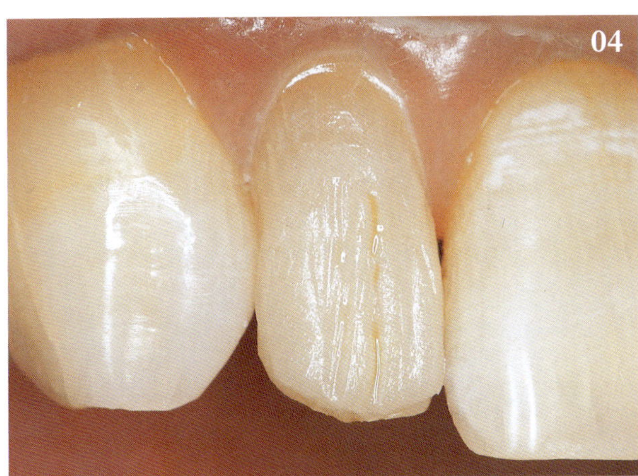

04 ヘアラインをステインを用いて創り、キャラクタライズする。

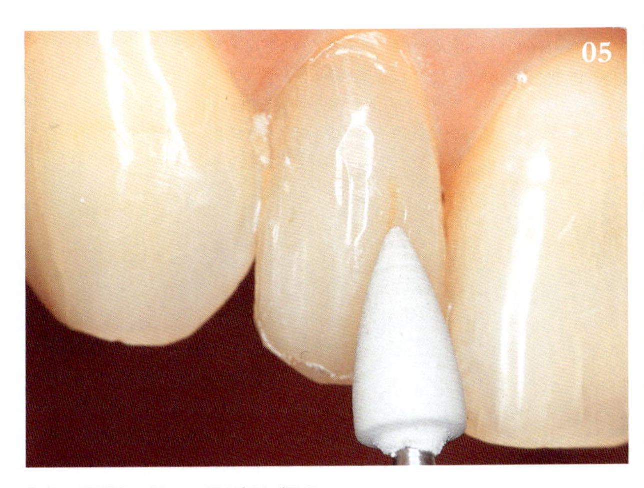

05 手順に従って研磨を行う。

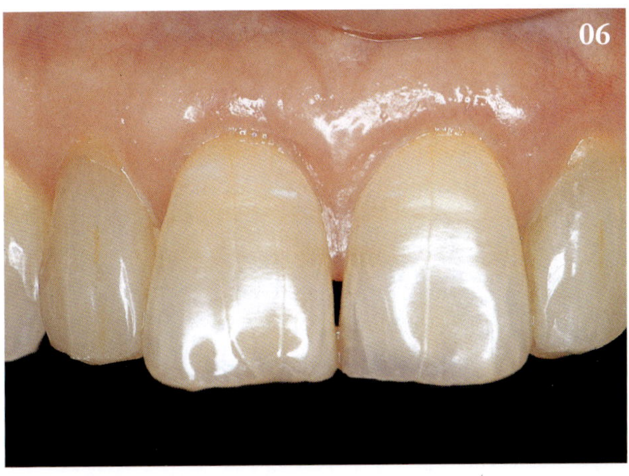

06 切縁部もわずかに形態を修正することで、口元の雰囲気は見違えるように変化する。

ワンユニットブリッジへの応用

コンポジットレジン修復の応用範囲は、ワンユニットブリッジを可能とするところまで拡大している。とくに前歯の一歯欠損であれば、歯質の削除量も最小限ですむとともに、エナメル質を対象としているところから接着効果に関しては信頼性も高いものがある。

シリコーンガイドを応用することで欠損部の歯質の形態のイメージが作りやすくなるため、レジンペーストの賦形は短時間ですむとともに、明度のコントロールも容易になるはずである。もちろん咬合関係の精査は欠かすことはできないが、それをクリアできれば応用範囲は限りなく広がるのではないだろうか、と筆者は考えている。

ここで呈示する**CASE 3**も、すでに術後3年以上を経過している。適切な接着技法とともに、コンポジットレジンの特性を理解することによって、これまで認識されていなかった修復技法が、今後確立する感がある。そのためにも、臨床の場と研究の成果とが融合される必要があるはずである。

臨床における術者の個別な技術とともに、「材料のよさをいかに引き出すか」という臨床センスは、優れた成果を得るためには重要な因子となっている。

CASE 3　ワンユニットブリッジへの応用

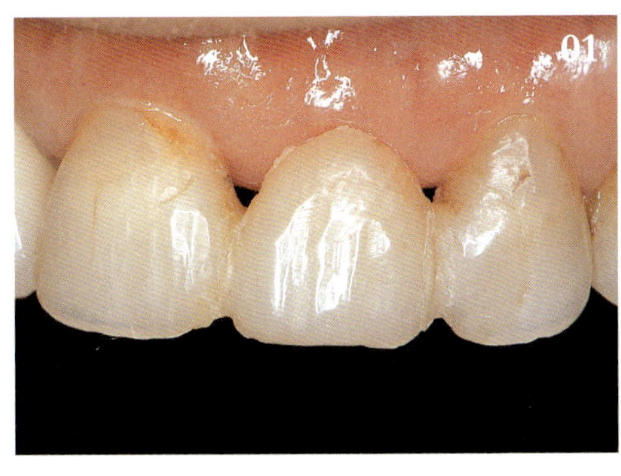

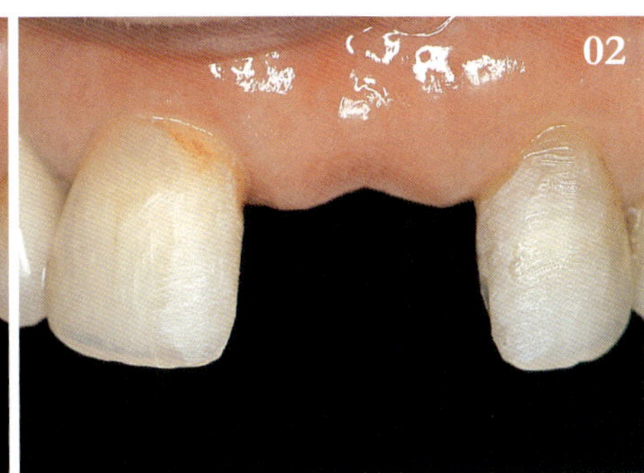

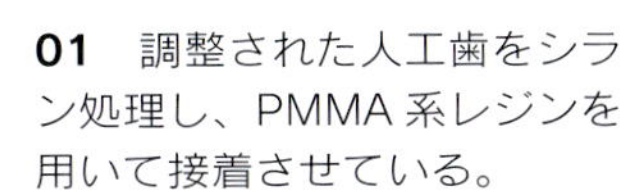

01　調整された人工歯をシラン処理し、PMMA 系レジンを用いて接着させている。
02　レジンを除去し、エナメル質も一層削除する。

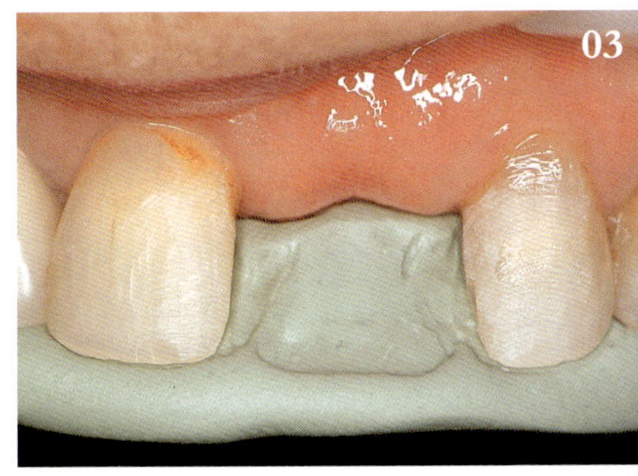

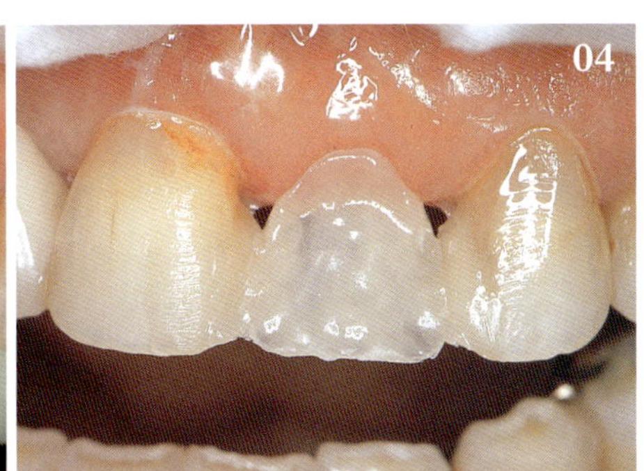

03　あらかじめ製作したシリコーンガイドを試適する。
04　舌側があることで、明度のコントロールが容易となり、形態のイメージもつかみやすくなる。

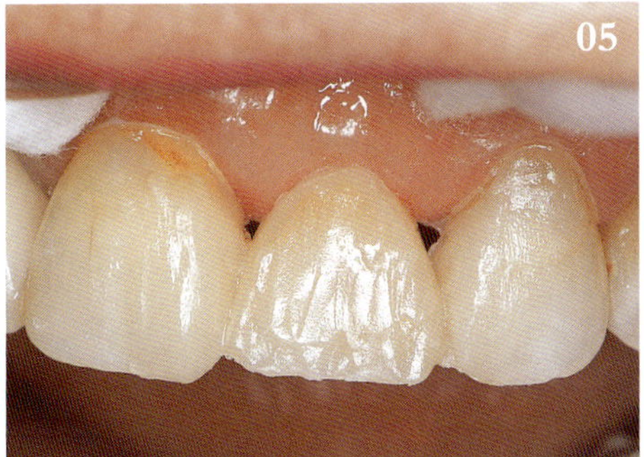

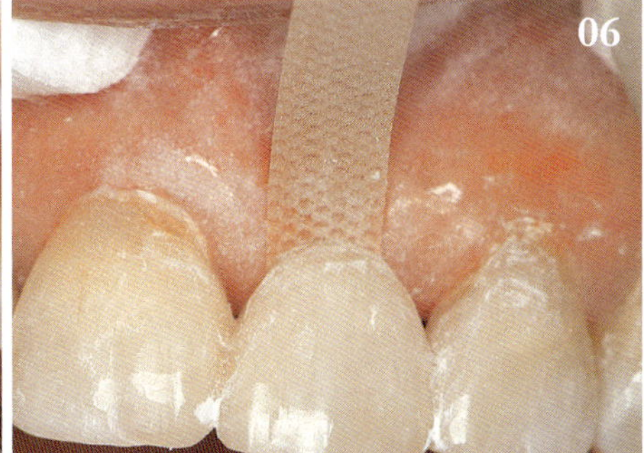

05　ボディーペーストを築盛する。
06　基底面はストリプスで研磨を行うことで、表層低重合層を除去する。

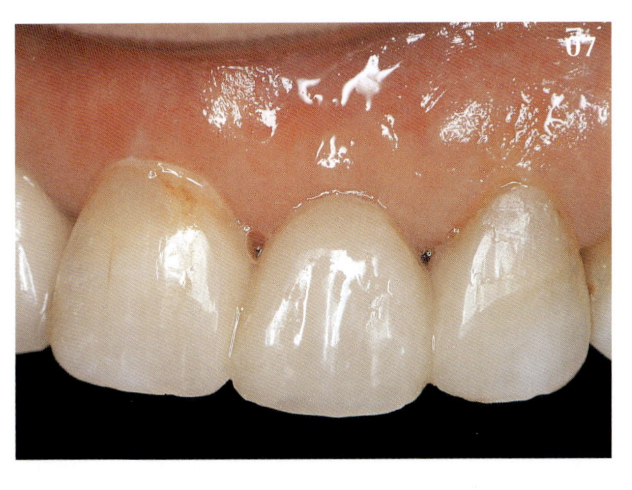

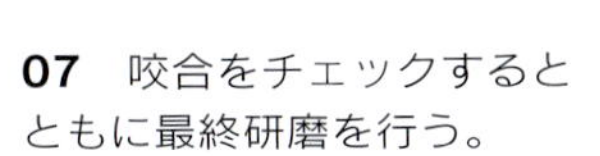

07　咬合をチェックするとともに最終研磨を行う。

Conclusion

たかがコンポジットレジン —— されど、これなくしては多様化する患者の要求には応えることができない ——、というのが現在の歯科臨床である。

歯質を削らないということは、歯の寿命の延長につながっていることはたしかである。しかし、それ以上に患者にもたらされることとしては、高速切削に伴うタービンの音である。これが最小限であるとともに、最高の審美、あるいは自分が望む"きれい"が実現できれば、もうＯＫである。患者は、術者の技量を含めてすべてを受け入れるはずである。

Needs と Wants を満たすことは、医療の基本姿勢であるという意見には異論はないものと考えている。だからこそ、何が必要なのか、それを認識できるかどうかがわれわれ歯科医師に求められているのである。

参考文献

Dietschi D. Layering concepts in anterior composite restorations. J Adhes Dent 2001; 3: 71-80.

Truffier-Boutry D, Place E, Devaux J, Leloup G. Interfacial layer characterization in dental composite. J Oral Rehabil 2003; 30: 74-77.

Terry DA. Dimensions of color: creating high-diffusion layers with composite resin. Compend Contin Educ Dent 2003; 24: 3-13.

Vargas M. Conservative aesthetic enhancement of the anterior dentition using a predictable direct resin protocol. Pract Proced Aesthet Dent 2006; 18: 501-507.

Fahl N Jr. A polychromatic composite layering approach for solving a complex Class IV/direct veneer-diastema combination: part 1. Pract Proced Aesthet Dent 2006; 18: 641-645.

Malterud MI. Minimally invasive restorative dentistry: a biomimetic approach. Pract Proced Aesthet Dent 2006; 18: 409-414.

Vichi A, Fraioli A, Davidson CL, Ferrari M. Influence of thickness on color in multi-layering technique. Dent Mater 2007; 23: 1584-1589.

Magne P, So WS. Optical integration of incisoproximal restorations using the natural layering concept. Quintessence Int 2008; 39: 633-643.

Terry DA, Leinfelder KF, Blatz MB. Achieving excellence using an advanced biomaterial: part 1. Dent Today 2009; 28: 49-50, 52-55.

Part 2
コンポジットレジン修復の臨床力を向上させるサイエンス

Science of Enamel Bonding

エナメル質接着のサイエンス

そもそも接着とは

接着とは、モノとモノとが限りなく近接することで生じる現象である。しかし、肉眼では平滑に見える面であっても、その表面には微細な凹凸が形成されており、被着体同士の緊密度が一部で破綻している。そこで、この空隙を埋めるのが接着材であり、これによって被着体間が緊密に接した状態を形成することができる。

物質を構成する分子間には、いくつかの種類にわたる接着力が生じており、これによって拘束されている。分子間に作用している力には、クローン力（電気的引力）、水素結合力およびファンデルワールス力などがある。とくにクローン力やファンデルワールス力は、接近すればするほどに、その力は急激に増大する。一方、分子が極限近くに近接すると、逆に斥力が急激に増大し、反発力が生じる。この引力と斥力とが作用しあうところに分子間力の極大点を生じるが、これが理論的な接着現象である。

効果的に接着現象を生じさせるためには、いくつかの条件が必要である。すなわち、被着体をぬらすために接着材は液体であり、被着体に十分に広がるためにヌレ性が高いことが必要である。液体には、それ自体の表面積をできるだけ小さくしようとする表面張力が働いている。この表面張力が小さいほど固体表面に広がりやすい。逆に、固体の表面張力は、液体のそれよりも常に小さくなることが必要である。最終的に、接着材が硬化することによって、その接合部が実用に耐えうる強度を発揮することによって、接着系が形成される（**図1-1**）。

サイエンスを臨床で活かすヒント

接着力の発現には、以下の５つの条件が必要である。

① 被着面の前処理
② ヌレ性の向上
③ 機械的結合の形成
④ 化学的結合の形成
⑤ 接着材の浸透、硬化

図1-1　接着界面の模式図

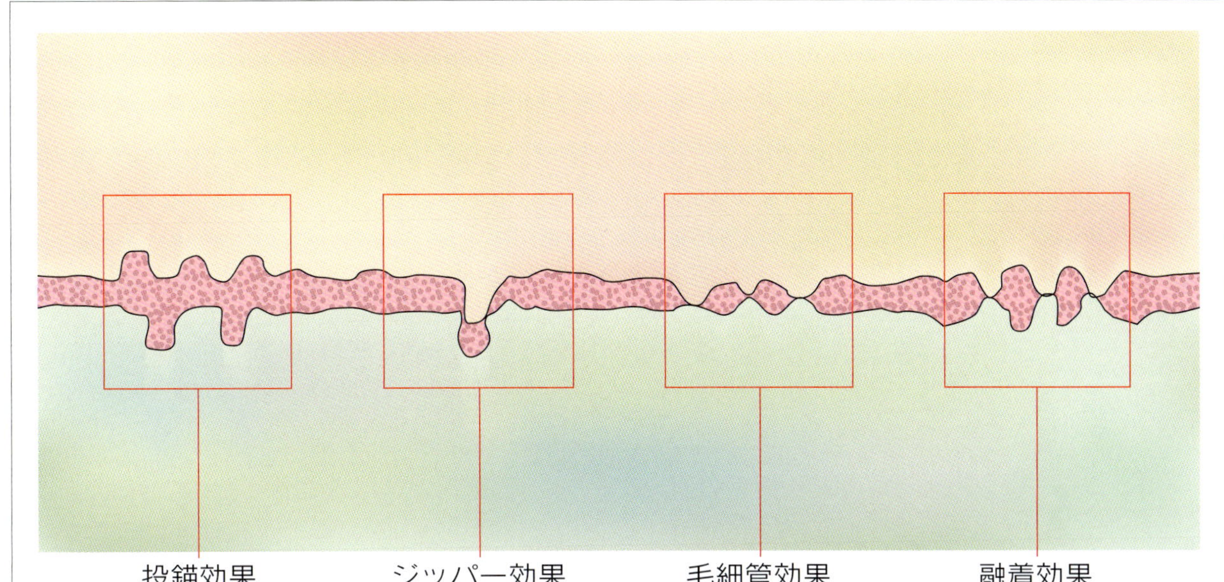

投錨効果
固体表面に存在する凹凸部のアンダーカットに侵入し、そこで硬化することによって得られる効果。接着材の強度が接着性に大きく関与する。

ジッパー効果
被着面が接着対象を弾性的に締めつけることによって接着性を発揮する。

毛細管効果
接着させる被着体表面の細孔に生じた陰(負)圧によって、接着材が間隙に浸透する。

融着効果
接着材が塑性変形することによって被着体になじみ、その後硬化することで、接着を発現する。

Science of Enamel Bonding

エナメル質接着のサイエンス

エナメル質は被着体として適しているか？

エナメル質は、その約97%がハイドロキシアパタイトを主とするリン酸カルシウム結晶から構成され、生体の中でももっとも硬い組織である。エナメル質は、無機質からなる規則性を持った構造体であるが、口腔内においてはその表面がペリクルそしてプラークに覆われており、化学的反応性はきわめて低い。したがって、エナメル質と直接接触するためには、これらの有機質層を除去する必要がある。また、ブラシと研磨材で機械的に清掃しても、エナメル質表面には微細な小孔が存在しており、完全にこれを除去することは不可能である（**図1-2**）。未切削エナメル質は、接着にとって困難な表面性状なのである。

化学的に不活性なエナメル質表面を活性化する方法として、1955年にリン酸を用いたエッチング技法が提唱され、エナメル質接着への扉が開かれた。その当時は、口腔内における高濃度リン酸の使用に対して慎重論もあったが、現在ではエナメル質接着には欠かすことのできない歯面処理法と認識されている（**図1-3**）。

臨床を支えるサイエンス

接着性を向上させるためには、固体の表面を改質し、そのヌレ性を大きくすることが重要である。一方、ヌレ性を支配している表面自由エネルギーは、固体表面の分子同士が引っ張り合う力として理解され、物質の表面ができるだけ小さくなるように作用する。接着に重要なヌレ性を大きくするには、固体の表面自由エネルギーを大きくするか、液体の表面自由エネルギーあるいは固体と液体の界面自由エネルギーを小さくすることが必要となる。そこで、液体である接着材の表面自由エネルギーを大きくすることによって、固体表面に対してヌレなくする方法もあるが、これでは実際の接着力は減少してしまう。そこで、固体表面の自由エネルギーを大きくすために被着面に対する前処理が必要であり、これによって接着が獲得されるのである。

図1-2　エナメル質表面の走査電子顕微鏡像

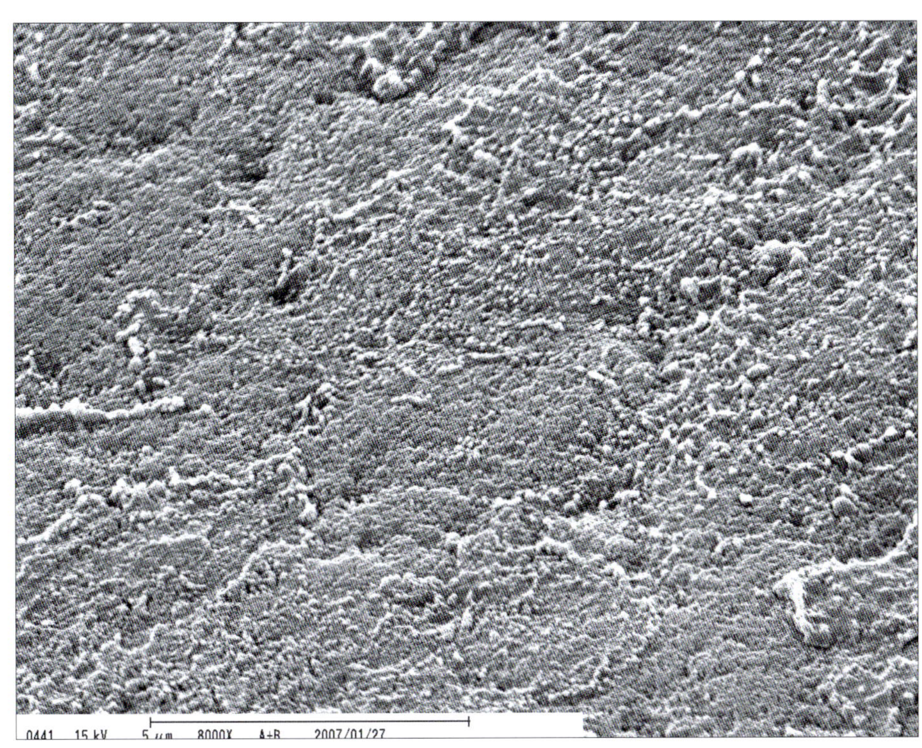

×8,000

エナメル質表面は、微視的には滑沢ではない。その表面にはペリクルやプラークなどの付着が認められるとともに、エナメル質形成時の成長線なども認められる

図1-3　リン酸エッチング

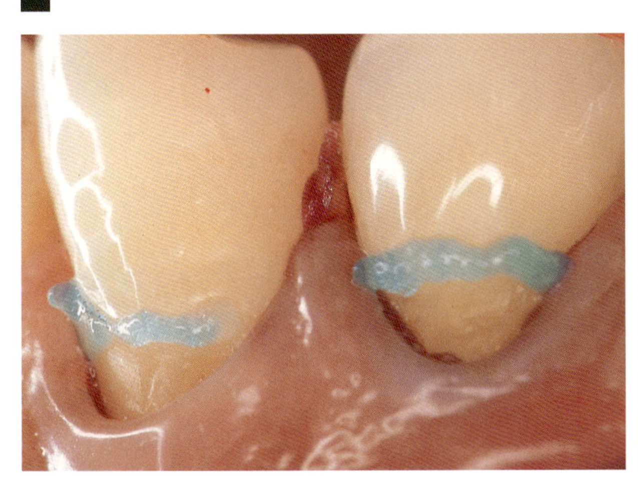
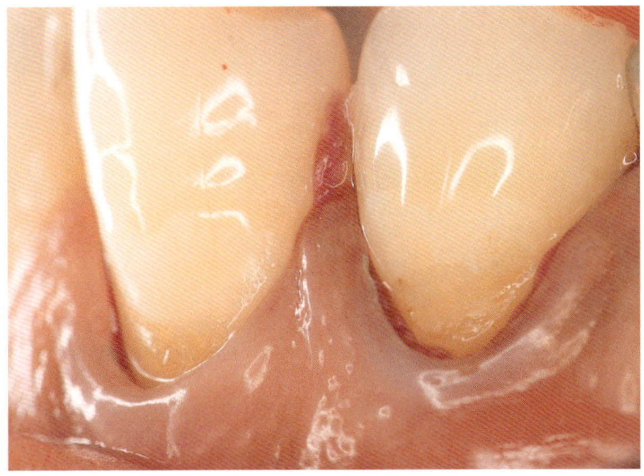

未切削のエナメル質を接着の対象とする場合では、選択的なエッチングを行うことがある。水洗、乾燥後にすりガラス状に観察される部が、リン酸によって前処理されたエナメル質である。

Science of Enamel Bonding

エナメル質接着のサイエンス

エナメル質の接着に酸処理が必要な理由

エナメル質を酸でエッチングすることによって得られる効果は、

①清掃作用

②極性化作用

③ヌレ性の向上

④粗糙化作用

⑤被着面積の増加

である。エッチングによって表層の汚染部を含めて約10μm が除去され、極性化したエナメル質表面が露出する。さらに、エッチング面はヌレ性が向上するために接着材が広がりやすくなり、形成された微細な凹凸に接着材が浸透、そこで硬化してレジンタグとの機械的嵌合が形成される（**図1-4**）。

エッチングされたエナメル質面に生じる凹凸構造は、エナメル小柱と小柱間質との酸に対する感受性の違いによって生じる。特徴的なエッチングパターン（ハニコムパターン）と呼ばれる微細な凹凸の形成は、使用する酸の種類によってもその形状あるいは粗糙感が異なるものになる。

セルフエッチングシステムでは、酸性を示す機能性モノマーが歯質表面を脱灰し、レジンモノマー成分が同時に浸透して硬化することによって、歯質とのナノインターラクションを形成する。リン酸の pH が限りなく0に近いのに対して、セルフエッチングシステムの pH は1.5～2.5である。したがって、エナメル質に対する投錨効果は、リン酸を用いた場合に比較して低く、浅いレジンタグを形成することになる（**図1-5**）。しかしこのシステムでは、機械的な嵌合力よりも機能性モノマーと歯質との化学的接着が重要であり、その点からは処理エナメル質面の粗糙性と接着強さとの関連性は低い。

サイエンスを臨床で活かすヒント

エナメル質のリン酸を用いたエッチングは、接着性を獲得するためには最強の手法である。しかし、リン酸エッチングを行ったとしても、接着性モノマーによる化学的接着はきわめて重要である。とくに接着耐久性という観点からは、エッチング以上に機能性モノマーの性能がポイントとなる。認識すべきであろう。

図1-4　エナメルエッチングによる接着機構

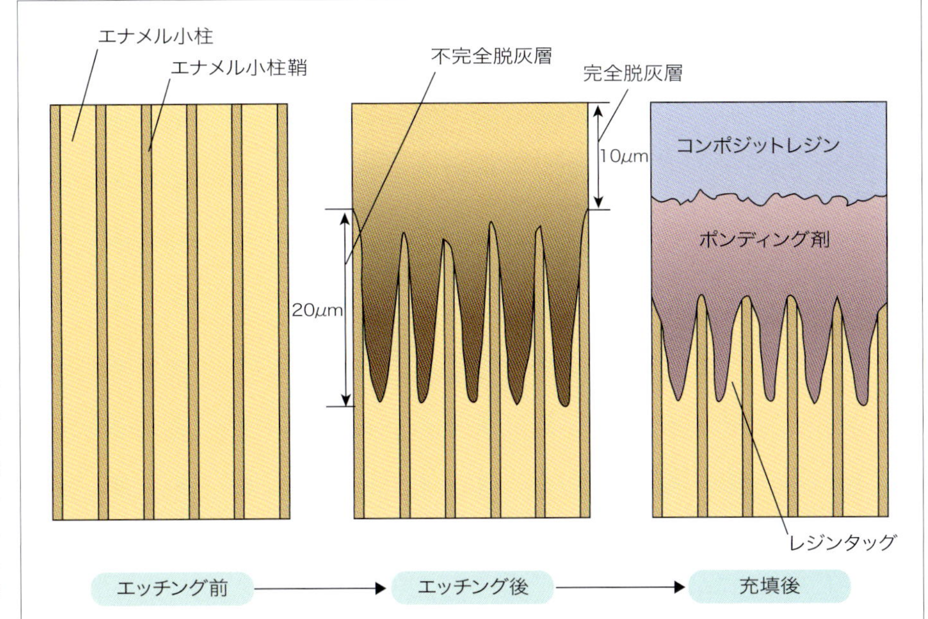

エナメル質を構成している小柱と小柱鞘との酸に対する感受性が異なるために、エッチング後の特異的なパターンが形成される。この部にボンディグ材が浸透し、硬化することによって投錨効果が得られ、これが接着性に大きく寄与する。

図1-5　エナメル質のエッチングパターンの違い

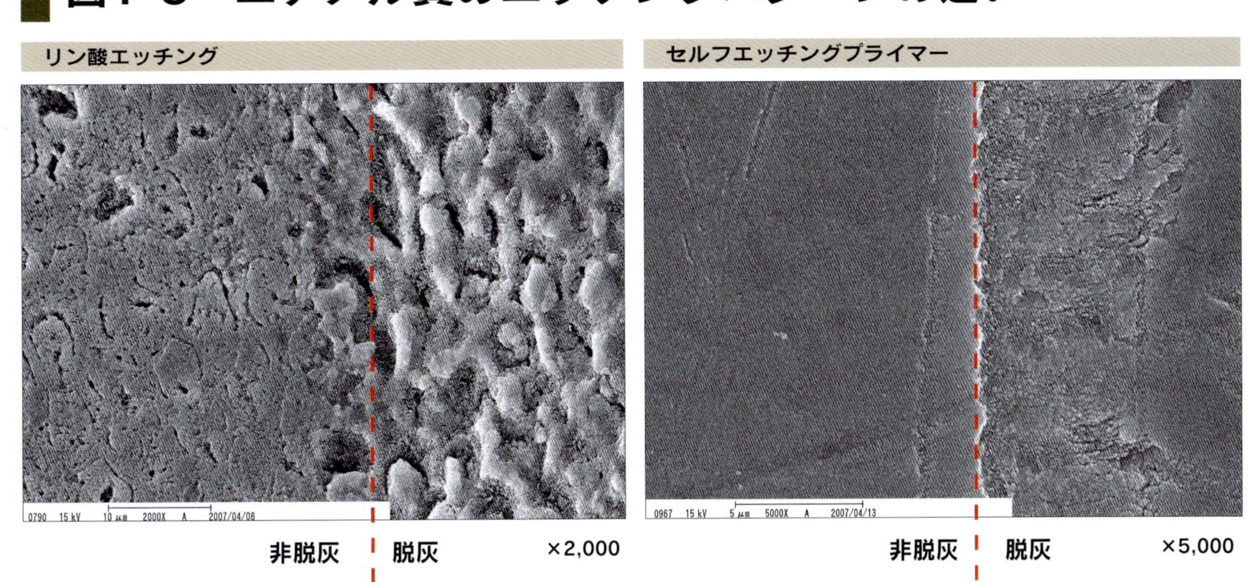

リン酸を用いたとしても、明瞭なエッチングパターンを得ることは困難なことが多い。セルフエッチングプライマーでは、化学的接着を得ることが大切である。

酸処理の効果への影響因子

エナメル質の脱灰状態は、

①切削の有無

②深さ

③部位

④年齢

⑤歯種

などによって影響を受ける。とくに、エナメル質表層の未切削部でのエッチング効果は、リン酸を用いても明瞭なパターンの出現が難しい。この傾向は、歯頸部付近のエナメル質で認められ、機械的嵌合効力以上に機能性モノマーによる化学的接着性が期待される。

切削されたエナメル質面でも、使用する切削器具の種類によってエッチングパターンは異なるものとなる。ダイヤモンドポイントあるいは超音波切削されたエナメル質面は、比較的厚い切削片で覆われるが、Er: YAG レーザーを用いて切削されたエナメル質は、ハイドロキシアパタイトの結晶間に結合した水分が爆裂することで切削されるため、エナメル質の結晶が剥がされたような面を呈している。これらの切削面性状が、リン酸エッチングパターンの形成へも影響を及ぼす。さらに、エナメル質に対するエッチング効果は、使用する酸の種類、濃度および作用時間によっても影響を受ける(**図1-6**)。

サイエンスを臨床で活かすヒント

リン酸エッチングは、エナメル質に対する接着性を獲得するためのゴールデンスタンダードといえる。しかし、その作用時間とともに塗布される歯面の状態(湿潤度、切削の有無、部位)にも配慮が必要である。エッチング効果は、歯面のすべてにおいて一様ではなく、影響因子は少なからず存在していることを認識すべきである。

図1-6　処理時間によるエッチングパターンの違い

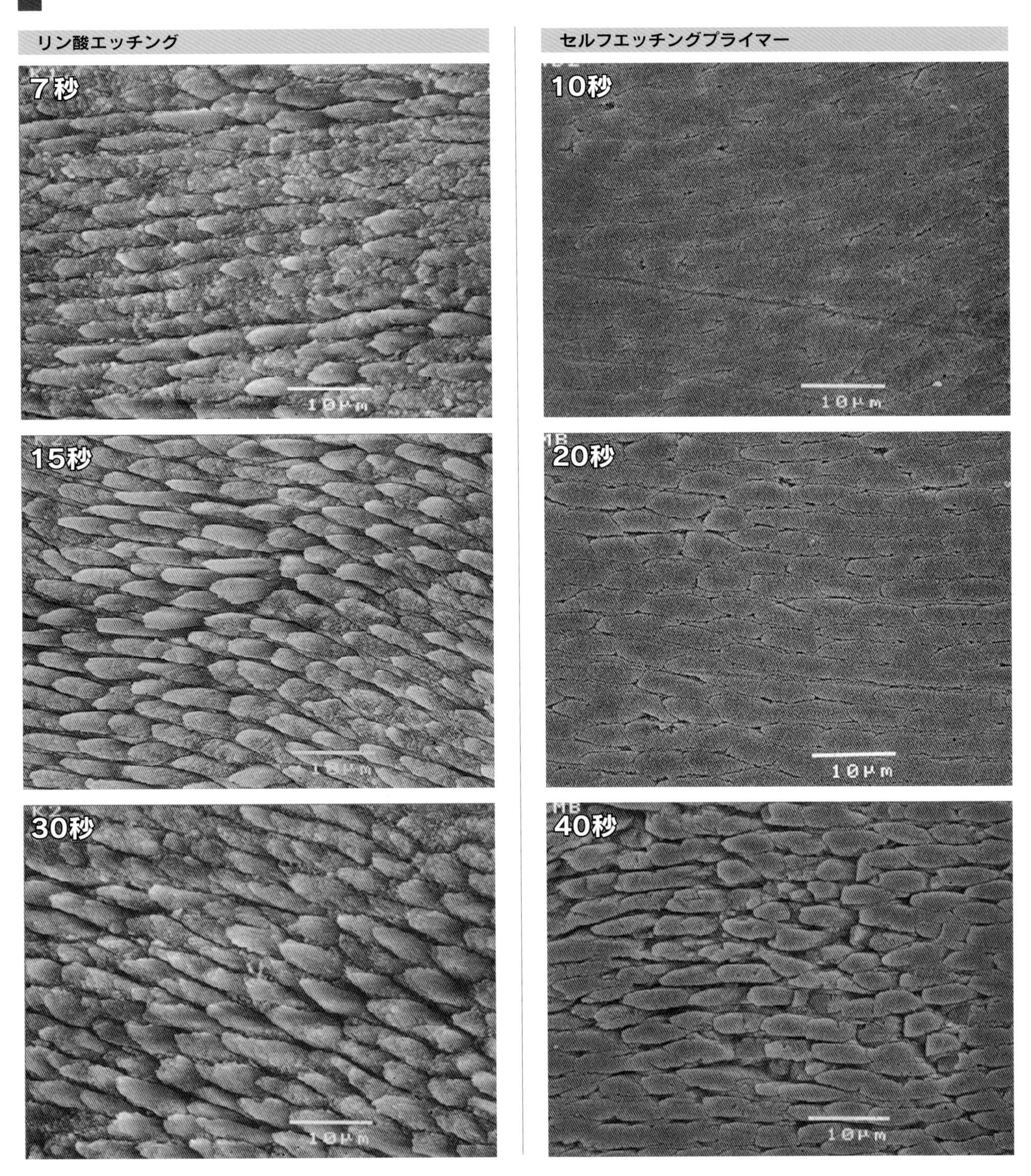

リン酸を用いたエナメルエッチングは、その作用時間は15秒間が基準とされている。長ければその効果も大きくなるかというと、そうではないことに留意する。一方、セルフエッチングプライマーでは、製品ごとに機能性モノマーの種類も異なることから、処理時間にも違いがある。長時間塗布すると、粗造にはなるものの、接着強さには有意差が認められない。

Science of Enamel Bonding

エナメル質接着のサイエンス

セルフエッチングシステムにリン酸エッチングを併用すると…

セルフエッチングシステムのエナメル質接着性は、リン酸を用いるエッチアンドリンスシステムに比較して低いことが指摘されている。レジン充填される窩洞の多くは、その周囲にエナメル質を有していることを考えると、この部の接着が破綻すると辺縁漏洩に直結する。そこで、確実な投錨効果を得るために、セルフエッチングプライマーあるいはセルフエッチングアドヒーシブ塗布に先立って、エナメル質に限局してリン酸エッチングを行う方法も臨床では行われている。

エナメル質をリン酸を用いてエッチングし、水洗乾燥した面にセルフエッチングシステムを適用すると、多くの製品で接着強さが向上する（**図1-7**）。もちろん、リン酸エッチングを行ってもこれを行わない場合と比較して差が認められない製品も、とくにシングルステップのセルフエッチングアドヒーシブで存在する。この接着システムは、アドヒーシブの一度の塗布で、エッチング、プライミングおよびボンディングを行うが、その成分として水、エタノールあるいはアセトンなどが含有されていることを特徴としている。その重合硬化前には十分なエアブローを行うが、硬化物の機械的強度は比較的低くなりやすく、エッチングパターンへのレジン成分の侵入に伴って生じる機械的嵌合力が期待できない製品もある（**図1-8**）。

ここで注意が必要なことは、象牙質に対してはリン酸エッチングを行わないことである。リン酸エッチングした後に水洗、乾燥させた象牙質に、セルフエッチングシステムを適用しても、その接着強さは向上するどころか、逆に低下する。これは、リン酸エッチングによって露出したコラーゲン線維が、水洗後のエアブローによって収縮し、プライマーあるいはアドヒーシブの浸透性を阻害するためである。したがって、セルフエッチングシステムとリン酸エッチング剤とを併用する際には、その適用をエナメル質に限局することが肝要となる。

サイエンスを臨床で活かすヒント

歯質接着システムの開発とその発展のスピードには、目を見張るものがある。しかしいずれの製品もまだ完成の域には達しておらず、その接着性は臨床使用条件の影響を受けることは事実である。使用するシステムの利点とともに、欠点を理解して臨床使用すべきである。

図1-7　エナメルエッチングの併用がエナメル質接着界面に及ぼす影響

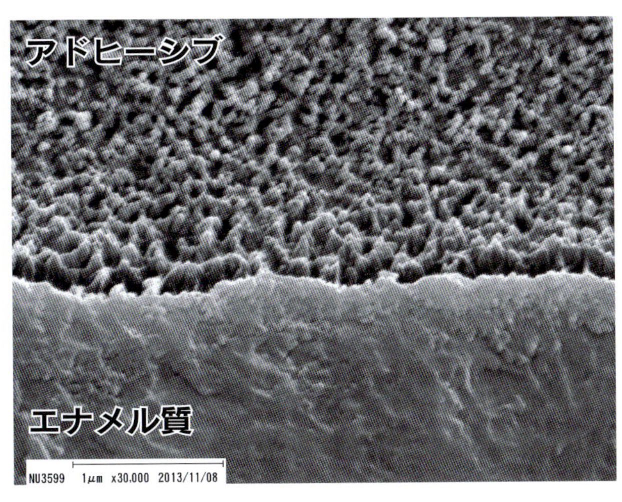

セルフエッチアドヒーシブのみで接着させた。エナメル質表層の脱灰状態は、リン酸を併用した場合よりは少ないが、アドヒーシブが浸透してギャップ形成のない接合界面を形成している。

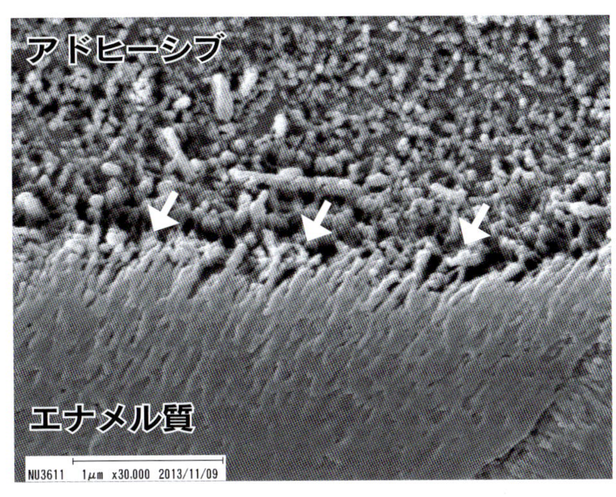

リン酸エッチング後にセルフエッチアドヒーシブで接着させた。エナメル質に形成されたタグに、アドヒーシブが浸透している(矢印)。被着面積の増加によって接着強さも向上する傾向が認められる。

図1-8　シングルステップシステムの方向性

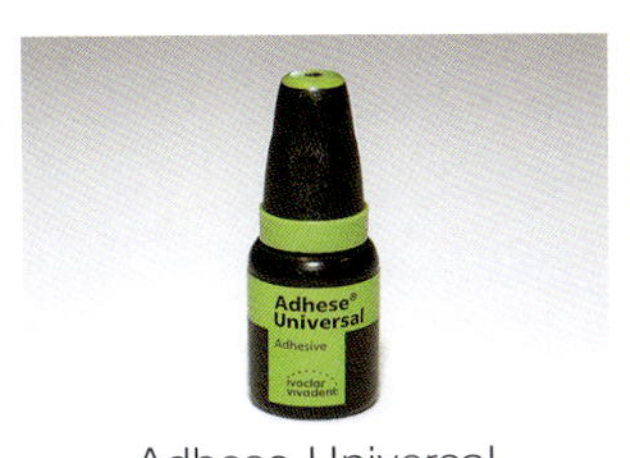

Adhese Universal
(Ivoclar Vivadent)

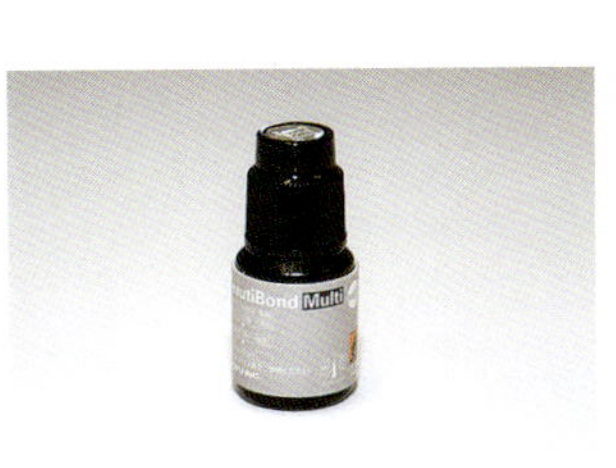

ビューティボンドマルチ
(松風)

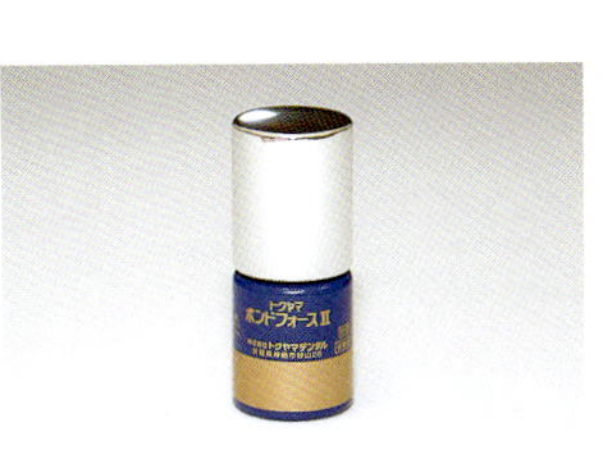

ボンドフォースII
(トクヤマデンタル)

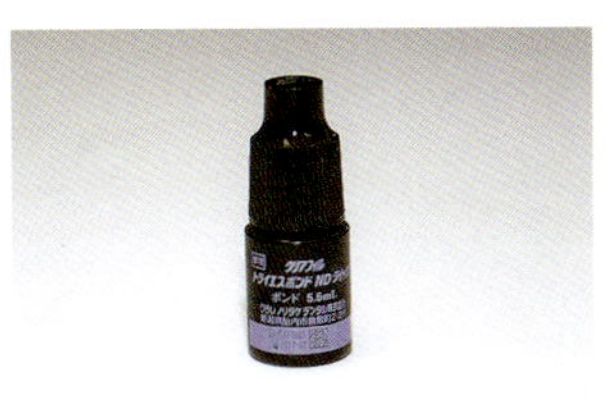

クリアフィルトライエスボンド ND クイック
(クラレノリタケデンタル)

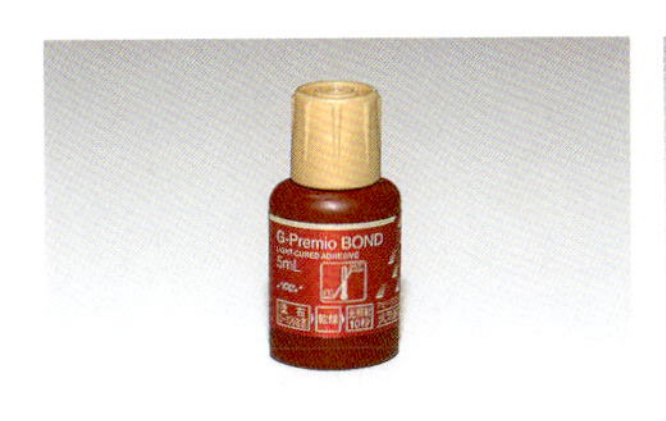

G- プレミオボンド
(ジーシー)

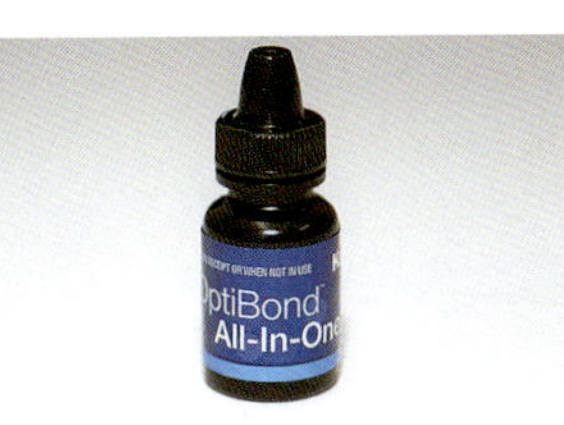

OptiBond All-In-One
(Kerr)

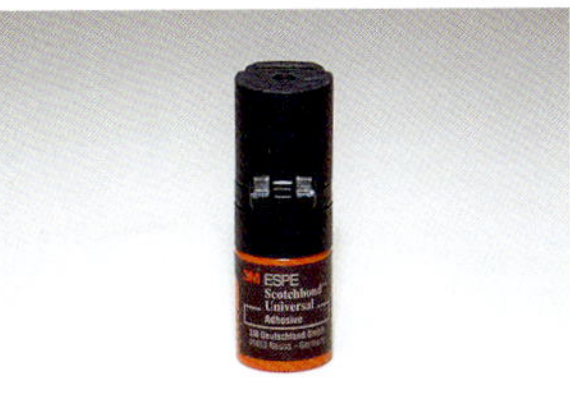

Scotchbond Universal
(3M ESPE)

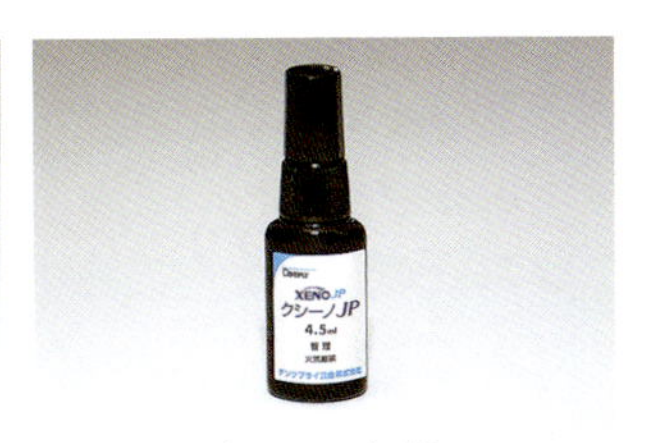

クシーノ JP
(デンツプライ三金)

シングルステップシステムは、その開発の方向として、エナメル質接着をターゲットとするか、あるいは象牙質接着を重要視するかで組成が変更されてきている。シングルステップのセルフエッチングアドヒーシブは、ユニバーサル性を有した新製品が開発され、市販されるであろう。同様な接着機構を有すると考えられるが、その内容の細部は異なっていることも、理解が必要である。

エッチング材塗布のテクニック

セルフエッチングシステムにリン酸エッチングを併用する際は、エナメル質のみに限局して塗布するが、その臨床技法の実際について考えてみたい。

エッチング材には、目的の部のみに塗布が可能で、それ以外へ流れないように増粘材が含有されている。増粘材としては、微細なシリカ粉末が多く使用され、その形状や含有量によって、製品ごとに異なる粘性を示している。このエッチング材を、エナメル質に限局させて塗布するためには、シリンジタイプの製品を用いる必要がある（**図1-9**）。その先端に取り付けた、極細のアプリケータからゆっくりとエナメル質だけを狙ってエッチング材を塗布する。

接着とは、被着体同士が分子レベルで限りなく近接して発現する現象であるから、リン酸処理されたエナメル質面へのコンタミネーションには十分留意する。たとえば、スリーウェイシリンジを用いてエアブローを行う際、圧搾空気への油成分の混在などはあってはならない。もちろん、血液、歯肉溝滲出液、唾液あるいは呼気からの水分など、口腔環境における接着阻害因子への配慮も必要である。

リン酸エッチングという歯面処理法ではあるが、そこにも接着修復を成功させるための精緻なテクニックが要求される。

サイエンスを臨床で活かすヒント

リン酸エッチングは、被着体の5～10μmを除去することで、きわめて高い清掃効果を発揮する。しかし、その効果を拡大解釈して象牙質へ適用すると、被着体としての性質が変化することに注意しなければならない。エナメル質では、エッチングによって残される被着体はやはりハイドロキシアパタイトを主体とするエナメル質である。一方、象牙質からはハイドロキシアパタイトが除かれて、コラーゲン線維とそれを保持する水分だけとなる。安易にリン酸エッチングを用いることが、接着の獲得を損なうことにもなる理由である。

図1-9　エナメル質に限局したエッチング材の塗布

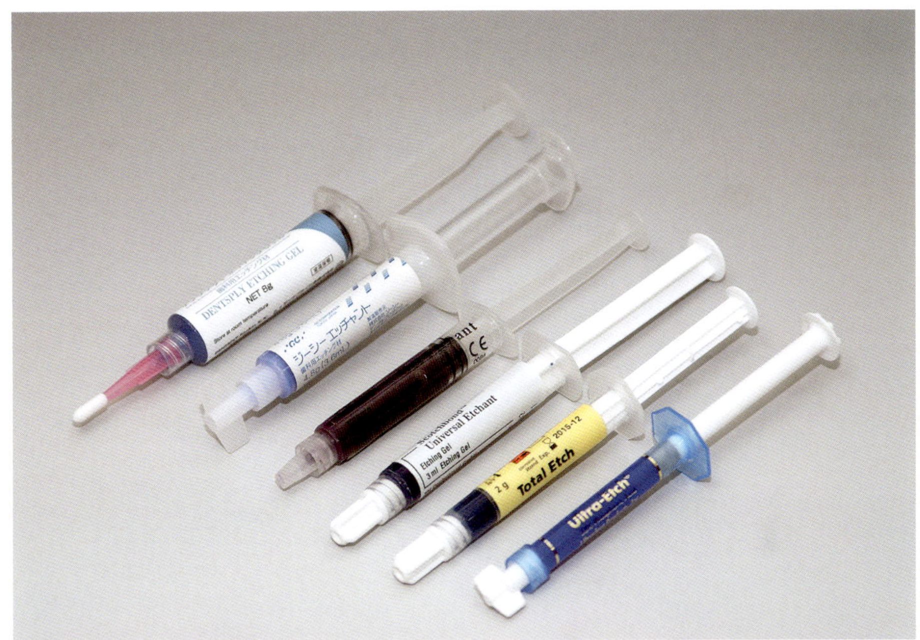

左から、
エッチングジェル（デンツプライ三金）
エッチャント（ジーシー）
Gel Etchant（Kerr）
Scotchbond　Etchant（3M ESPE）
Total Etch（Ivoclar Vivadent）
Ultraetch（Ultradent）

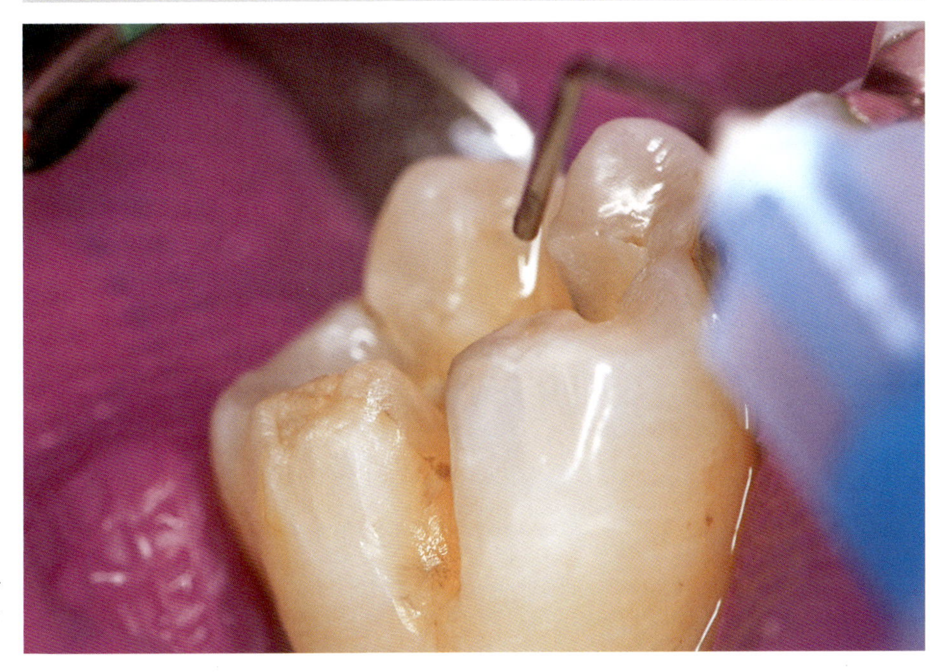

シリンジタイプのリン酸エッチング材を用いて、エナメル質に限局してエッチング材を塗布する。

Science of Enamel Bonding

エナメル質接着のサイエンス

エナメル質の接着耐久性

口腔内における修復物の寿命には、歯質に対する接着性に関する考慮も重要となる。とくにエナメル質接着においては、歯面処理法あるいは使用される前処理材と耐久性との関連性には興味が持たれるところである。

リン酸エッチングは、エナメル質接着におけるゴールデンスタンダードであり、その地位にはゆるぎないものがある。一方、セルフエッチングシステムの場合では、化学的接着性を重視しているとはいうものの、エナメル質に対するエッチング効果に対する信頼感は、とくに欧米では高いものではないことも事実である。

実験室環境のデータではあるが、シングルステップシステムのエナメル質接着性は、口腔内の温熱負荷を模したサーマルサイクル試験後でも低下が少ないことが判明している。この要因としては、アドヒーシブに含有されている機能性モノマーの存在が重要であり、その有無によって接着耐久性に影響を及ぼしている(**図1-10**)。また、臨床試験においても、脱落等の重篤な問題は生じていない。とくに、これらのシステムが臨床使用から間もないこともあり、不安要素が先行することは否めないが、今後の臨床におけるエビデンスの蓄積が待たれるところである(**図1-11**)。

サイエンスを臨床で活かすヒント

どのような歯科材料でも、その信頼性の獲得には数年間にわたる臨床成績が重要である。コンポジットレジン修復においては、もちろん脱落という事故はあってはならないことである。エナメル質および象牙質に対して、10MPaを超える接着強さを獲得できるような接着システムが登場してからは、臨床使用術式を守れば、脱落はほとんど生じないものと考えられる。また、エナメル質に対する接着機構も、機械的嵌合とともに、化学的な接着が重要視されてきていることも、安定した接着の獲得に貢献している。

図1-10　サーマルサイクリングが接着強さに及ぼす影響

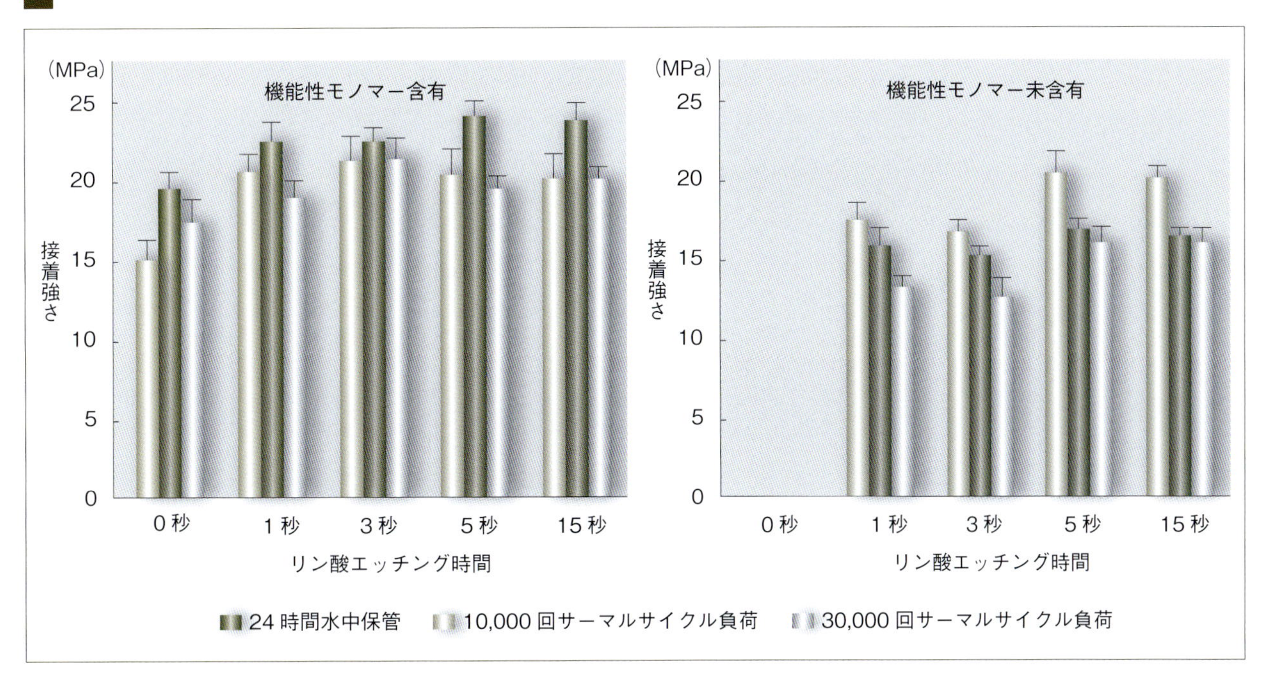

機能性モノマーを含有しているアドヒーシブでは、温熱負荷(5℃と55℃の繰り返しの刺激)によっても、ほとんどの製品でそのエナメル質接着強さの低下は認められない。一方、機能性モノマーを含有していない場合では、接着性は含有した場合よりも低く、接着耐久性も劣る。機能性モノマーが発揮する化学的接着の効果によるものである。

図1-11　シングルステップシステムの臨床応用例

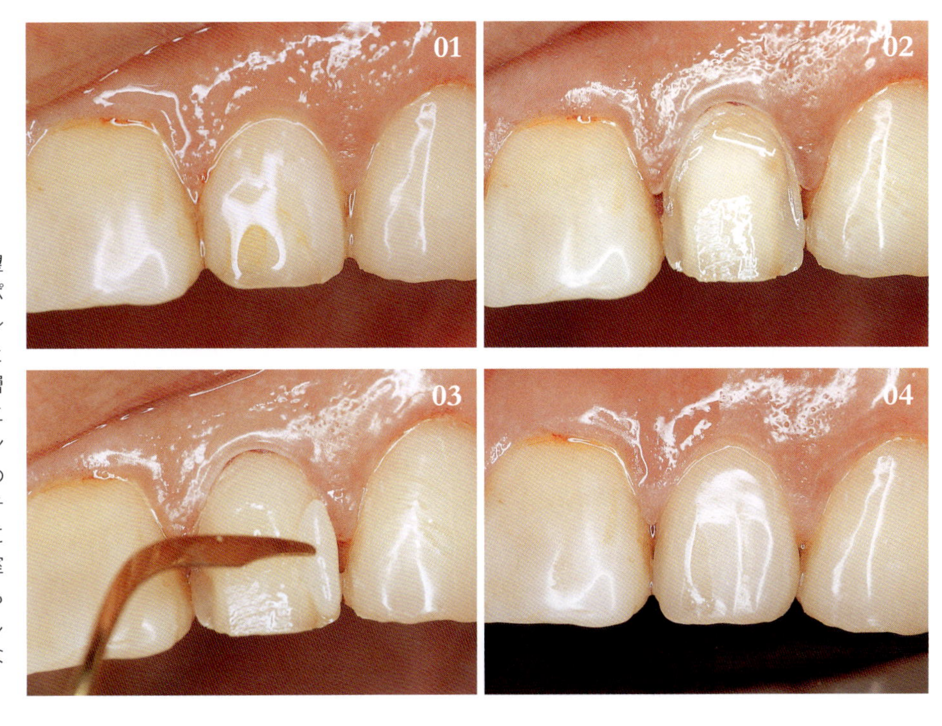

エナメル質の色調改善を希望して来院した(**01**)。コンポジットレジンを用いたダイレクトボンディングを行うこととし、唇側エナメル質を一層切削した(**02**)。被着体がエナメル質であるが、薄いボンディング材層を求めるために、シングルステップシステムを選択した。エナメル質に対する接着耐久性は、実験室環境で実証されているとともに、臨床試験の結果を通覧しても重篤な問題は生じていない(**03&04**)。

Science of Dentin Bonding

象牙質接着のサイエンス

象牙質接着とスミアー層処理の関係

歯質の切削には、回転式切削器具が一般的には用いられる。その際、使用する切削器具の種類、回転数あるいは切削時の圧などの影響を受けながら、その表面は切削屑で覆われる。これが、いわゆるスミアー層であり、歯質のハイドロキシアパタイトやコラーゲン、あるいはう蝕病巣に存在していた細菌などから構成されている（**図2-1**）。スミアー層は、静電気的に歯質に吸着している接着阻害層であるとともに細菌感染層であり、酸などを用いて溶解させて除去する必要がある。

これまで、スミアー層を除去するために用いられてきた処理剤としては、

- クエン酸
- EDTA
- リン酸
- マレイン酸
- ポリアクリル酸

などが用いられてきた。近年ではこれらに、

- セルフエッチングプライマー
- セルフエッチングアドヒーシブ（ワンステップ接着システム）

などが加えられる。

スミアー層を溶解・除去する際には、その直下の象牙質表層も脱灰され、この部にアドヒーシブ中のレジンモノマーが拡散、浸透する。こうして形成されるのが樹脂含浸層であり、象牙質接着において重要な機能を果たしている。

ここでポイントになるのが、スミアー層除去後に塗布されるプライマーあるいはアドヒーシブの役割である。すなわち、象牙質から滲み出てくる水分を抑制してこの部を疎水性化するか、あるいは水分を含んだ象牙質を疎水性のレジンと馴染みやすくするために親水性とのバランスを図るか、のいずれかの機能である（**図2-2**）。現在市販されている接着システムの多くは、後者の考えかたのシステム構成としている。もちろん、象牙質をエナメル質化するという発想も、象牙質接着のメカニズムとしては妥当性を有していると考えられる。いずれの接着システムを選択すべきかは、臨床的な効果とともに操作性なども考慮する必要があり、その優劣を決定することは今後の検討課題である。

図2-1　象牙質切削面の走査電子顕微鏡像

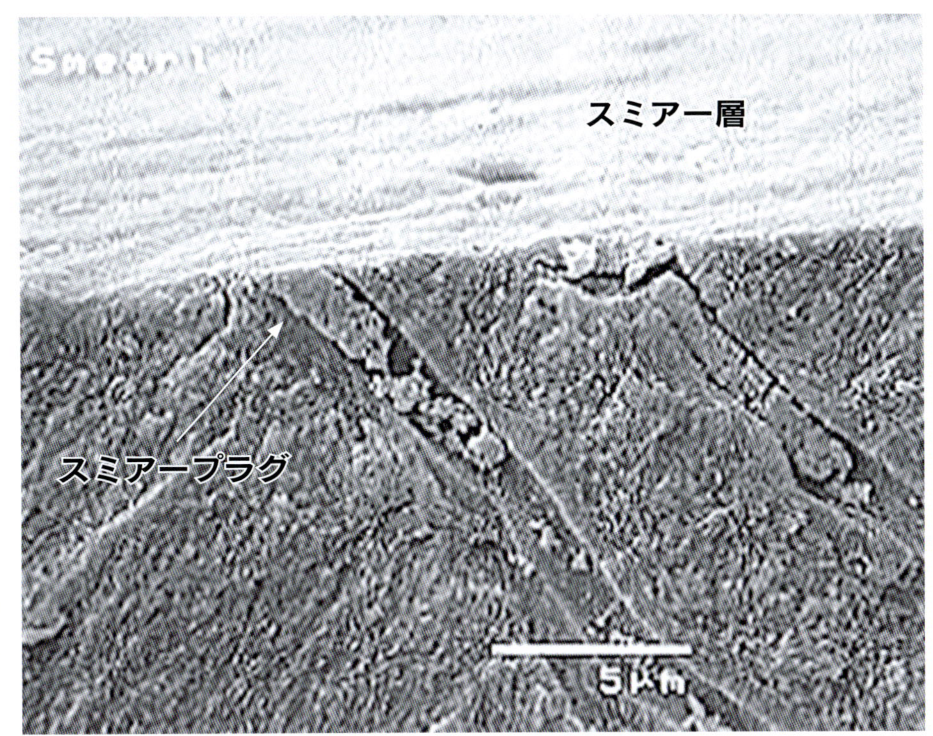

象牙質接着を考えるにあたっては、表層のスミアー層の存在、スミアープラグ、象牙細管あるいは歯髄からの水分の浸透など、接着を阻害する各種の因子に対する配慮が必要である。

図2-2　象牙質接着を形成させる際の考慮事項

- 有機質と水分に富む組織である。
- 象牙細管内に組織液が存在する。
- 生活した組織である（歯髄との複合体）。
- 細管構造を有する。
- 接着阻害層であるスミアー層が存在する。
- スミアー層を除去すると水分透過性が急激に上昇する。

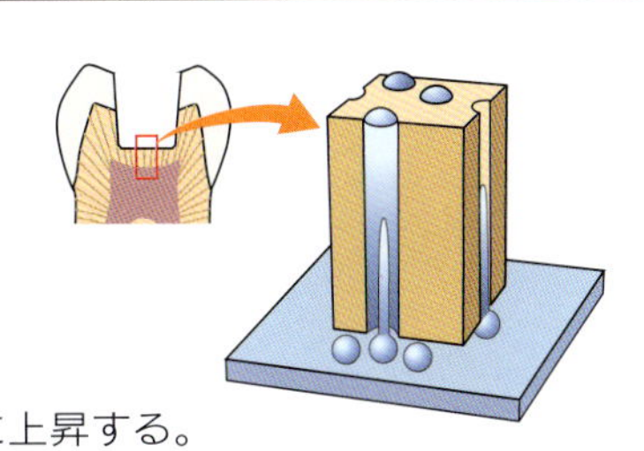

象牙質は歯髄組織との複合体であると理解されている。したがって、生きた組織をどのように扱うかが、象牙質接着を支えるうえでのポイントとなる。

サイエンスを臨床で活かすヒント

エナメル質が97%の無機質から構成されているのに対して、象牙質は有機質（コラーゲン）と水に富んだ構造物である。すなわち、象牙質接着は、有機質と水とをどのように処理するのかが大きなポイントとなっている。そのなかでも、スミアー層の除去は、象牙質の水分透過性と大きく関連しているところから、それぞれの接着システムにおける接着機構と密接に関連している。肉眼で確認することは困難であるが、象牙質接着は水分との戦いである。

Science of

Dentin Bonding

象牙質接着のサイエンス

接着システムの進化

現在、市販されている接着システムは、それぞれの臨床操作ステップ数あるいは接着機構によって分類されている。すなわち、

- エッチングに引き続いてプライミングとボンディング材の塗布を行う３ステップシステム
- 臨床操作を２ステップと簡略化したシステム

などである。最近では、歯面処理とボンディング材の機能をすべて併せ持ったシングルステップシステム製品が市販、臨床応用されている。

いずれのシステムも、歯質表層の脱灰とヌレ性の向上を基本としており、レジン成分の浸透に引き続く重合硬化によって接着系を形成している。これに、機能性モノマーの化学的接着という要素が加わることで、これまでの機械的嵌合に頼ってきた歯質接着が、その耐久性をも獲得するに至った。最近では、抗菌性あるいは歯質の再石灰化などを指向した多機能接着システムも開発、市販されている。

接着システムの開発は、ある意味からは象牙質接着の獲得という道程であったともいえる。かつては、「エナメルに対する接着によってシーリングされたなら象牙質接着には期待しなくともよいのでは」という考えもあった。しかし、現在では窩洞の大部分を占める象牙質接着は重要なものと認識されている。今後とも、象牙質を含めた歯質接着システムの高機能化は継続していくことであろう（**図2-3、4**）。

サイエンスを臨床で活かすヒント

たとえば、抗菌モノマーが開発されて接着材が進化するように、接着システムも臨床におけるさまざまな要求に応えるべく、発展をつづけている。それら接着システムの進化のスピードはきわめて速いことから、製品選択には多少なりとも混乱があることも否めない。ハイクオリティであるベストワンを選択するのが、われわれ歯科医師の義務である。しかし、もっと重要なことは、その症例に適したベストワンの選択、である。

図2-3　歯質接着システムの変遷

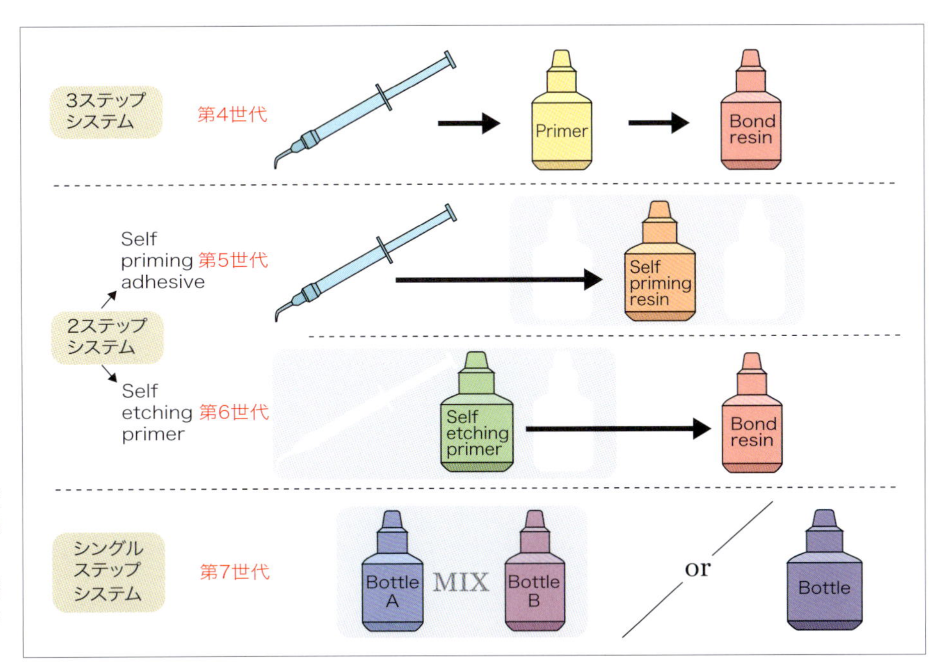

歯質接着システムの世代の変遷は、象牙質接着に対する思想が反映されている。逆に、象牙質接着に関する知見の蓄積が、接着システムを進歩させたといえる。

図2-4　臨床ステップ数からみた歯質接着システムの分類

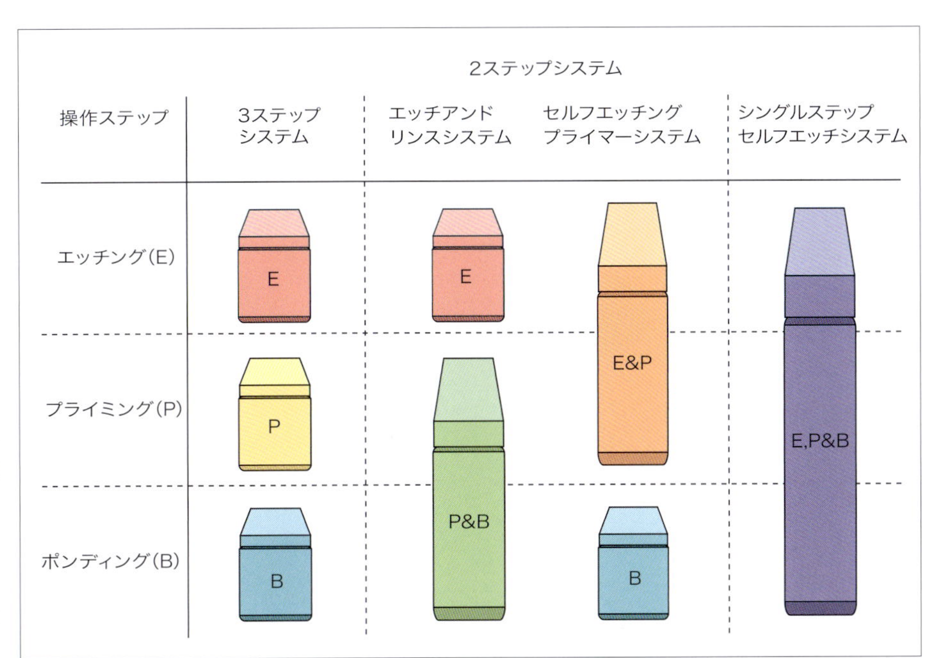

歯面接着システムを分類するにあたって、操作ステップ数の違いからこれを考えると、臨床的には理解がしやすい。また、このように分類すると、それぞれの臨床ステップが、接着性獲得にどのように関与しているのかがわかる。

化学的接着性獲得の重要性

象牙質の構造を破壊するような強い酸処理を行うことなく、ハイドロキシアパタイトを極力残留させながら、必要最小限とした脱灰部にレジン成分を浸透させることが、理想的な象牙質接着といえる。象牙質との接着界面においては、機能性モノマーとの化学的結合が必要となり、その獲得が長期接着耐久性につながる。

機能性モノマーは、ハイドロキシアパタイト表面のカルシウムに化学的に結合する。すなわち、機能性モノマーは、歯質を脱灰するとともにカルシウムと結合しながら象牙質表層に拡散浸透する。そして、ハイドロキシアパタイトと反応して不溶性のカルシウム塩を形成し、さらに機能性モノマーは層状構造物を形成する。こうして溶解したカルシウムイオンとリン酸イオンがリン酸水素カルシウム水和物を析出し、加水分解に強い樹脂含浸層を形成して象牙質接着耐久性が獲得される(**図2-5**)。象牙質を構成している有機質であるコラーゲン線維は、接着材中の2-ハイドロキシメチルメタクリレート(HEMA)と化学的な親和性を示し、さらにその接着を強固なものとする。

サイエンスを臨床で活かすヒント

機能性モノマーは、歯質接着性を獲得するためのキーマテリアルである。これは、水分の存在下で酸として作用するとともに、歯質との化学的なインターラクション(相互作用)を生じるものである。臨床的には、機能性モノマーの浸透と化学的反応をさせるために、塗布時間あるいは塗布法が製造者によって指示されている。

図2-5　歯質と接着システムとの化学的接着反応の模式図

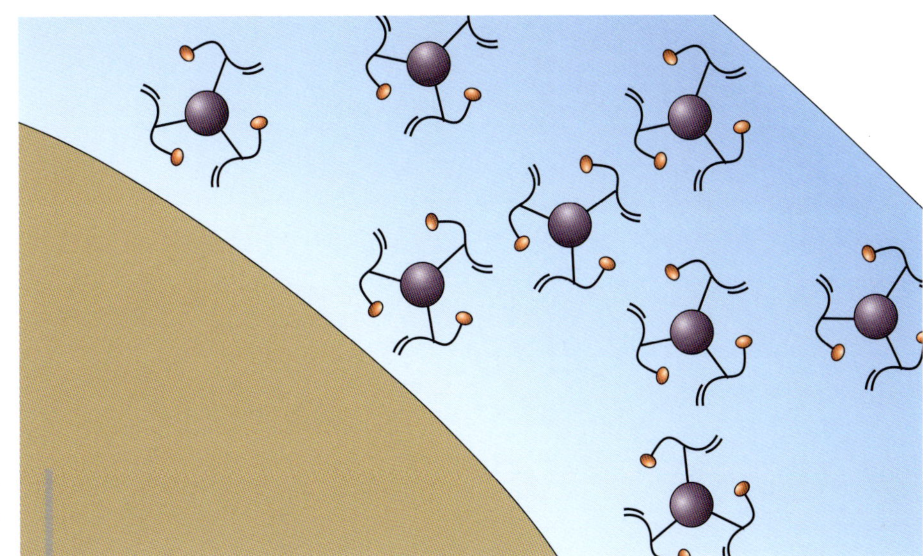

象牙質面に塗布されたアドヒーシブは、水分の存在下で酸として機能するとともに歯質に浸透する。

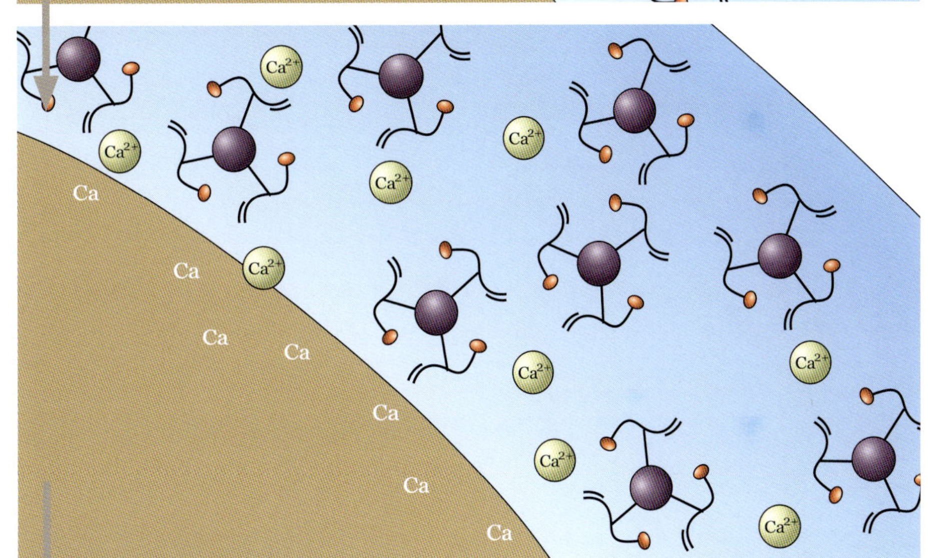

脱灰されたスミアー層および歯質から、カルシウムがアドヒーシブ中に拡散するとともに、機能性モノマーとの化学的な反応物を形成する。

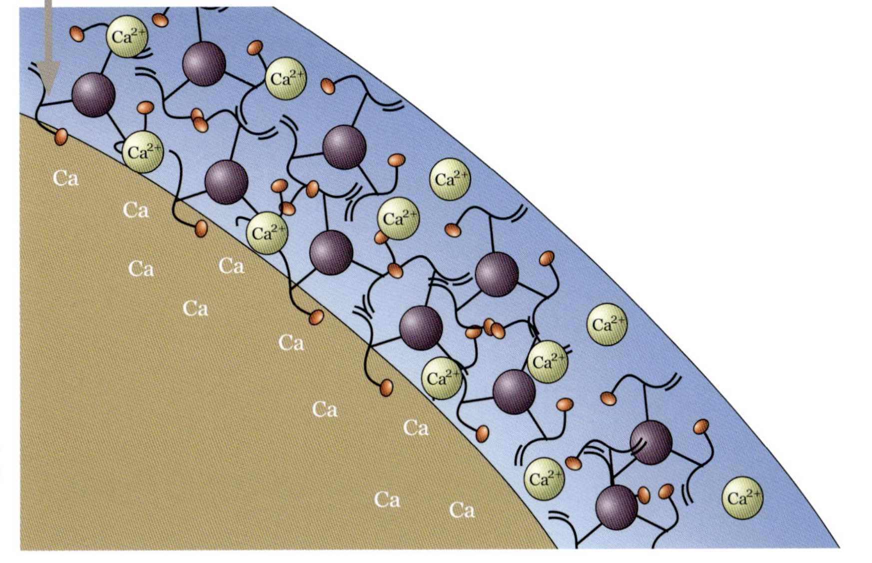

塗布されたアドヒーシブをエアブローすることで、水分や有機溶媒が飛散する。その後、光線照射することによって、強固なアドヒーシブ層が形成される。さらに、歯質のカルシウム成分と化学的な反応が生じ、接着耐久性に優れた接着界面となる。

※ボンドフォース（トクヤマデンタル）の例

Science of Dentin Bonding

象牙質接着のサイエンス

エッチ＆リンスシステム

被着歯面であるエナメル質と象牙質とを、リン酸を用いて同時に処理するトータルエッチング法は、とくに象牙質－歯髄複合体に対する生物学的安全性の点から議論もあった。しかし、リン酸処理後にプライマーを塗布することによって、ボンディング材が象牙質に浸透し、樹脂含浸層が形成されることが確認され、３ステップシステムとして広く用いられることになった。リン酸エッチングを行うシステムは、1980年代から臨床使用されており、米国では、とくにエナメル質に対する安定した接着性を有するという理由から、操作ステップの煩雑さはあるものの一定の評価を得ている。米国では、セルフエッチングシステムと同様に、エッチ＆リンスシステムに対する信頼性が高いのが現実である。

リン酸エッチングは、エナメル質に対してはもっとも確実で安定した接着性を示す前処理法と認識されている。すなわち、被着歯面に凹凸を形成し、ここにボンディングレジンが進入して微細な嵌合効力を発揮することによって高い接着強さを示す。臨床的には、エッチングされたエナメル質面を水洗してエアで乾燥させると、その面がすりガラス様の白い面として確認される。この、エッチングパターンを確認できるという点からも、接着の古き教えにこだわる一部の歯科医師にはリン酸エッチングという手法が重要と認識されている。

一方、ハイドロキシアパタイト、有機質および水分から構成されている象牙質では、リン酸エッチングはエナメル質のそれ以上に劇的な変化をもたらす。すなわち表層から約10μmの幅にわたってハイドロキシアパタイトが除去され、コラーゲン線維が露出する。コンポジットレジンの接着には、露出したコラーゲン線維の間隙を満たす水分にとって代わり、レジン成分が浸透する必要がある。さらに、アドヒーシブとコラーゲンの化学的相互作用あるいは化学的反応性は、樹脂含浸層の形成に重要な役割を果たしている。接着システムに含まれるHEMAとコラーゲンの間に生じる水素結合の存在が実証され､象牙質接着における化学的相互作用の重要性が認識されている。

臨床的には、リン酸エッチングによって露出したコラーゲン線維束は、水中の海藻のように、線維間に水分を保持することによってその形態を保っている(**図2-6**)。この象牙質面を乾燥させることでコラーゲン線維の形態維持機能を担っていた水分が除かれると、コラーゲン線維は収縮し、アドヒーシブが入り込むことができなくなってしまう。したがって、Wet Bondingテクニックといわれる、エッチングされた象牙質の湿潤状態を維持する必要がある。しかし、どの程度の湿潤を保つかが理解しがたく、そのためにエッチ＆リンスシステムはテクニックセンシティブとされている。

図2-6　リン酸でエッチングされた象牙質

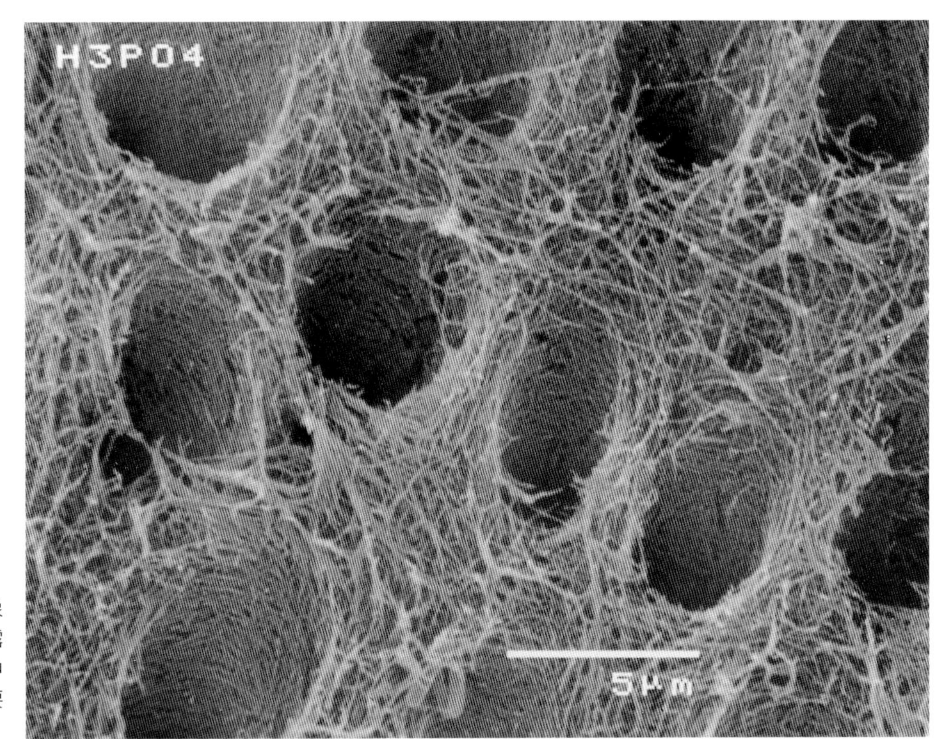

リン酸でエッチングされた象牙質は、コラーゲン線維が露出している。この線維網の中にレジン成分が浸透する必要がある。

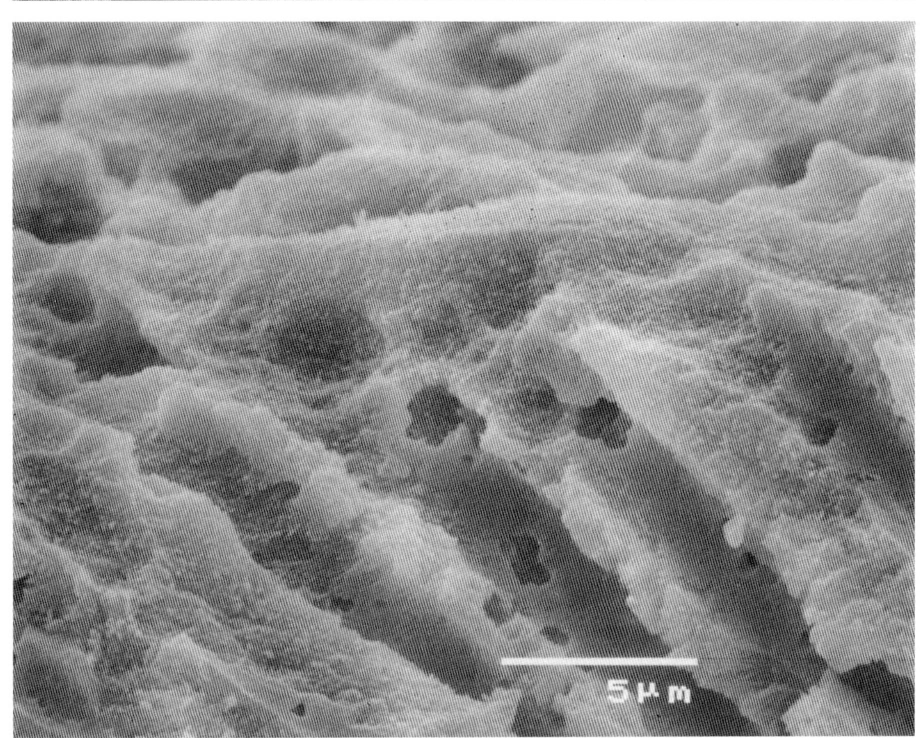

象牙質をリン酸エッチングした後、次亜塩素酸ナトリウムを作用させると、コラーゲン線維が溶解され、無機質成分が露出する。その影響範囲は数十μmの深層にまで及んでいる。不用意な次亜塩素酸ナトリウムの使用には、疑問が投げかけられている。

サイエンスを臨床で活かすヒント

リン酸を用いる接着システムでは、Wet Bonding を確実に行えば、十分な象牙質接着性が獲得できる。しかし臨床においては、リン酸エッチング後に水洗した歯面を、どの程度湿潤した状態に保つのかが理解しにくいとの声もある。

Dry - Wet - Over Wet の3段階に分けて、歯面状態を観察するとよい。

Science of Dentin Bonding

象牙質接着のサイエンス

セルフエッチングシステムは簡便・確実か？

セルフエッチングシステムでは、接着性あるいは機能性モノマーと呼ばれるpHの低いモノマーを酸として作用させることによって、被着歯面のエッチング効果を発揮させている（**図2-7**）。

セルフエッチングシステムも、その製品形態あるいは酸性度によって分類されている。たとえば酸性度からの分類では、pHが1～2のStrongあるいはpHが2～2.5のMildシステムなどとされている。

さらに、セルフエッチングプライマーとボンディングから構成される2ステップシステムと、エッチング、プライミングおよびボンディングの機能をひとつのステップで行うシングルステップシステムも市販されている。ステップ数が少なくなったものの、必ずしもその臨床操作時間が短縮したわけではなく、塗布を2度繰り返す製品や、歯面処理材の歯質への浸透性を向上させるためにアクティブ処理（マイクロブラシでこするように塗布）を指示する製品など、ステップ数の省略に伴って生じた新たなテクニックセンシティブ因子への配慮も必要である。

セルフエッチングシステムでは、レジン成分である機能性モノマー自体がエッチングを行うところから、レジン成分も脱灰象牙質の全層にわたって浸透する。したがって、レジンとの接着界面には質の高い結合あるいは接着系が形成されると考えられている（**図2-8**）。

サイエンスを臨床で活かすヒント

セルフエッチングシステムは、エナメル質をターゲットにするか、あるいは象牙質をメインとするかによって、pHが異なっている。もちろん、pHが低い製品は、エナメル質接着をより重要視しており、その逆にマイルドなpHのものが象牙質をメインターゲットにしている。また、pHが低い製品は、レジンモノマーの重合性が劣る傾向があるところから、一概にエナメル質接着の向上につながらないこともある。接着システムは、製品構成は同じようであっても、その内容に関しては大きな違いがある。

図2-7　セルフエッチングアドヒーシブで処理された象牙質

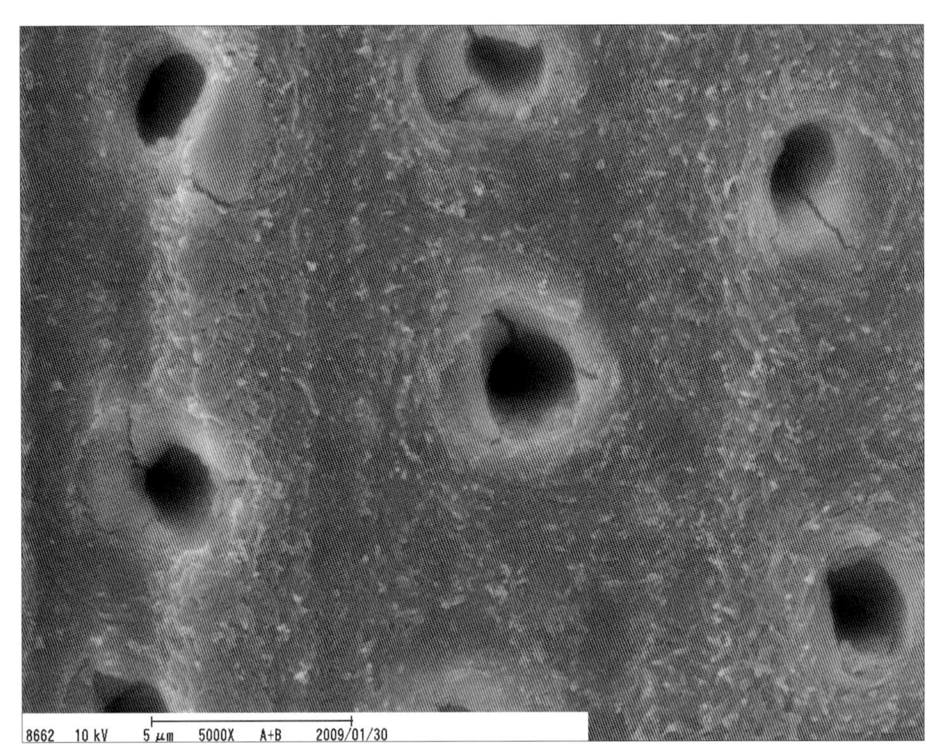

セルフエッチングアドヒーシブで処理された象牙質は、表層のスミアー層が除去され、わずかではあるがコラーゲン線維が露出している。

図2-8　象牙質接着界面の走査電子顕微鏡写真

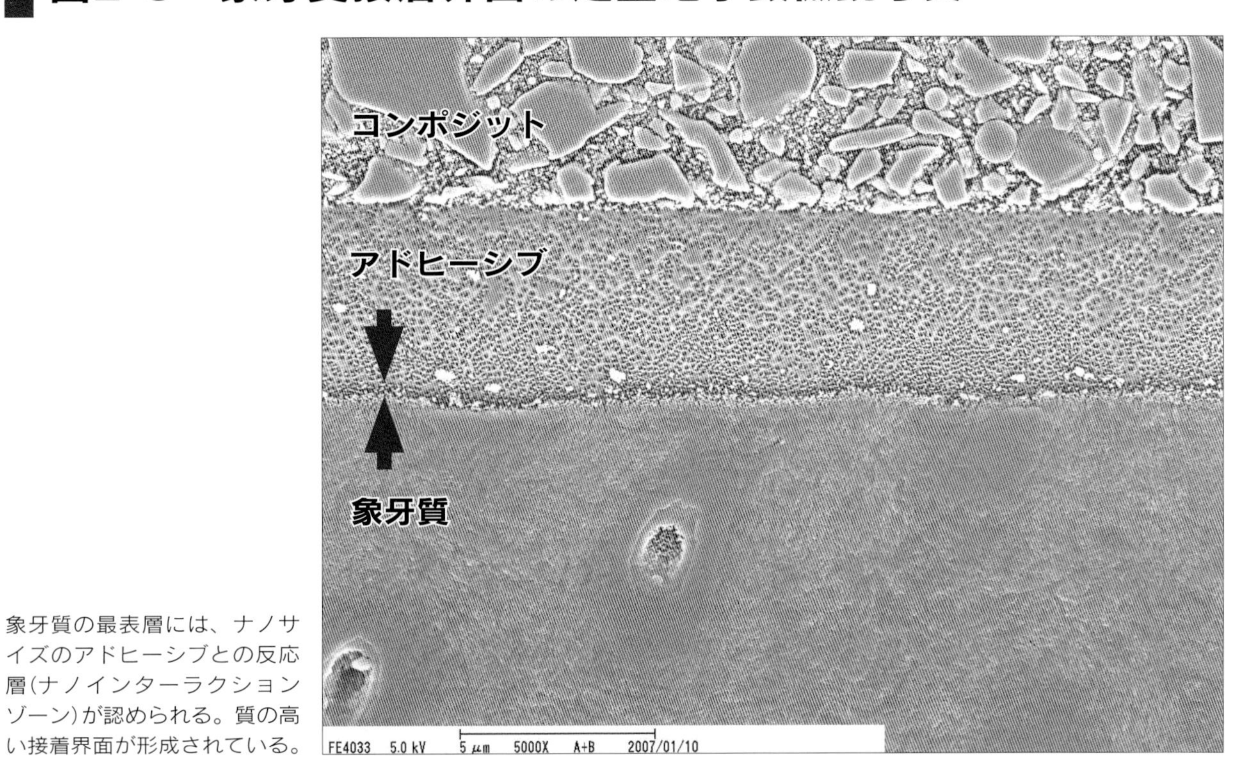

象牙質の最表層には、ナノサイズのアドヒーシブとの反応層(ナノインターラクションゾーン)が認められる。質の高い接着界面が形成されている。

セルフエッチングシステムの臨床使用時の留意点

セルフエッチングシステムの利点としては、

①テクニックセンシティブ因子が少ない

②理論的には脱灰とレジンの浸透が同時進行する

③術後知覚過敏の発現が少ない

④ハイドロキシアパタイトがより多く残留している

ことなどが挙げられる。これらの利点を活かすためにも、その使用に際しては臨床的な留意点を守る必要がある。

セルフエッチングシステムは、歯質表面を脱灰させる必要があることから、成分中に水分をあらかじめ含有するか、歯質表面の残留水分を利用することによって酸として機能する。したがって、歯面に塗布する際には、脱灰のために十分な量を塗布し、製造者指示時間作用させることで、脱灰とともに歯質に浸透させることが大切である。

その後、アドヒーシブ内に残留している溶媒を確実に除去するためにエアブローを行うが、これは確実な接着を獲得するために重要なステップとなる。さらに、光線照射によって接着材層を重合硬化させ、歯質とレジンとの移行層を形成する。

接着システムを臨床使用するにあたっては、いくつかの留意点があることを理解し、これまでの臨床経験からの推測ではなく、製品の添付文書を熟読して臨床使用することが肝要である（**図2-9**）。

サイエンスを臨床で活かすヒント

シングルステップのセルフエッチングアドヒーシブでは、

①塗布時間を守ること

②エアブローの方法は製品によって大きな違いがあること

③光線照射によってアドヒーシブ層を確実に重合硬化させること

が大切である。操作ステップ数は少なくなったものの、遵守すべき事項は減ることはない。これもやはり、審美的なコンポジットレジンを支える、あるいはそれを歯質に確実に接着させるためには必須の事項なのである。

図2-9　製品によって異なる臨床使用時の留意点

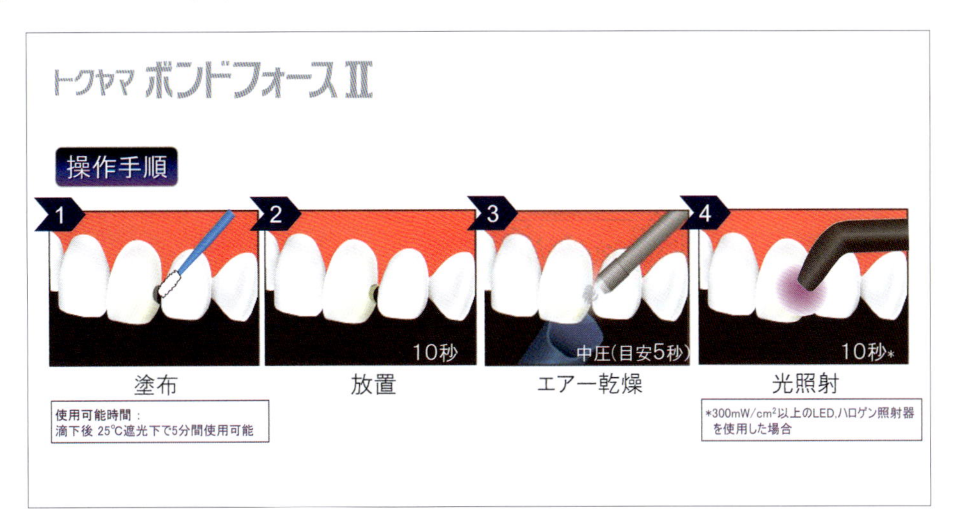

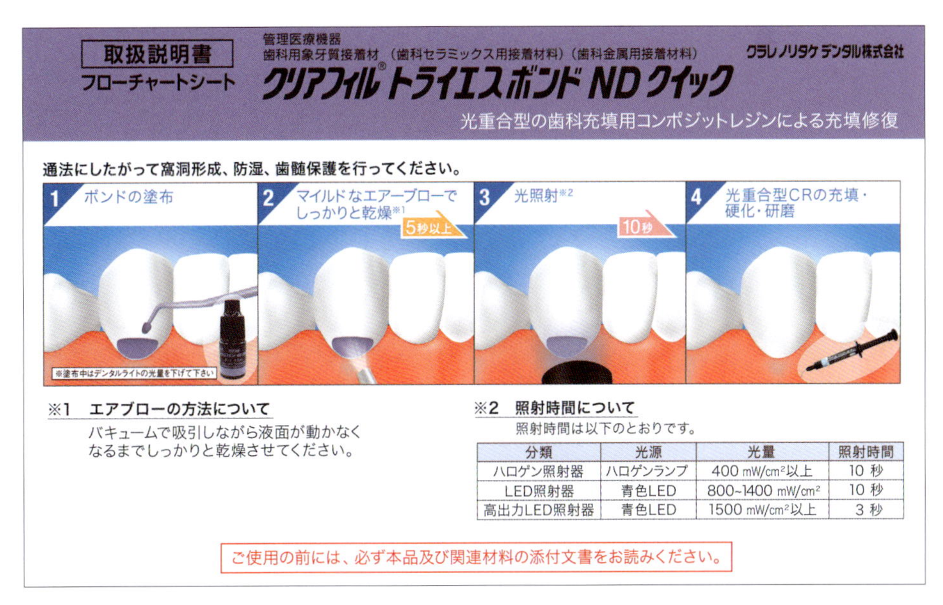

取扱説明書
フローチャートシート

管理医療機器
歯科用象牙質接着材（歯科セラミックス用接着材料）（歯科金属用接着材料）

クラレノリタケデンタル株式会社

クリアフィル® トライエスボンド ND クイック

光重合型の歯科充填用コンポジットレジンによる充填修復

通法にしたがって窩洞形成、防湿、歯髄保護を行ってください。

1 ボンドの塗布
※塗布中はデンタルライトの光量を下げて下さい

2 マイルドなエアーブローでしっかりと乾燥※1
5秒以上

3 光照射※2
10秒

4 光重合型CRの充填・硬化・研磨

※1　エアブローの方法について
バキュームで吸引しながら液面が動かなくなるまでしっかりと乾燥させてください。

※2　照射時間について
照射時間は以下のとおりです。

分類	光源	光量	照射時間
ハロゲン照射器	ハロゲンランプ	400 mW/cm²以上	10 秒
LED照射器	青色LED	800~1400 mW/cm²	10 秒
高出力LED照射器	青色LED	1500 mW/cm²以上	3 秒

ご使用の前には、必ず本品及び関連材料の添付文書をお読みください。

接着システム製品に付属する添付文書とともに、使用法を記載したガイドは、確実な臨床操作のために一読すべきである。製品構成としては同じシングルステップシステムではあるが、とくにエアブローに関する記載には、その説明もまったく異なっていることに注意していただきたい。

Science of Dentin Bonding

象牙質接着のサイエンス

どの接着システムを選択すればいいのか？

歯質接着システムの選択基準は、かつては接着強さが重要と考えられていた。しかし、今日市販されている製品のほとんどが一定以上の値を示すところから、それだけをよりどころとすることはできなくなっている。そこで、製品選択にあたっては、その症例における接着に対する要求事項をセグメント化して考えるようにする。すなわち、エナメル質あるいは象牙質のいずれの接着が重要か、被着面の状態、審美性、操作性、環境因子としての呼気からの水分の影響などを想起して、その症例の要求を満たすシステムを選択する(**図2-10、11**)。

たとえば、前歯部で審美性がもっとも重要となる場合では、接着材層が薄くなるシステムを必要とする。また、歯間離開症例のようにエナメル質のみの被着体なのか、破折症例などの象牙質がその大部を占めるかなども考慮すべきである。なぜなら、被着体の違いは使用する接着以外に付属する酸処理材の違いを意味するからである。エナメル質が接着の対象となるケースでは、リン酸エッチングを用いる場合が多くなるであろう。一方、象牙質が接着の対象となれば、セルフエッチングシステムが選択されることになる。もちろん、その両者の併用も臨床的にはありえるが、慎重な取り扱いが必要となるのは当然である。術者の製品に対する理解や使い慣れているなども、選択に際しては重要となるのはもちろんである。

図2-10　接着システム選択のためのセグメント

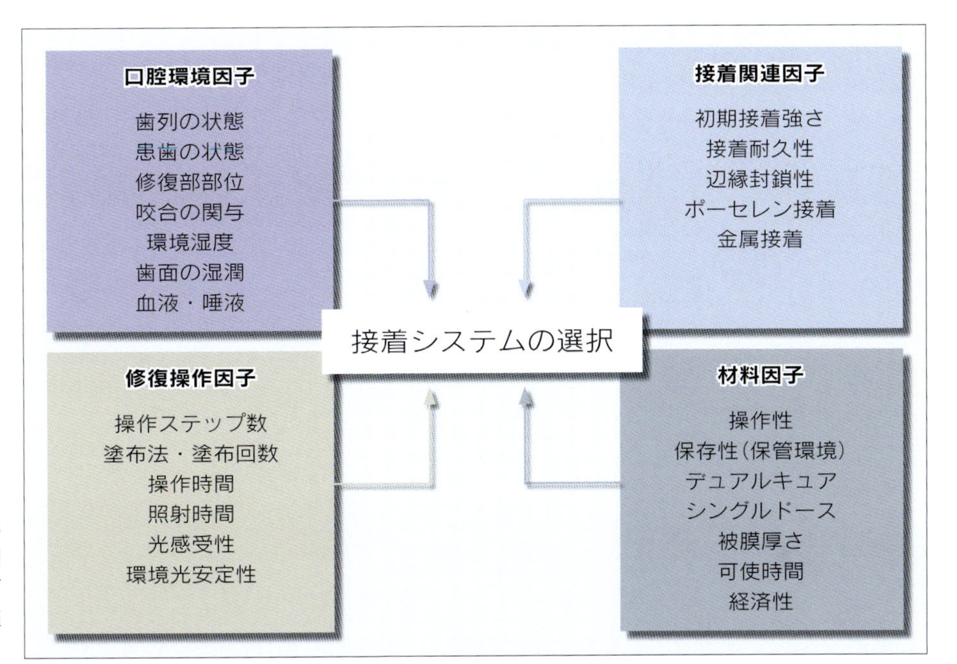

歯質接着システムの選択にあたっての考慮事項。その症例で求められている事柄をセグメントの中から選び出し、適切なシステムを選択する。

図2-11　症例に見る接着システム選択の実際

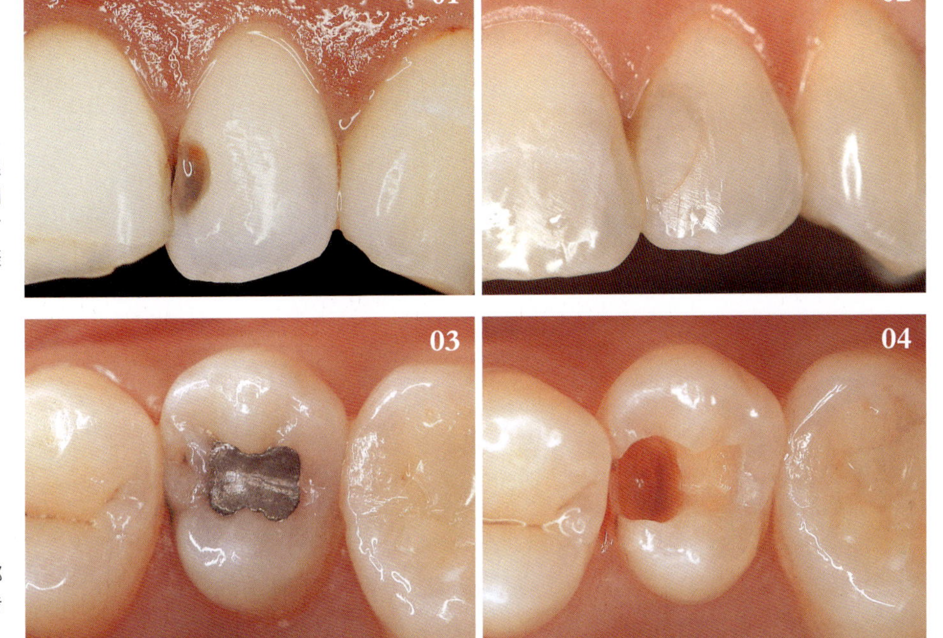

小さなⅢ級症例（**01**）であったとしても、接着システムの選択は重要である。異なる症例であるが、**02**に示すようにアドヒーシブ層が厚いと、審美性に劣ることになる。

03および**04**のような臼歯部症例では、咬合力の関与を考慮する必要がある。

Science of Composite Resin
コンポジットレジンのサイエンス

コンポジットレジン修復は機能と審美を両立する時代に

歯科を訪れる患者の多くは、口腔内の疾患を治療することで「健康になりたい」という思いをかなえるとともに、「美しくありたい」という願望の充足を期待している。

その一方で、高速の回転式切削器具から発せられる騒音に対する恐怖心などのストレスは、歯科治療を受診しようという気持ちに影を投げかけるものである。これに対して歯質接着システムの発展は、歯質の削除量を最小限とすることで患者の受けるストレスを軽減し、さらに審美性の高い修復を可能とするものと期待されている（**表1**）。

コンポジットレジンの歯質接着に関しては、これまで困難とされてきた象牙質に対する接着も信頼がおけるものとなり、口腔内における長期接着耐久性もその確実性が高いものであることが判明している（**表2**）。

さらにレジンペーストも、フィラー技術の向上あるいはモノマー組成の改良によって、多様な臨床要求に応える機械的性質を有するまでになった（**表3**）。コンポジットレジン修復システムを用いるにあたって、術者自身がそれらの性能を引き出すテクニックを駆使することで、失われた機能と審美とを再現させることが可能となった（**図3-1**）。

現在では、歯冠修復処置におけるコンポジットレジン修復の位置づけは、う蝕治療の枠にとどまることなく、あらゆる症例に適応が可能となってきている。材料あるいはこれを支える周辺器材の選択とともに、術者の研ぎ澄まされたテクニックによって、審美性獲得のための信頼性の高いストラテジーとして認識されている。

サイエンスを臨床で活かすヒント

現在使用されているコンポジットレジンのほとんどは、可視光線を重合硬化反応のトリガーとする光重合型レジンである。この修復材を使いこなすためには、その欠点を知ることも重要である。このうち、とくに臨床に直結するものとしては、

①重合の不均一性
②表層低重合層の存在
③重合収縮の発生
④重合収縮応力
⑤耐摩耗性

である。これらの欠点をいかにして回避するかが、臨床テクニックのひとつである

表1　修復物の選択基準

1. 歯種と窩洞の位置
1)審美性の要求度
2)咬合力(関係)
3)操作の困難性

2. 窩洞の状態(形態と大きさ)
1)修復材の材料学的性質
2)残存歯質の状態
3)歯髄との関係

3. その他の要求事項
1)修復物の耐久性
2)口腔衛生状態
3)術者の知識と技術
4)修復歯の用途(鉤歯など)
5)経済性

表2　臼歯コンポジットレジンとアマルガムの生存率の比較

修復された歯面数が影響因子であった。術者、材料、患者年齢・性別は影響因子ではなかった。

	5年生存率	10年生存率
コンポジットレジン	91.7%	82.2%
アマルガム	89.6%	79.2%

(Odam NJ, Bronkhorst EM, Roeters JM, Loomans BA. Dent Mater 2007; 23: 2-8.)

表3　修復物の機械的性質

	コンポジットレジン	アクリリックレジン	結晶化セラミクス	長石系(OCC)セラミクス	マイカ系陶材	エナメル質	象牙質
圧縮強さ(MPa)	330-450	70	850	150	820-940	400	300
曲げ強さ(MPa)	80-180	60	250	60	120-150	10	200
弾性率(GPa)	5-25	2.5	53	60-70	70	80-130	5-20
熱伝導率(W/m℃)	0.4-0.7	0.15	-	1.00	0.84-1.68	0.93	0.57
熱膨張係数(10^{-6}/℃)	24-45	92.8	80	6.4-7.8	7.2	8.3-11.4	
ヌープ硬さ	30-80	15	-	590	360-475	400	65
破壊靭性(MPa・$m^{1/2}$)	0.9-2.0	-	2.5-3.0	-	1.2-10	0.01-0.86	

図3-1　コンポジットレジン修復の例

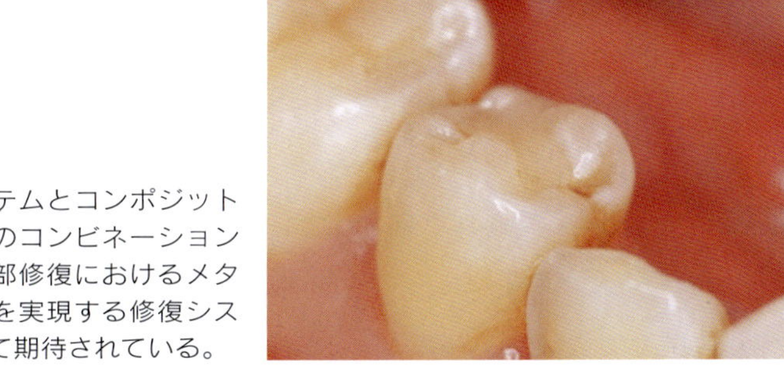
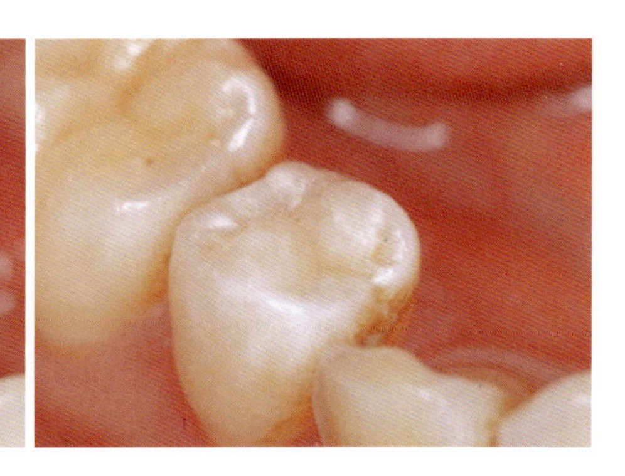

接着システムとコンポジットレジンとのコンビネーションは、臼歯部修復におけるメタルフリーを実現する修復システムとして期待されている。

Science of Composite Resin
コンポジットレジンのサイエンス

フィラーテクノロジーはどう進化したのか

最近のレジンペーストでは、フィラーとして有機複合あるいは粒径がナノサイズの微細なフィラーを高密度に充填するものが主流となっている。有機複合フィラーとは、フィラーとマトリクスレジンとを混合し、これを硬化させてから粉砕してフィラーとしたものである。これを用いることによって、ペーストの操作性あるいは研磨性を向上させるとともに、色調と透明性のコントロールを容易にしている。

レジンペーストのフィラーの製法にはいくつかある。代表的なものは、ガラスフィラーを微細に粉砕するものである。また、ケイ素塩化物を気化し高温の水素炎中において気相反応によってシリカ微粒子を合成する方法もあり、これはエアロジルとして知られている。さらに、ゾルーゲル反応によって、種結晶から徐々に粒子を成長させていき、粒子同士の凝集を防ぎながら、粒径のそろった、目的の光学的屈折率を有した球状フィラーを得る方法もある。できるだけ粒径の小さなフィラーを、高密度に充填することで、研磨性に優れながらも機械的強度の高いコンポジットレジンを製作することができる(**図3-2**)。

しかし、フィラー粒径が小さいことは、その表面積の増大を招くことになり、フィラー充填率には限界を生じる。たとえば、豆腐をさいの目切りにすることを想像してもらえばわかりやすい。ひとつの豆腐を切り進むと、切り出された面が元の表面積に追加されるため、体積は同じであっても全体の表面積が増加することになる。これと同じ原理で、微細なフィラーほど同じ体積比であったとしても表面積が増大する。この問題を回避するために、有機複合フィラーを採用する、あるいはフィラー表面を特殊処理するなどの工夫がされている。

サイエンスを臨床で活かすヒント

コンポジットレジンに含有されているフィラーは、研磨性を向上させるために微細化する方向にある。しかしフィラーが微細化するほど、その充填率を向上させるためには各メーカーの技術力が要求される。その技術力の結晶として製品化されたコンポジットレジンの性能を引き出すのが、われわれ歯科医師の役割といえる。たとえば、球状フィラーの性質をそのまま活かす研磨手技など、臨床における工夫は枚挙にいとまない。

図3-2　フィラーの形状バリエーション

フィラーの形状や充填率は、コンポジットレジンの機械的性質に大きな影響を及ぼす。球状フィラーを用いたレジンは、研磨性とともに光学的性質に優れている。これがあるからこそ、審美的修復がコンポジットレジンで完成するのである。

エステライトフロークイック

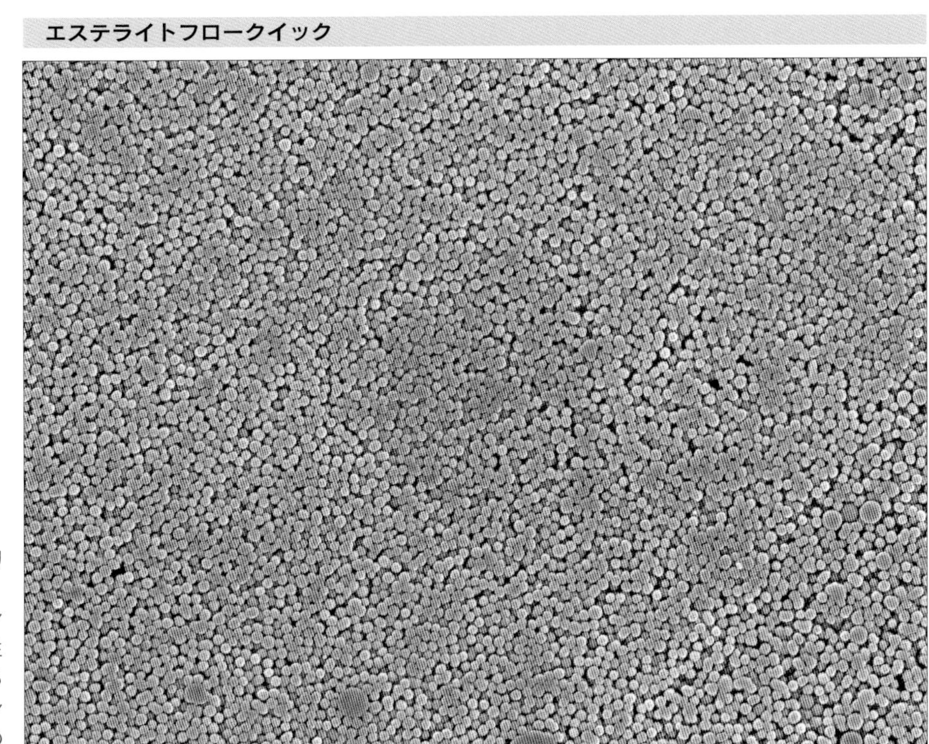

コンポジットレジンペーストの操作性をコントロールするために、異なる形状をしたフィラーが含有されることもある。

クリアフィルマジェスティ ES フロー

NU1243 10 kV 2μm 10,000 X A+B

Science of Composite Resin

コンポジットレジンのサイエンス

光重合開始剤のテクノロジーはどう進化したのか

光重合型コンポジットレジンは、特定波長域の光線照射によってオンデマンドで重合硬化できることから、その臨床操作性が高く広く受け入れられてきた。現在では、可視光線の照射によって励起するカンファーキノンが光重合開始剤として広く用いられている。照射によって励起したカンファーキノンは、還元剤であるアミンなどと励起錯体を形成し、ラジカルを生じることで多官能性モノマーの重合を開始させる。ここで、カンファーキノンの量を増やせばレジンの重合性が向上するかというと、一概にそうとはいえない。その添加量の上昇は、機械的性質の低下を生じさせる。

最近では、還元剤としてα－ジケトン化合物、トリアジン化合物あるいは芳香族アミン化合物を用いることによって、環境光安定性に優れるとともに照射光線に対しては重合反応の活性が高くなる重合開始剤系も開発された。これは、ラジカル増幅型光重合開始剤と呼ばれ、照射時間を従来の約1/3にする技術である(**図3-3**)。この技術によって、照射時間を短縮しながらもレジン硬化物の機械的性質を向上させ、しかも重合収縮率や収縮応力を低減化させることが可能となった。

カンファーキノンを光重合開始剤として用いる製品の欠点としては、薄い膜として重合させることが困難なことが挙げられる。すなわち、この系では酸素による重合阻害を受けやすいので、シーラントやコート材などには不向きである。そこで、ルシリンTPOあるいはローズベンガルなどを重合開始剤として用いている製品もある。これらの重合開始剤は、カンファーキノンと異なり重合に適した光線の波長域が400nm付近の低波長域にあるところから、470nm付近に照射光線の波長ピークを有するLED照射器では重合性が不良となる。これが、照射器と光重合型製品との相性あるいは適切な組み合わせに対する配慮が必要という根拠である。しかし、最近の光重合型製品は、LED照射器の臨床使用の拡大を鑑みて、カンファーキノンを使用するとともに、LEDの波長域に適した重合開始剤を模索する方向性もある。

さらに、カンファーキノンとアミンとの起媒方式では、酸性の接着性モノマーが共存した、あるいは開始剤の濃度が著しく少ない場合に、重合硬化性が劣るという欠点も有している。そこで、これを克服する重合促進剤の開発や、逆に酸性であることを利用する重合開始剤系(ボレート系触媒)が開発され、市販製品に応用されている。とくに、酸性環境であることを利用して重合硬化反応を促進させる技術は、酸性を示す接着性モノマーを積極的に利用できるところから、今後の歯質接着システムへのさらなる展開に期待が持たれる。

図3-3　ラジカル増幅型光重合開始剤の恩恵

可視光線の照射によって、カンファーキノン(CQ)が励起した状態となり(CQ★)、重合硬化反応に必要なラジカル(RA●)を発生させる。このRA●の生成を増幅させる役割を果たすのが、ラジカル増幅剤(RA)である。ラジカル反応で重合硬化反応が進行するコンポジットレジンに、さらなる技術革新をもたらしたのがラジカル増幅型光重合開始剤である。

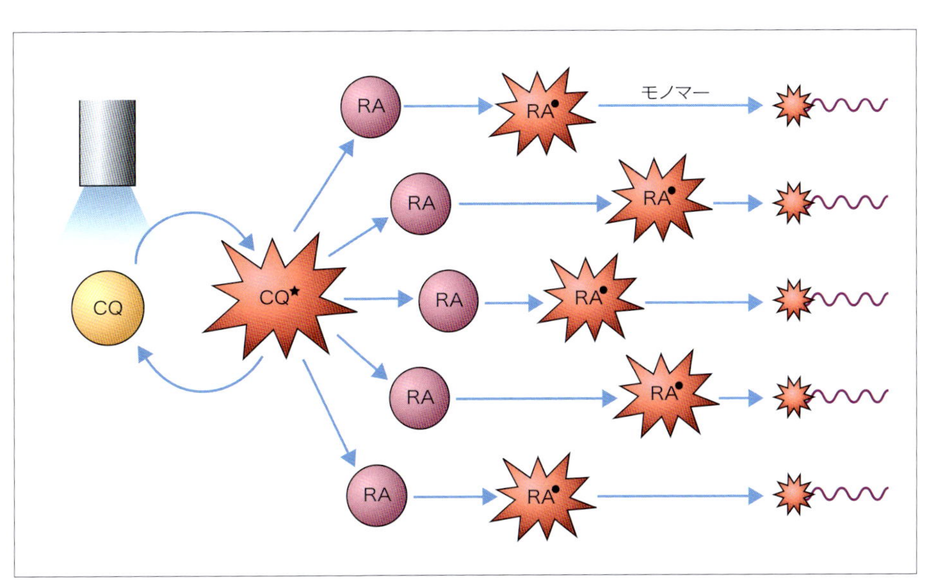

カンファーキノンは黄色を呈する物質であり、可視光線照射によって励起して、次第にその色を減じる。また、この反応はアミンの共存化で促進され、多くのラジカルを発生させる。

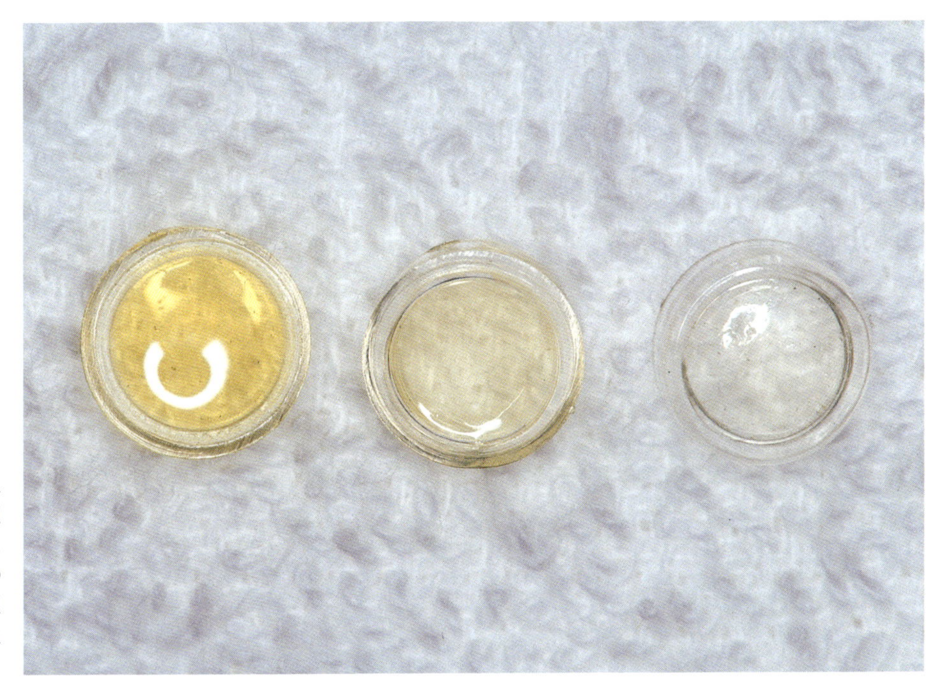

サイエンスを臨床で活かすヒント

光重合型レジンの機械的性質は、照射される光線の光エネルギー(照射強度と照射時間との積)に依存する。したがって、照射チップ先端は硬化させたいレジンに可及的に近接させることが大切である。また、チップ先端との距離がある場合では、症例によっては照射時間を延長することが必要となる。たとえラジカル増幅剤が含有されていたとしても、同様な考えかたをすべきである。

検証・レジンペーストの操作性

コンポジットレジン修復を行うに際に、レジンペーストの採取、填塞感あるいは稠度などの操作性に関連する事項は、機械的性質とともに重要なものである。硬めのペースト性状を示すコンポジットレジンが多い海外製品に比較して、日本製品は軟らかく感じるものが多い。レジンペーストの操作性は、比較的大きなⅣあるいはⅡ級窩洞では、望んだ解剖学的形態を賦与するためにも重要な性質である。つややかに伸びながらも形態が維持され、無影灯の強い光線下でも硬化しにくいレジンペーストは、とくにレイヤリングテクニックを行う際に、必須の事項となる(**表4**)。もちろん、重合収縮が小さいこともレジンペーストに望まれる基本的な性質である。ここで、重合収縮については、これが光線が照射される方向に向かうという誤解があることを指摘したい。光重合型レジンのペーストは半透明性であるので、窩洞が浅い場合には全体が一気に重合反応を生じる。また、窩壁の歯質にも接着することから、重合収縮は光線には向かわず、比較的ランダムに、そしてどちらかといえば窩壁に向かうのである。

レジンペーストの操作性では、流れることを特徴としたフロアブルレジンも臨床では大いに効果を発揮する。これまで、流動性の高いフロアブルレジンは、フィラー含有量を少なくする必要があるために、機械的性質が劣るという一般的な理解があった。しかし、シリカナノフィラーを高密度に配合させるとともに、適切なフローおよび歯質に馴染む性状を具備させることで、臼歯部充填にも応用可能とした製品も市販されている。操作性の点からは、狭小な咬合面窩洞や歯頸部への充填、窩洞のライニングや動揺歯の固定など、広い適応が魅力である(**図3-4**)。

サイエンスを臨床で活かすヒント

レジンペーストの有している硬さ、填塞感あるいは流れなどの持続は、製品選択のうえでも重要なポイントとなる。填塞感に関しては、これを扱う術者の好みが大きく関与する。この背景には、使用している充填器の形状やレジンペーストの操作法(押しつぶす、あるいは引き延ばすなど)も影響する。いずれにしても、自身の好みにあった製品を選択することも、コンポジットレジン修復を成功させるためには重要である。

表4 レイヤリング用レジンに望まれる性質

1. 優れた材料特性
 ・重合収縮率が低い
 ・重合収縮応力が小さい
 ・研磨が容易で光沢が持続する
 ・耐摩耗性が高い
 ・硬化前後の色調変化が少ない
2. デンタルライト下での十分な操作余裕時間
3. 明度のコントロールが容易である
4. ブラシを用いた際の良好な操作性
5. 短時間照射で高い重合性が得られる

図3-4 応用範囲の幅広いフロアブルレジン

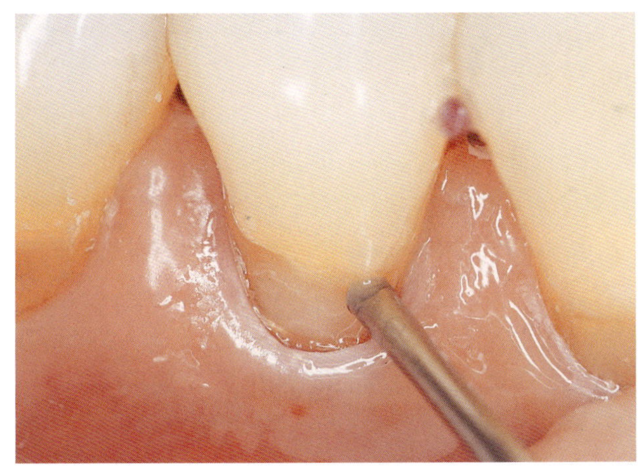
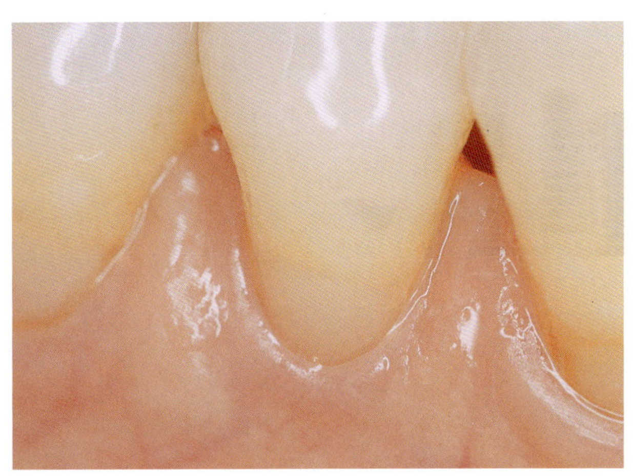

フロアブルレジンは、充填用として用いられるとともに、窩洞のライニングとしても幅広い応用範囲を有している。歯頸部欠損の充填にあたっては、チップ先端の位置付けが効果的な修復のために重要となる。すなわち、チップ先端は上顎でも下顎でも、切縁（尖頭あるいは咬頭）寄りのマージンに位置させて、ゆっくりとプランジャーを押し出すことで、窩洞内にフロアブルレジンペーストを満たすようにする。

コンポジットレジンの色調変化を認識する

コンポジットレジン修復の臨床では、教科書的には色調の選択は重要となる。しかしこの修復材は半透明性という性質を有しており、材料の表面、内部および背景からの反射光が複雑に絡み合うことで色調が表現されるので、決定された色調との適合性には困難を伴うことも多い。この観点からは、レジン硬化物からの透過光線の影響があることは、レジン前装冠あるいは陶材焼付け金属冠とは異なる特徴である。したがって、シェードテイキングの基本は間接修復法のそれと同じではあるが、その後のレジンペーストの選択あるいはレイヤリングの手法は異なるという認識が必要である。

直接法修復では、残存歯質との色調適合性を図ることに努力を傾注するべきであり、これこそが残存歯質との色調の融合を図る必要のある直接修復法の特徴といえる。これは、コンポジットレジンのカメレオン効果を利用することとも同義である。

光重合型コンポジットレジンは、光線照射前後に色調の変化が生じるという特性を有している。これは、重合開始剤であるカンファーキノンが黄色味を帯びた化合物であり、重合反応の進行によって黄色味を失うことに起因している(P115参照)。さらに、レジンペーストの透明性は重合硬化の前後で変化するが、これはペーストの構成成分であるフィラーの屈折率が重合硬化反応の影響を受けずに変化しないのに対して、マトリクスレジンはポリマーネットワークの形成によって変化するためである。レジンペーストの賦形時には歯質と色調が適合していたと感じられていたものが、照射によって色調の乖離を生じることがあるが、これがその原因である(**図3-5**)。

このような観点から、シェードテイキングによって得られた情報を、コンポジットレジンで忠実に再現することは不可能に近いともいえる。そこで、レジンペーストをレイヤリングすることによって、歯冠修復物の明度をコントロールすることに重点を置くようにする。

明度の高いレジンペーストは、光線透過性の低いレジンペーストでもあり、一般にコントラスト比が高く設定されている。逆に、色味が濃くなるところから、レイヤリングを行う際には、このペーストの厚さのコントロールで色調が決定するようにすべきであり、それがもっとも簡単なレイヤリングテクニックとなる。

複雑な手技を用いるから患者に評価されるのではなく、いかにして患者にきれいだと評価してもらえる修復を行うかが大切である。

図3-5　光重合型レジンの硬化前後の色調変化

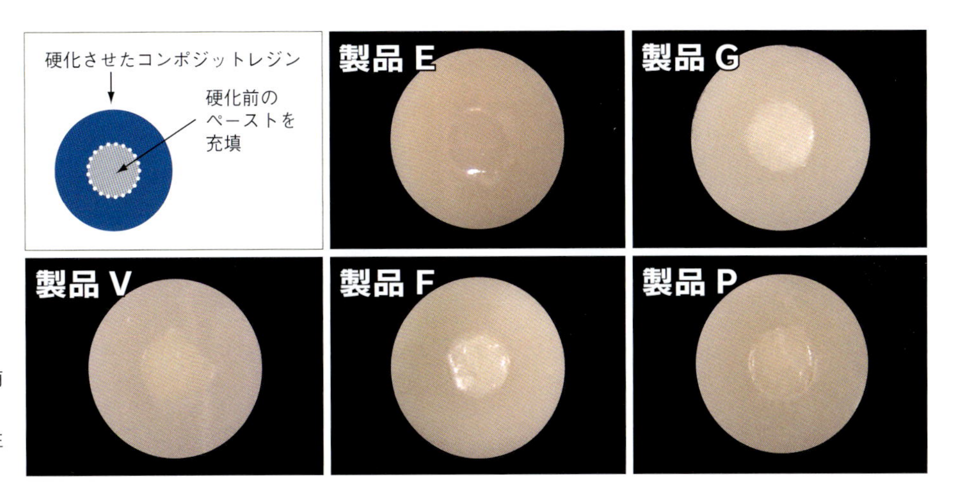

光重合型レジンでは、効果前後で色調の変化が生じるが、それは製品によってその特性が大きく異なる。

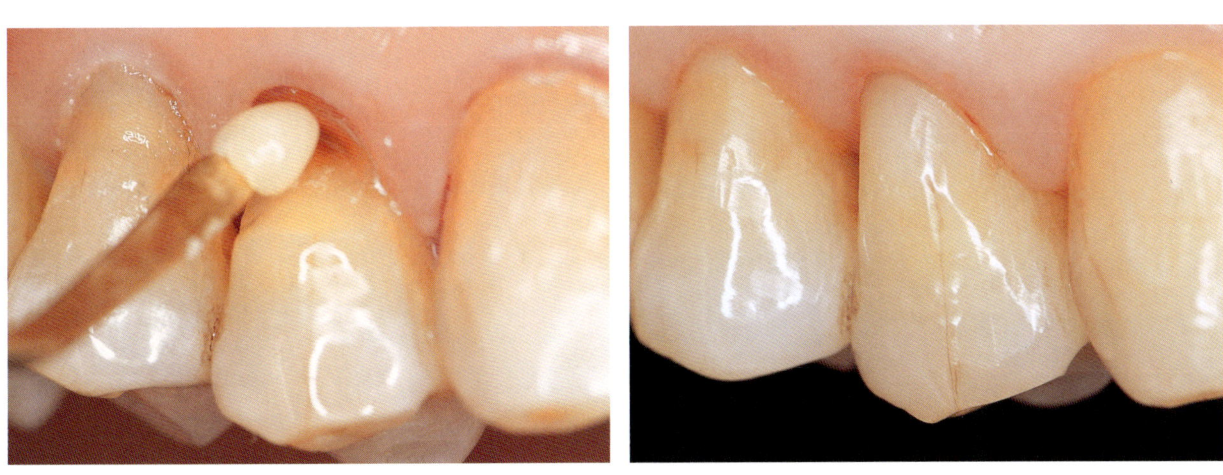

コンポジットレジンペーストを窩洞に填塞する際にはイメージした色調と感じていたものが、修復操作終了後に異なる印象を与える場合がある。重合前後の色調変化には注意が必要である。

サイエンスを臨床で活かすヒント

シェードテイキングは、その名のとおりに色相を適合させることがもっとも大切と考えられがちである。しかし、選択された色相に適合するコンポジットレジンを充填しても、色相適合性が良好となるとは限らないことが臨床では多い。シェードテイキングにおいては、明度、彩度そして色相という順で判断することが大切である。

Conclusion

歯質に対する接着を考えるにあたっては、第一に被着体であるエナメル質と象牙質との特性を把握することが大切である。これによって、異なる被着体に対してどのようなアプローチで接着系を形成すればよいのかが理解できるはずである。また、これに用いる歯質接着システムに関しては、たとえステップ数が異なっていたとしても、エッチング、プライミングそしてボンディングという機能をそのシステムがどの段階で行っているのかを把握することが大切である。もちろんこれは、接着材の組成を知ることに繋がる。そして、コンポジットレジンに関しては、研磨した後に歯質と同様の質感が得られる製品を選ぶことが肝要となる。さらに、自分が思い描いた審美を具現化するために、器材を使いこなすという姿勢が必要である。

参考文献

【歯質接着関連】

Buonocore MG, Matsui A, Gwinnett AJ. Penetration of resin dental materials into enamel surfaces with reference to bonding. Arch Oral Biol 1968; 13: 61-70.

Pashley DH, Ciucchi B, Sano H, Carvalho RM, Russell CM. Bond strength versus dentine structure: a modelling approach. Arch Oral Biol 1995; 40: 1109-1118.

Powers JM, O'Keefe KL, Pinzon LM. Factors affecting *in vitro* bond strength of bonding agents to human dentin. Odontology 2003; 91: 1-6.

Van Meerbeek B, Van Landuyt K, De Munck J, Hashimoto M, Peumans M, Lambrechts P, Yoshida Y, Inoue S, Suzuki K. Technique-sensitivity of contemporary adhesives. Dent Mater J 2005; 24: 1-13.

Perdigão J, Gomes G, Gondo R, Fundingsland JW. *In vitro* bonding performance of all-in-one adhesives. Part I — microtensile bond strengths. J Adhes Dent 2006; 8: 367-373.

Van Landuyt KL, Snauwaert J, De Munck J, Peumans M, Yoshida Y, Poitevin A, Coutinho E, Suzuki K, Lambrechts P, Van Meerbeek B. Systematic review of the chemical composition of contemporary dental adhesives. Biomaterials 2007; 28: 3757-3785.

Latta MA, Naughton WT, Scanlon CF, Huhtala MF, Balducci I. Bond strength of composite to dentin and enamel using self-etching adhesive systems. Gen Dent 2009; 57: 257-259.

【コンポジットレジン関連】

Magne P. Composite resins and bonded porcelain: the postamalgam era? J Calif Dent Assoc 2006; 34: 135-147.

Lu H, Lee YK, Oguri M, Powers JM. Properties of a dental resin composite with a spherical inorganic filler. Oper Dent 2006; 31: 734-740.

Loomans BA, Opdam NJ, Roeters JF, Bronkhorst EM, Plasschaert AJ. Influence of composite resin consistency and placement technique on proximal contact tightness of Class II restorations. J Adhes Dent 2006; 8: 305-310.

Lee YK. Influence of scattering/absorption characteristics on the color of resin composites. Dent Mater 2007; 23: 124-131.

Lee YK, Powers JM. Influence of background color on the color changes of resin composites after accelerated aging. Am J Dent 2007; 20: 27-30.

Magne P, Tan DT. Incisor compliance following operative procedures: a rapid 3-D finite element analysis using micro-CT data. J Adhes Dent 2008; 10: 49-56.

Duarte S Jr, Saad JR. Marginal adaptation of Class 2 adhesive restorations. Quintessence Int 2008; 39: 413-419.

Drummond JL. Degradation, fatigue, and failure of resin dental composite materials. J Dent Res 2008; 87 :710-719.

Ilie N, Hickel R. Macro-, micro- and nano-mechanical investigations on silorane and methacrylate-based composites. Dent Mater 2009; 25: 810-819.

Hosoya Y, Shiraishi T, Oshiro M, Ando S, Miyazaki M, García-Godoy F. Color characteristics of resin composites in different color modes and geometries. J Oral Sci 2009; 51: 123-130.

Sideridou ID, Karabela MM, Micheliou CN, Karagiannidis PG, Logothetidis S. Physical properties of a hybrid and a nanohybrid dental light-cured resin composite. J Biomater Sci Polym Ed 2009; 20: 1831-1844.

Part 3
コンポジットレジン修復の臨床力を向上させるテクニック

Technique of Composite Filling

コンポジットレジン充填のテクニック

コンポジットレジン修復用窩洞形成の考えかた

歯質接着システムと併用して行われるコンポジットレジン修復では、その窩洞形態はう蝕病巣の範囲が決定する。臨床操作の手順としては、まずう窩の開拡が行われる。このとき、エナメル質は可及的に保存することを心がける。しかし、あまりに狭い開拡に留めると、エナメル－象牙境におけるう蝕病巣の広がりを見逃すことがあるので注意が必要である。う蝕検知液を使用して、ミラーを適宜用いてこの部を精査する。

感染歯質の除去では､ラウンドバーをマイクロモータに装着して染色部を除去する。再度検知液で染色を行い、手用切削器具であるスプーンエキスカベータを用いて感染歯質を慎重に除去する。また、これら手用切削器具の使用は、歯頸部窩洞で歯肉に近接した場合にも有効であり、不用意に歯肉を傷つけることを防止できる。

感染歯質へのアプローチ法としては、前歯部では唇舌側にこだわらず、器具到達の容易な方向から行う。かつては、審美的な要因を考慮して舌側のみからアプローチした時代があったが、審美的修復が可能となった今日では、その限りではない。また、臼歯部では、隣接面に生じたう蝕に対しては、可能であればスロット窩洞とする。しかし現実的には、咬合面からアプローチする頻度が多く、ミニボックス窩洞が選択されることになる(**図4-1**)。

辺縁隆線部を残すために、トンネル窩洞が選択される場合もあるが、臨床成績を通覧すると、術者の高い技量が要求されるとともに、う蝕病巣を残地させる確率が高いことが判明しているところから、一般的には推奨されない。

病巣の除去を終了し、窩洞外周の凹凸を整理する。その後、前歯部症例の場合では唇側には薄く長いベベルを付与する。これによって歯質と修復物とに移行性を得ることが可能となり、カメレオン効果が期待できる。臼歯部窩洞では、咬合面のエナメル小柱の走行を考慮して、ベベルは付与しない。しかしⅡ級窩洞における咬合面から隣接面への移行部では、ベベルを付与することで鋭縁部を除去する。これによって、脆性材料であるコンポジットレジンの破折防止に役立てることができる(**図4-2**)。

図4-1　ＭＩに基づく窩洞形態例

ミニボックス窩洞

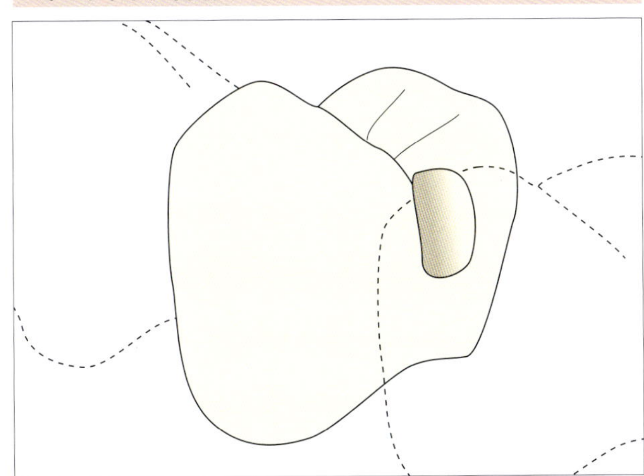

スロット窩洞

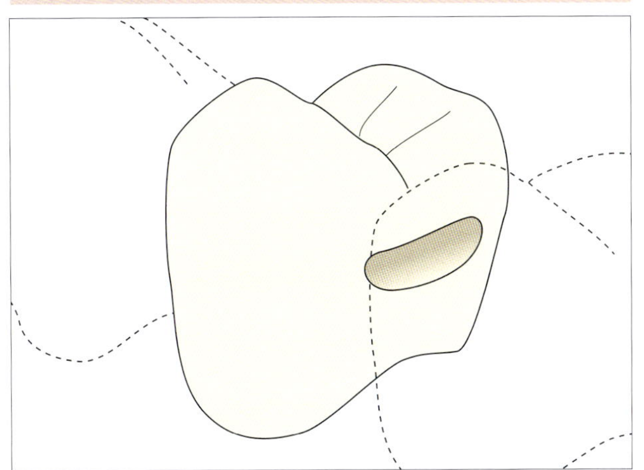

接着修復の普及によって、ミニボックス窩洞あるいはスロット窩洞という MI に基づく形態が可能となった。

図4-2　Ⅱ級窩洞におけるベベルの意義

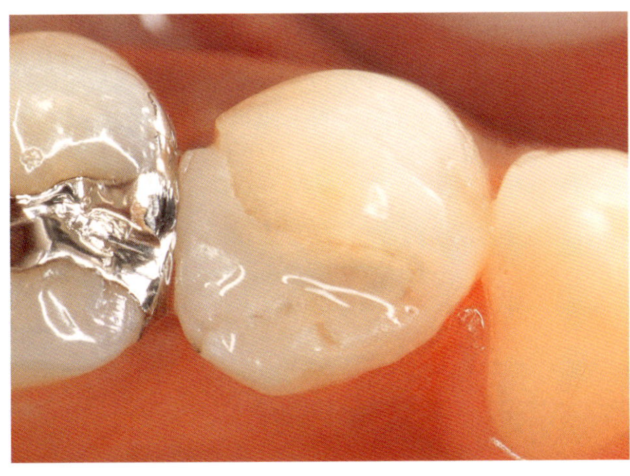

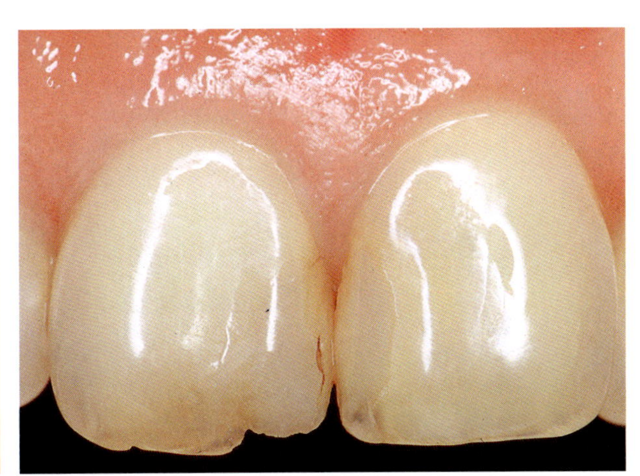

窩洞の縁端部は円滑な曲線を描くように心がける。それを怠ると、コンポジットレジンの辺縁破折を招くことになる。前歯部における窩洞では、唇側面における広く長いベベルの付与はレジンと歯質との自然な色調の移行性を期待できる。さらに、歯質に対する接着面積を獲得できることから、破折防止にも役立つこととなる。

見直してみよう　臨床的効果を向上させる着眼ポイント

エナメル質を切削することには、MI の観点からはためらいがあることもたしかである。しかし、審美性を獲得するためにはレジンから歯質に対する自然な移行性が大切となる。唇側面に限って、広く長いベベルを付与することによって、グラデーション効果を期待できる。

舌側面形態賦与にはシリコーンガイドが不可欠

レイヤリングテクニックのうち、機能面に影響を及ぼすのが舌側面形態の賦与である。とくに、Ⅲ級およびⅣ級窩洞で欠損が比較的大きい窩洞においては、目には触れない部であるものの、細心の注意を払って充填がなされるべき部でもある。直視が困難であることから、機能的形態を賦与するには何らかの工夫が必要となる。

そこで欠損が大きくなると予想される症例においては、スタディーモデル上でワックスアップを行い、これをもとにシリコーンガイドを製作する(**図4-3**)。あるいは、旧修復物が存在しているケースにおいては、口腔内でシリコーンガイドを採得するとよい。

この手法は、前歯部の舌側面における機能的形態が印記されたガイドを修復歯にあてがうことによって、舌面形態の賦与を容易にするものである。シリコーンガイドの使用によって、舌面形態とともに適切な歯冠幅径や接触点の賦与が容易となるとともに、ペーストが比較的軟らかくハンドリングが難しい場合でも充填操作が容易となる。

見直してみよう　臨床的効果を向上させる着眼ポイント

いかなる歯科臨床においても、見えない部分を処置することは不可能に近いものがある。見えないものをいかにして可視化するかが、歯科臨床の発展につながってきたともいえる。コンポジットレジン修復においても、舌側面という直視が困難な部位における形態賦与には困難が伴う。これを容易にするのがシリコーンガイドであり、その応用によって臨床の効率化を図ることができる。

図4-3　シリコーンガイドによる舌面形態の賦与ステップ

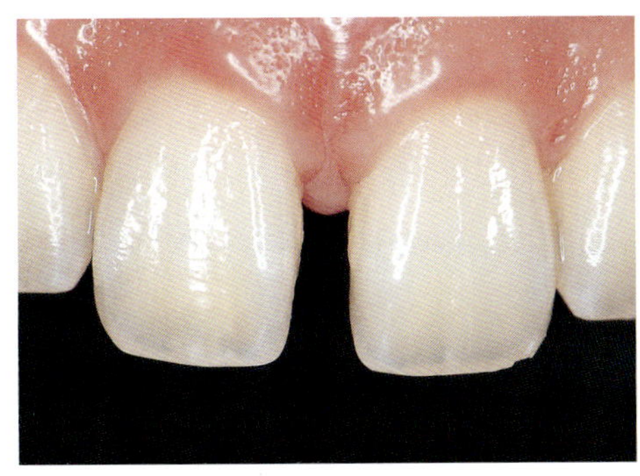
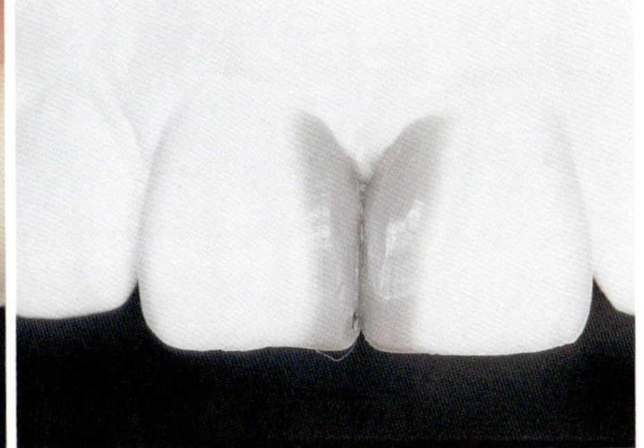

口腔内でシリコーンガイドを製作できない場合、二度の来院にはなってしまうが、印象採得を行い、模型上でワックスアップを行う。

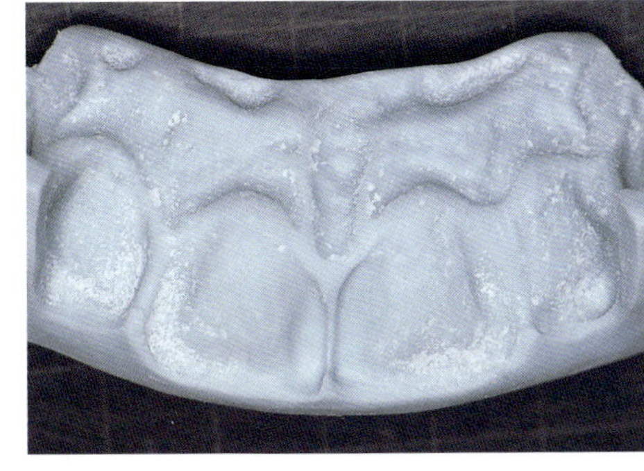
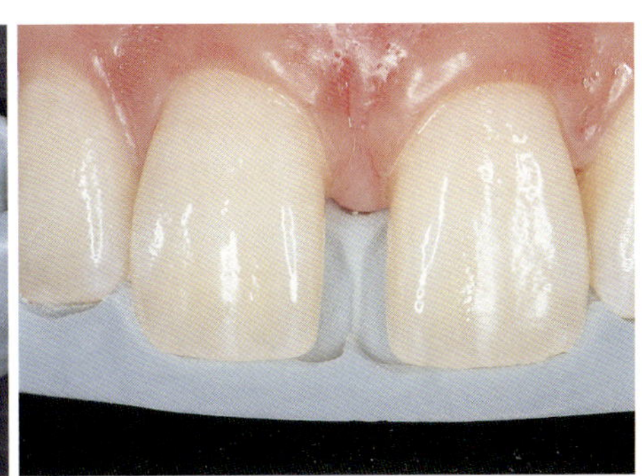

完成したシリコーンガイドを口腔内で試適し、ラボサイドとの形態のイメージに違いがないかを確認する。

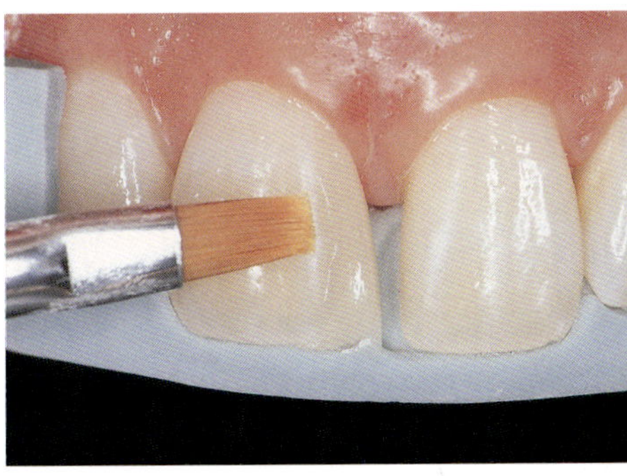
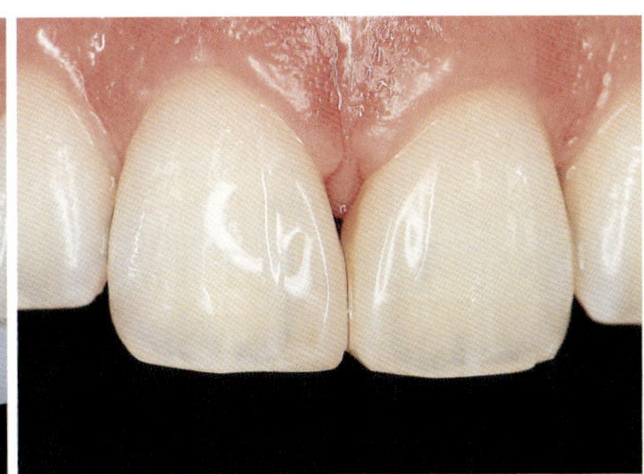

シリコーンガイドの製作という一見煩雑な操作ステップが介在するが、臨床的効果を向上させるものであることに異論はないであろう。

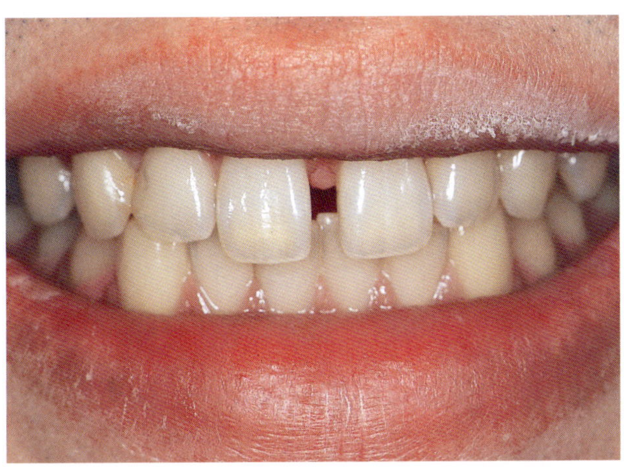
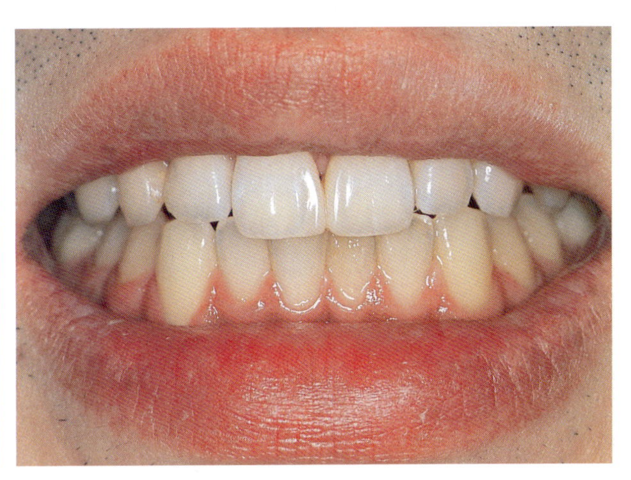

臨床操作を容易にするとともに、効率的かつ審美的結果を得るために、さまざまな工夫をするべきである。このシリコーンガイドの製作もそのひとつであり、臨床的効果は絶大といえる。

Technique of Composite Filling コンポジットレジン充填のテクニック

審美修復時、歯のどこを観察すればよいか

審美性の高い修復を行うためには、修復を行う歯をじっくりと観察する必要がある。観察の対象となるのは、歯の色、形態、長径と幅径、そして顔貌との調和である。

歯の色に関しては、value（明度）、chroma（彩度）および hue（色相）とに分けて観察する。

まず、その歯の有している明るさ（明度）を、白から黒の数段階に分けて判定する。次いで、色の鮮やかさ（彩度）を観察し、さらに赤、青、黄色などの色合いの違い（色相）を決定する。これ以外に、透明性、オパール性あるいは蛍光性などについても注意深く観察する（**図4-4**）。このとき、あまり長時間見つめすぎると「色順応」を生じるので注意する。さらに、天然歯が有している透明性や白斑などのキャラクターの分布を把握し、隣在歯を参考としながら歯の色調マップを構築していく（**図4-5**）。

次に、歯の全体および細部にわたる形態や質感として、摩耗、咬耗、あるいは亀裂などの情報をすばやく判断する。これらの形態的特徴は、歯の質感を創るうえで重要であり、とくに上顎前歯では、隣接面への移行部とともに唇面溝の度合いを観察する。これ以外にも、歯冠幅径、歯冠長あるいはそれらの比率なども重要な情報である。

見直してみよう　臨床的効果を向上させる着眼ポイント

天然歯のシェードの表現を、A2あるいはB2といった記号を用いることで行う場合が多い。しかし、歯の色は単純に表現できるものではなく、明度、彩度および色相に分けて考える必要がある。さらに、切縁部に見られるハロー効果やマメロン、白斑やバンド、あるいは周波条など、多くの因子が関わっていることを理解する必要がある。すなわち、歯の持っている質感を重視することが大切である。

図4-4　歯の色を決定するステップ

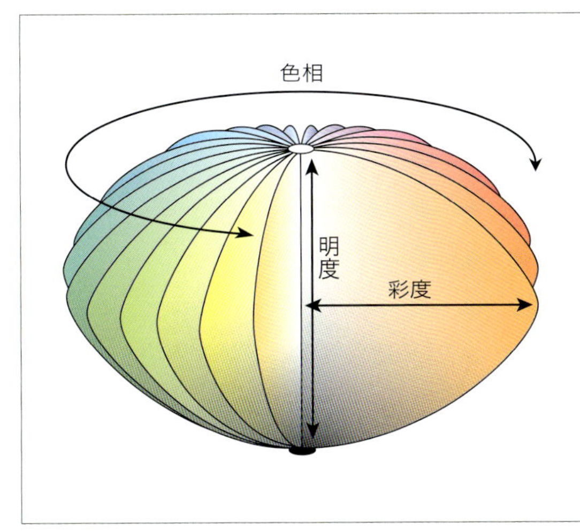

色相 H(hue)
赤、黄、緑、青など色あいのこと。色彩の輪を作っている。

明度 V(value)
明るい色と暗い色のこと。明るさの度合いは縦に変化する。

彩度 C(chroma)
あざやかな色、くすんだ色のこと。鮮やかさの度合いは、中心から広がって変化する。

歯の色は、まず明度を決定し、その後に彩度と色相を決定する。感覚に頼る部分の多い色調選択も、道筋をつけると理解しやすい。

図4-5　歯の色調マップ構築例

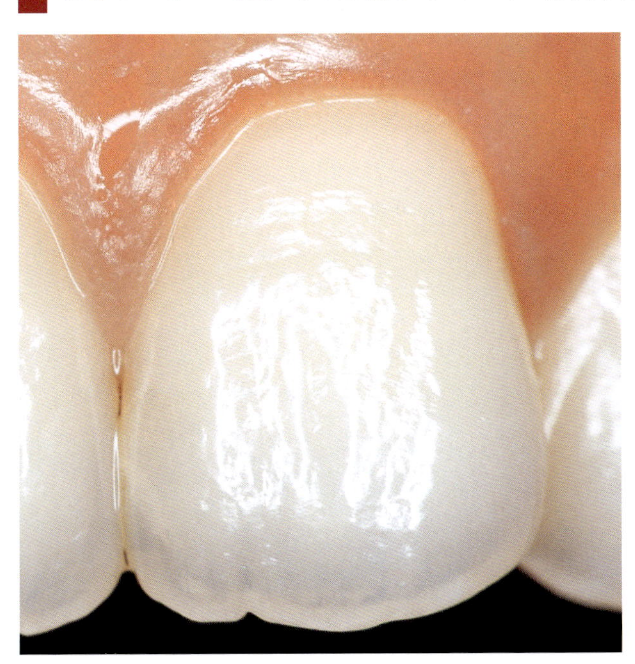

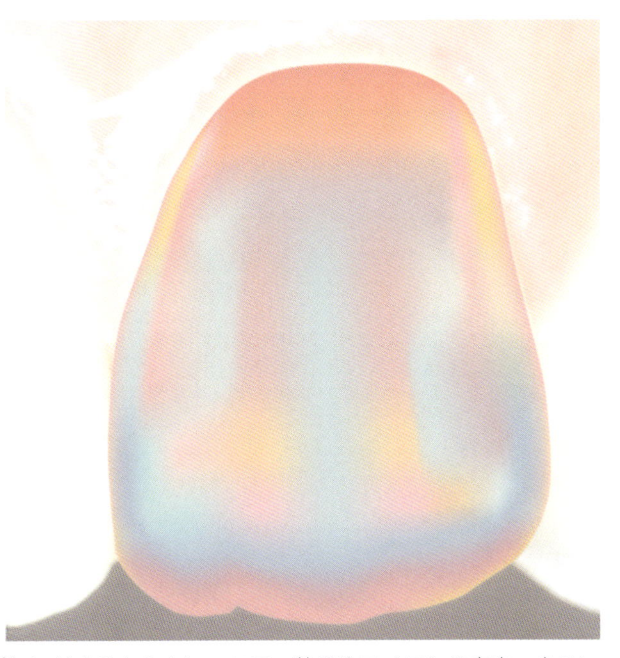

歯の有している色は決して単調なものではない。多くの色がブレンドするとともに、ハロー効果やマメロンの存在、あるいは周波条などの表面形態があいまって、その歯の色として認識される。

残存歯質との調和をいかにして図るか

光重合型コンポジットレジンを用いた修復においては、この材料が半透明性という光学的な特徴を有しているところから、歯質への色調適合性が良好である反面、光線透過率の違いからこれが不調となることも経験する。これは主に、硬化したコンポジットレジンにおける明度の変化に起因している。

コンポジットレジンは、重合硬化の前後で色調変化を生じやすい。これは主に、フィラーとマトリクスレジンとの屈折率の差に起因する現象で、各メーカーともにこの現象を抑制することに努力を傾注している。しかし、その効果はそれぞれの技術力に違いが反映され、明らかに色調変化を示す製品もなかにはある。そこで、充填に先立ってレジンペーストを窩洞周囲に静置、これを重合させることによって硬化後における色調適合性を確認することも臨床的には有効である。いずれにしても、自身が使用するレジンペーストの色調の特性については、十分に把握しておく必要がある（**図4-6**）。

色調の適合性を図ることは重要であるが、臨床的には限界があることもたしかである。レジンペーストの選択に引き続いて重要なのは、修復物の解剖学的形態である。前歯部では、切縁偶角と隣接面への移行部の形態賦与は重要であり、修復物の見えかたに重要な役割を果たしている。良好な形態によって修復物に質感を与えることが可能となり、残存歯質との調和を図ることが可能となる（**図4-7**）。

見直してみよう　臨床的効果を向上させる着眼ポイント

レジンペーストと同様に、ボンディング材の影響に関しても考慮する必要がある。すなわち、ボンディング材の種類でその厚さも異なり、また使用される状況によっても異なる。症例によっては、ボンディング材層の存在による屈折率の変化によって、修復物辺縁における色調適合性が損なわれることがあるので、その厚みをコントロールすることが必要となる。

図4-6　使用するレジンペーストの色調特性を理解する

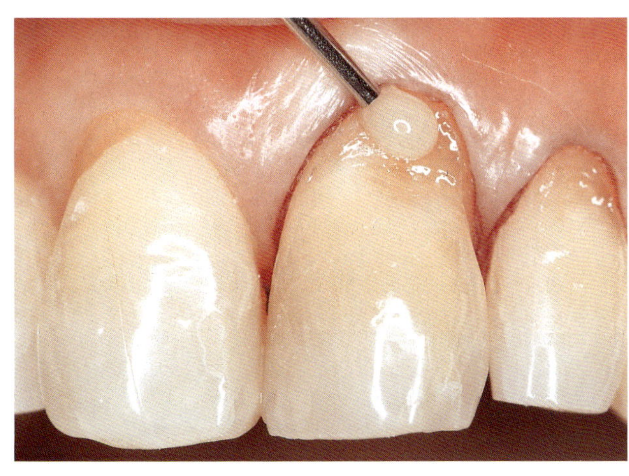
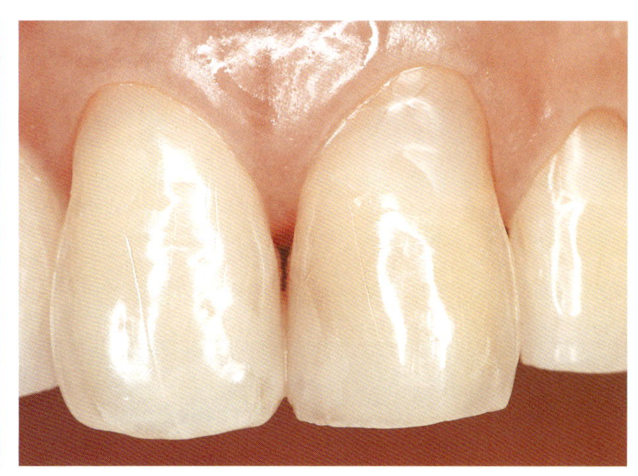

充填時には色相が適合しているように見えたレジンペーストでも、光線照射をしてみると、イメージと異なった色相になることがある。歯肉の色調、ボンディング層の厚さあるいはレジンペーストの硬化特性など、さまざまな因子が影響する。

図4-7　形態のコントロールが担う役割

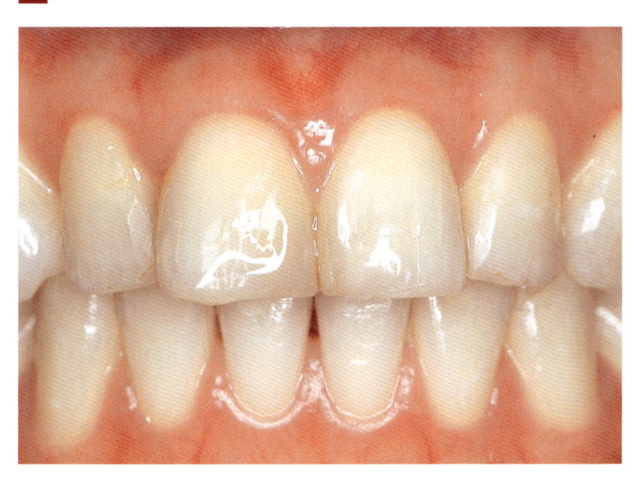
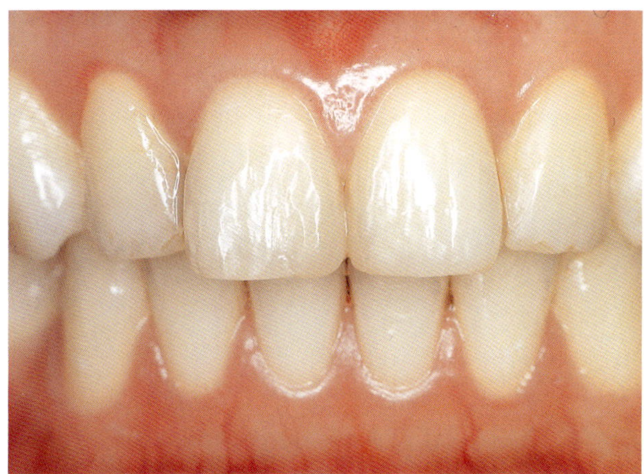

コンポジットレジンの形態をコントロールするだけで、処置後の結果はかなり異なるものとなる。

明度コントロールの考えかた

「歯冠修復物が肉眼でどのように見えるか」に関しては、審美修復を行うにあたって重要事項である。

通常、光源から発せられた光は、対象物を照らし、その表面反射光が物体色として認識される。コンポジットレジンは半透明性を示す物質なので、入射した光線がその表面で鏡面反射して光沢感を表現するものと、修復物内部から拡散反射して色相あるいは色のトーンに対する影響とが複雑に関与する（**図4-8**）。

Ⅴ級窩洞のように歯質に取り囲まれた内側性窩洞では、残存歯質の色調がレジンペーストに反映されることによって色調適合性が十分に得られ、単一のレジンペーストを使用することでその色調再現性が得られる。いわゆるカメレオン効果である。しかし、残存する象牙質の色調が濃い場合では、拡散反射光以上に背景色の影響が顕著となり、色調適合が得られにくくなる。このような症例では、適切なシェードを選択したと思いこんでいたにもかかわらず、修復後の明度に適合性の不満が残ることになる。

レイヤリングテクニックは、異なる明度のレジンペーストを積層することによって天然歯を表現するテクニックともいえる。ここで重要なことは、明度のコントロールであり、これをいかにして容易に行うかが臨床術式の要となる。すなわち、デンティンシェードの厚みが薄すぎると背景色を遮断することができないために修復物の明度が低下し、厚すぎると彩度が上昇して天然歯の自然感を再現できなくなるなど、テクニックセンシティブなコントロールが求められる。

臨床では、経験や勘に頼ることなく、常に同じ結果が得られることが大切である。そのためにも、充填法に関する手順書を自分なりに工夫して作り上げることも一法である。これがいわゆるクリニカルプロトコールであり、これに従って修復操作を行えば、いつも同じ結果が得られるはずである。もちろん、例外のない法則はないこともまた事実ではある。

見直してみよう　臨床的効果を向上させる着眼ポイント

レジンペーストの各層の厚みに関しては、術者の経験によるところが大きい。そこで、レジン充填に先駆けて、窩洞の色調を整えるために、明度の高いレジンペースト（主にフロアブルレジン）をライニングとして用いるとよい。これは、油絵を描く際のキャンバスの用にたとえられるが、明度のコントロールを行うには、臨床的に有効な方法である。

図4-8　キャンパス（ライニング）の効果

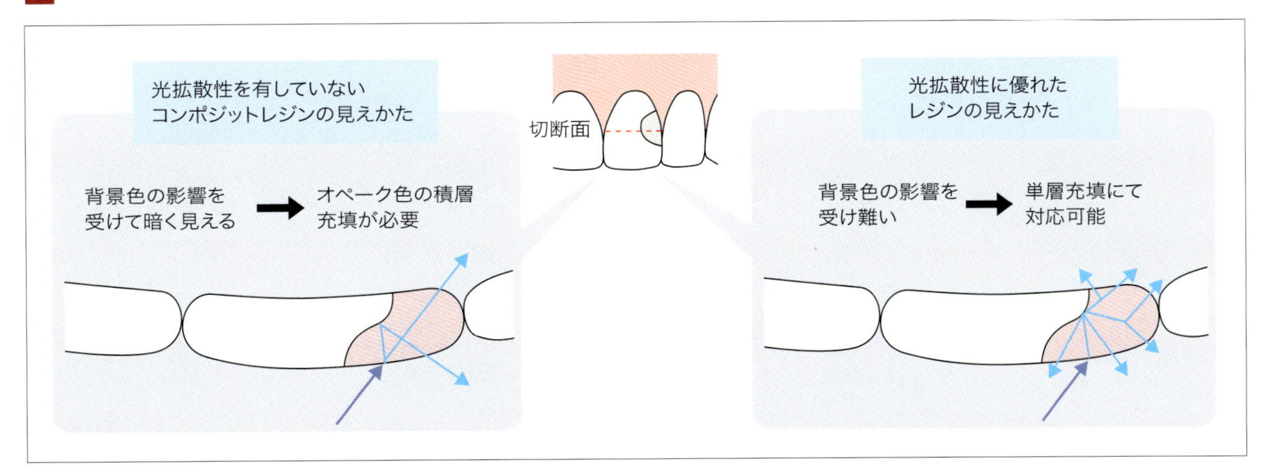

歯質の裏打ちを欠く症例では、光の拡散性を有していないレジンを用いると口腔内の色調が反映してしまうので、オペーク性の高いレジンをキャンバスとして用いる必要がある。もちろんレジンの種類によっては、これを必要としないものもある。

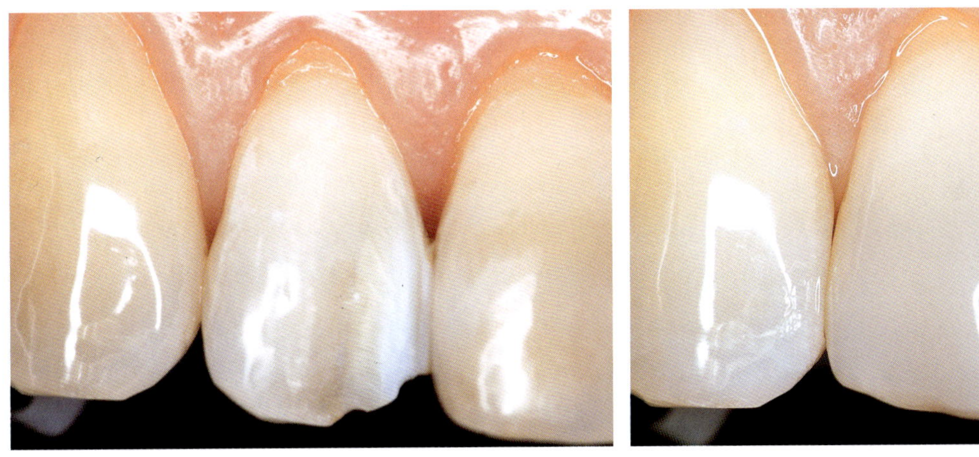

明度の高いレジンペーストによるキャンバスをつくることで、コンポジットレジン修復はかなり容易になることを実感できるはずである。

Technique of Composite Filling コンポジットレジン充填のテクニック

効率の高い臼歯部充填法

コンポジットレジンの機械的性質の向上は、その応用範囲を隣接面を含む臼歯部の大型窩洞に拡大させた。また、審美的要求から、金属修復物をコンポジットレジンで再修復する症例も増加している。隣接面を含む窩洞においては、適切な接触点および解剖学的形態の付与のためにマトリクスシステムが応用されており、これを適切に応用することによって即日修復が可能となる。しかし、それには修復の手順をできるだけ効率的なものにするという努力が必要である。

効率化の第一歩として、修復処置に先立ってラバーダム法を用いた術野の隔離による明視を行うべきである。もちろん、防湿効果による接着操作の確実性向上という利点もあるが、とくに臼歯部修復では術野の明視による解剖学的形態賦与の容易化には大きなものがある。各製造者指示に従って確実な接着操作が行われた歯面に、隅角部への気泡の迷入を防止するためにフロアブルレジンを用いてライニングを行う。次いでレジンペーストの築盛を行うが、その際に考慮すべき原則としては

①複雑窩洞の単純化

②咬頭ごとの築盛

③咬頭傾斜に沿わせた器具操作

④フロアブルレジンの咬合面築盛への応用

が挙げられる。

図4-9a　上顎第一大臼歯咬合面

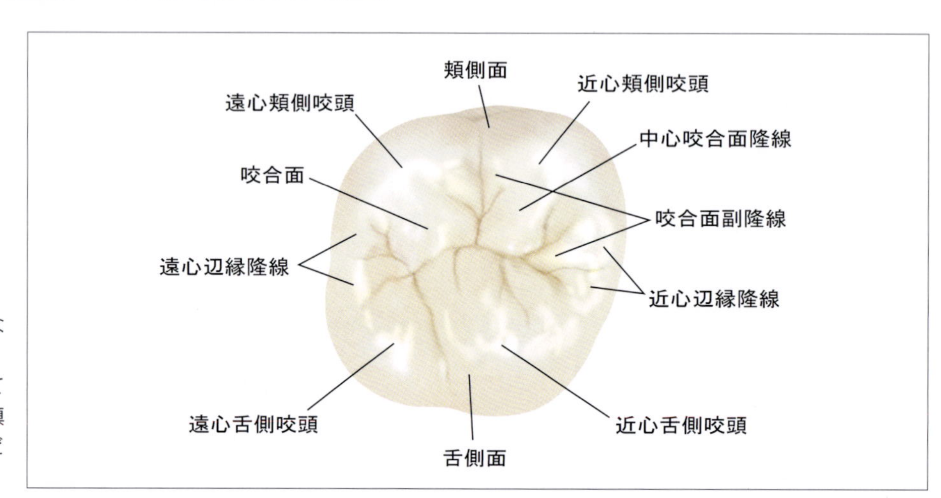

上顎第一大臼歯咬合面の主な解剖学的部位を示している。とくに、主溝の走行については、コンポジットレジン充填を行うにあたって記憶にとどめておくべきである。

Technique of コンポジットレジン充填のテクニック
Composite Filling

臼歯部修復に必要な咬合面形態の捉えかた

コンポジットレジン修復において咬合面形態を賦与する際は、その解剖学的形態をイメージすることが大切である。その外形とともに、隆線の走行ならびに小窩裂溝など、それぞれの歯が持つ特有の形状をよく把握する。また、咬頭内斜面の形態をイメージすることも大切である。そのイメージを持ちながら、隆線の走行に沿うように充填器を動かすことで、咬合面形態が形成される（**図4-9、10**）。

この時に注意すべきなのは、主溝と副溝の走行である。これら溝の走行については、レジンペーストを築盛することによって創り上げるという意識を持つ。咬頭隆線をペーストで築盛することで、隆線とのあいだに裂溝が形成され、これによって解剖学的形態が再現できる。

見直してみよう　臨床的効果を向上させる着眼ポイント

臼歯部咬合面充填では、術野を明視することが解剖学的形態の回復には必須となる。ラバーダムの設置は、忙しい臨床のなかでは敬遠されがちなものであるが、慣れてしまえば手間取ることもなく、その後の操作が飛躍的に効率化する。急がば回れ、という格言はまさにラバーダム法の応用のことを指しているといえるかもしれない。

コンポジットレジンを用いた咬合面修復法は、術者によってその方法も異なるものであるが、効率の高い術式には何らかの共通点があるはずである。

図4-9b　下顎第一大臼歯咬合面

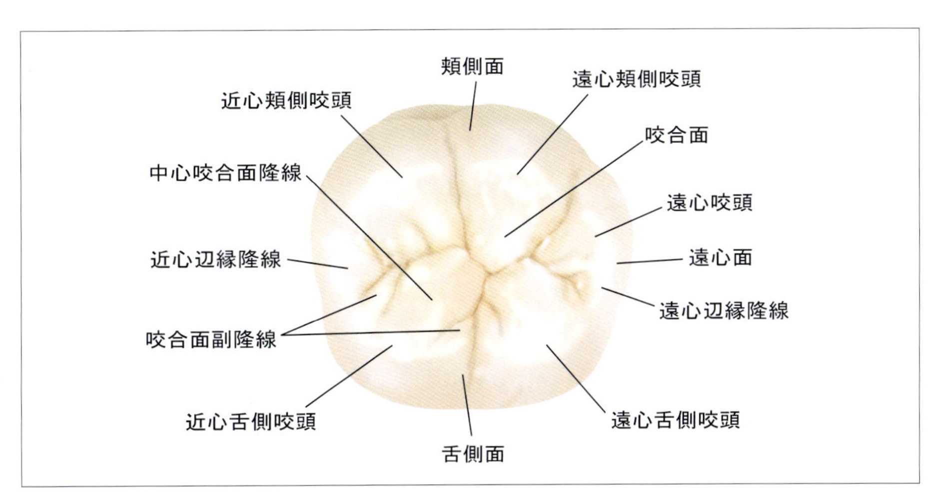

下顎第一大臼歯の咬合面観であるが、上顎のそれと同様に、特徴的な主溝の走行については、再度確認すべきである。

図4-10　コンポジットレジンを用いた咬合面修復法

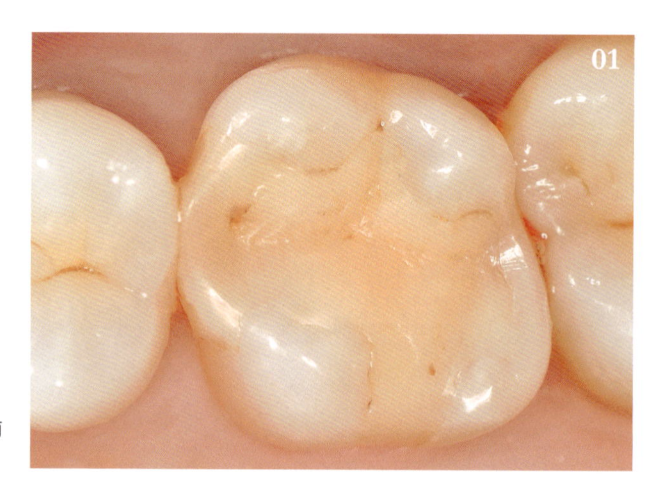

01　ときどきしみることを主訴として来院した。約10年前にコンポジットレジンインレーによる処置を受けたという。

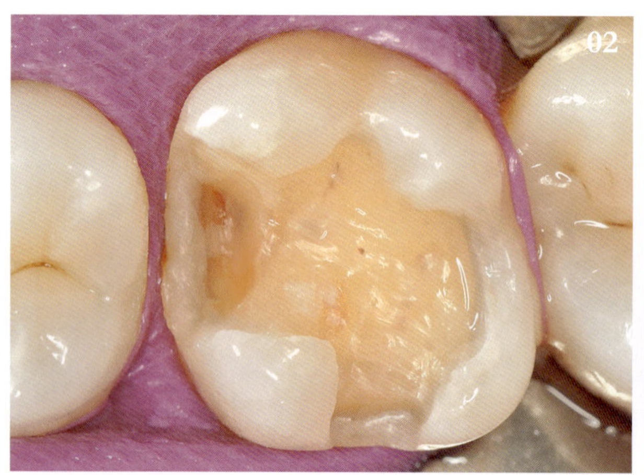

02　ラバーダム防湿下で旧修復物を除去する。

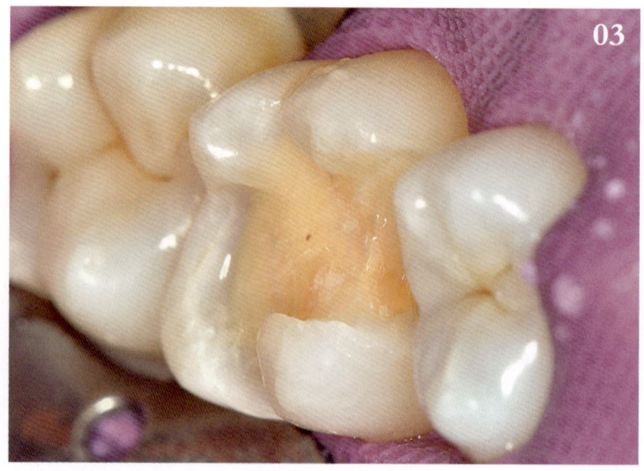

03　窩洞の状態は、咬合面側からだけではなく、多方向から観察するとよい。

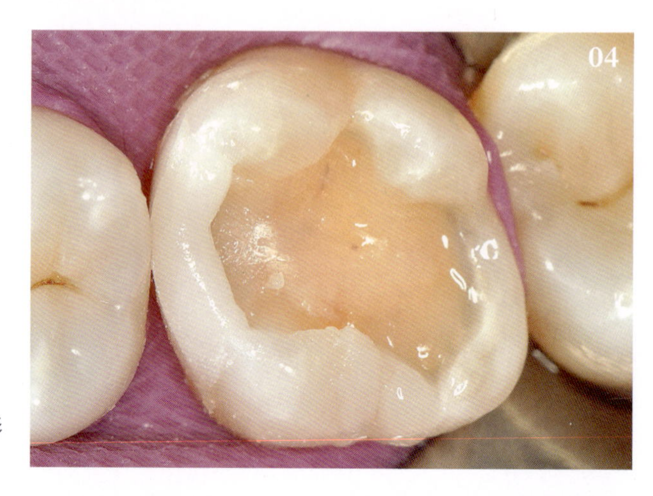

04　複雑窩洞を単純窩洞化するという原則によって、賦形する部位を考えて修復操作を行う。

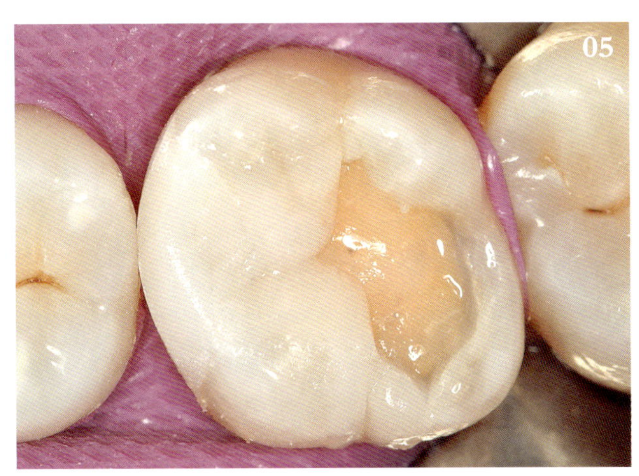

05 非機能咬頭である近心頬側にレジンペーストを填塞し、照射した後に近心舌側にペーストを填塞する。

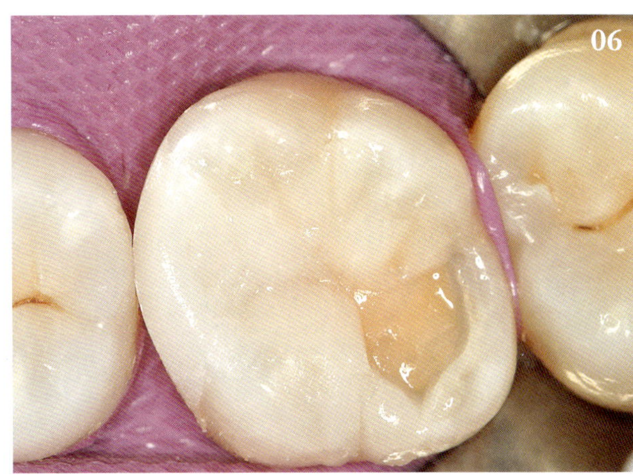

06 同じように遠心頬側にレジンペーストを填塞する。

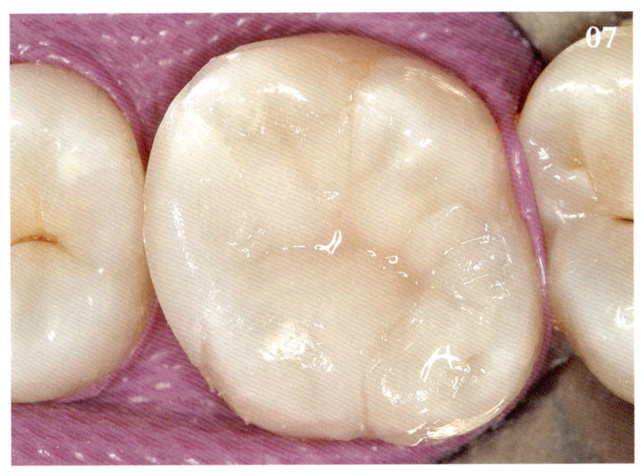

07 上顎第一大臼歯の主溝の走行を意識してレジンペーストを賦形していく。

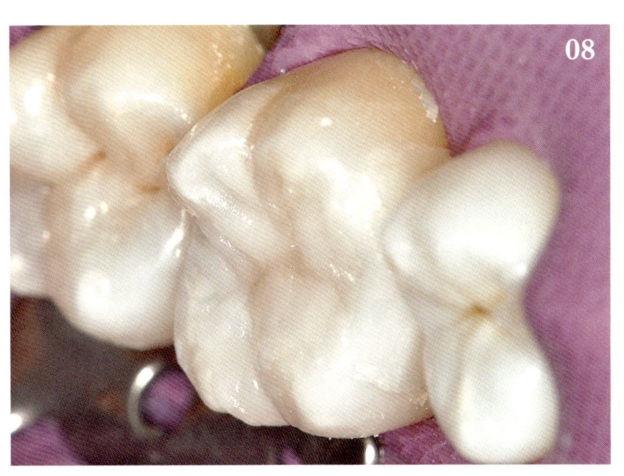

08 咬頭の内斜面の角度を参考にすると、自然な咬頭傾斜を賦与することができる。

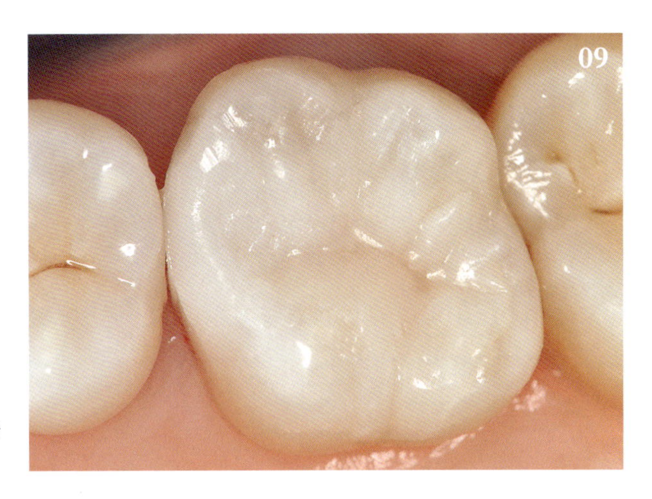

09 咬合調整も最小限ですますことができ、研磨も容易であるところから、短時間で複雑窩洞の修復を終了できる。

Equipment of Composite Filling

コンポジットレジン充填の器材

切削器具・機械の選択眼

高速エアタービンによる切削技術の進歩は、20世紀における歯科医療に対する貢献としては特筆すべきものである。しかし、やみくもな歯質切削は、繰り返される修復処置の引き金になり、歯の寿命を短縮させることにつながることが認識されるに至った。この背景のもと、不可逆的な歯質の削除を必要最小限とするためのバーがMinimal Intervention のコンセプトのもとに市販されている(**図5-1**)。これらのいずれもが、切削する部位にあわせて比較的小さなヘッドを有しており、また、製品によってはシャンク部を細くすることによって、病巣部へのアクセスを容易にしている(**図5-2**)。さらに、5倍速のマイクロモータを併用することによって、エナメル質、象牙質あるいはう蝕病巣などの硬さが異なる部位を、高い効率で切削することが可能になる(**図5-3**)。

最近では、隣接面窩洞などの器具到達が困難な部に対して、非回転式切削器具として開発されたダイヤモンドチップを使用する方法などもある(**図5-4**)。これらの微小窩洞形成用ダイヤモンドチップは、回転切削器具とは異なり、不快な振動あるいは高速エアタービンほどの騒音もないことから、患者への負担は少ないものと想像される。回転式切削器具の恩恵は非常に大きなものがあるが、患者の立場になって歯質切削を考えることが必要である。

非回転式切削器具として、これまでう蝕病巣除去用に市販されてきたEr: YAG レーザー、噴射切削器具あるいはう蝕病巣溶解材などとともに、今後のう蝕治療の方向性を示唆する器具も積極的に臨床使用されている。その一方で、う窩を開拡した後によく切れるスプーンエキスカベータを用いて病巣を除去することも、必要で最小限な歯質切削を行うために重要である(**図5-5**)。

見直してみよう　臨床的効果を向上させる選択ポイント

切削、とくに回転式切削器具を使用した歯質の削除においては、「大は小を兼ねる」ことは決してあってはならない。う窩の大きさあるいは病巣の範囲を的確に判断し、慎重な切削を行うように心がけるべきである。切削による歯質の除去は、どんなう蝕の進行よりも、そのスピードは速いのである。

図5-1　MI用に開発された各種ダイヤモンドポイント

松風

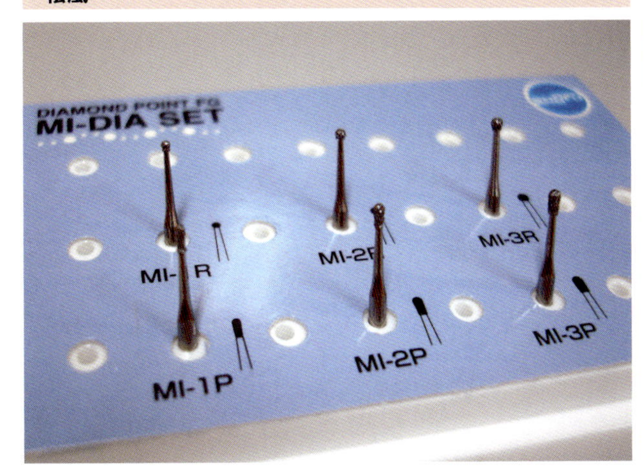

切削器具の老舗だけあって、臨床要求に応じてさまざまの形態のバーを供給している。

日向和田

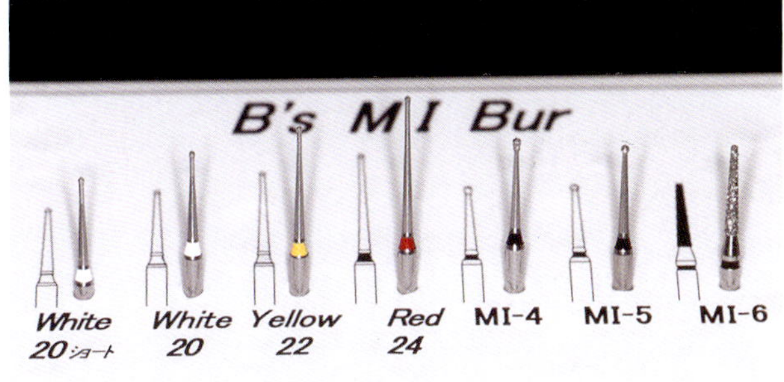

「知る人ぞ知る」というメーカーではあるが、一度このメーカーのバーを使用すると、その切削能の高さを実感できる。

ジーシー

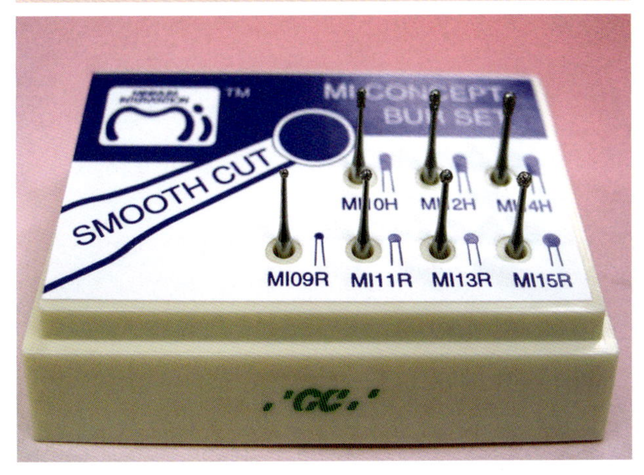

MIというコンセプトを、現在の日本における歯科臨床に広めたメーカーである。トータルとした器材を臨床に供給している。

ホリコ

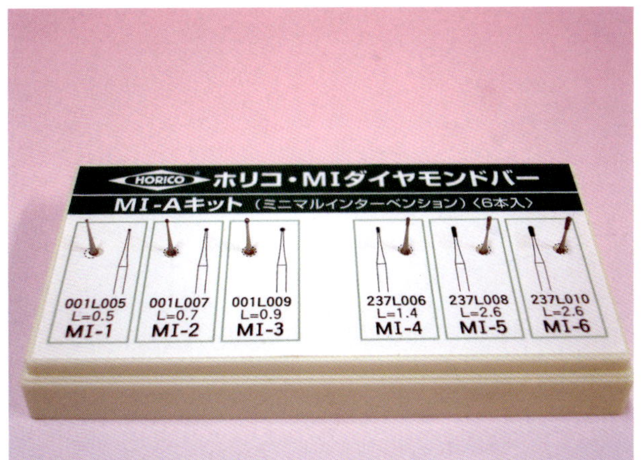

ドイツのクラフツマンシップが作ったバーである。ネック部が細く仕上げられていることから、繊細な切削を可能としている。

Equipment of Composite Filling
コンポジットレジン充填の器材

図5-2　用途に合わせた形状のバー

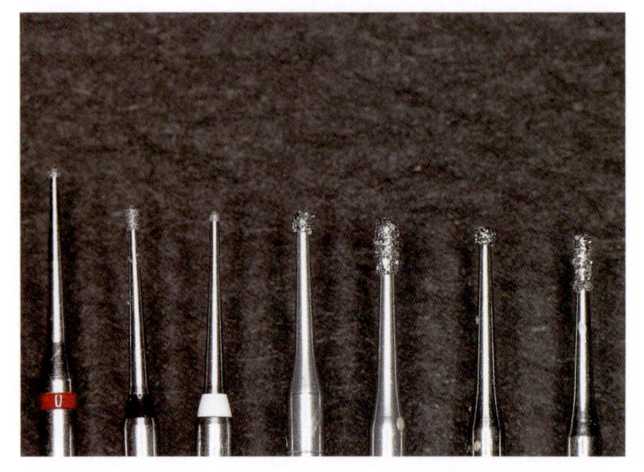

ヘッドの形態やシャンクの長さなど、用途に合わせた形状で市販されている。

図5-3　効率よく切削できる５倍速モータ

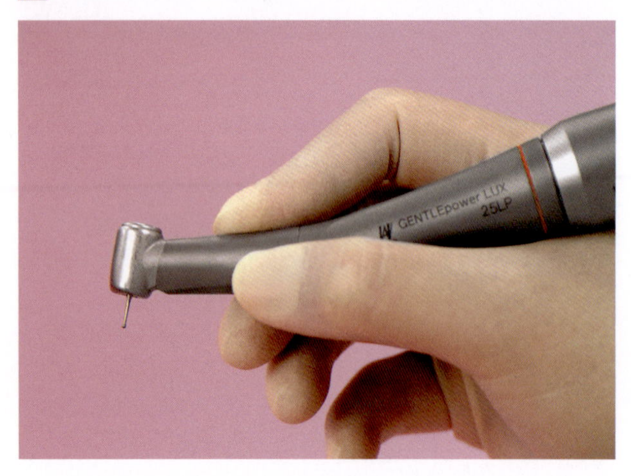

５倍速マイクロモータの使用は、騒音も少ないところから患者への負担も軽減できる。軸振れせず、トルクが高いマイクロモータを選択すべきである。

図5-4　非回転式切削器具の例

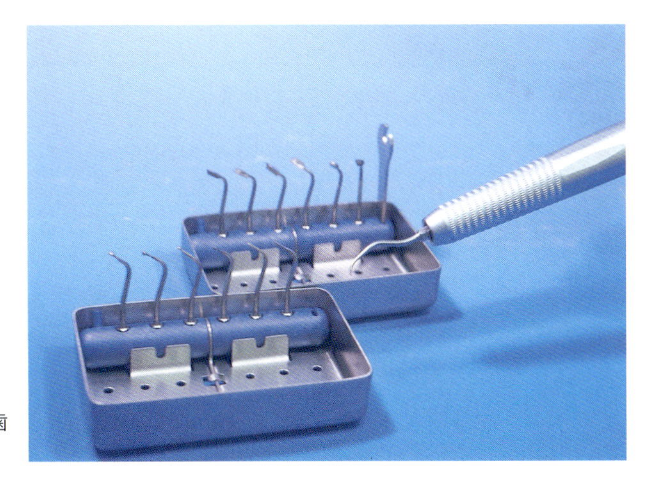

音波振動を利用して、先端のダイヤモンドチップを用いて歯質を切削する（ソニックシス、KaVo）。

図5-5　う窩開拡の実際

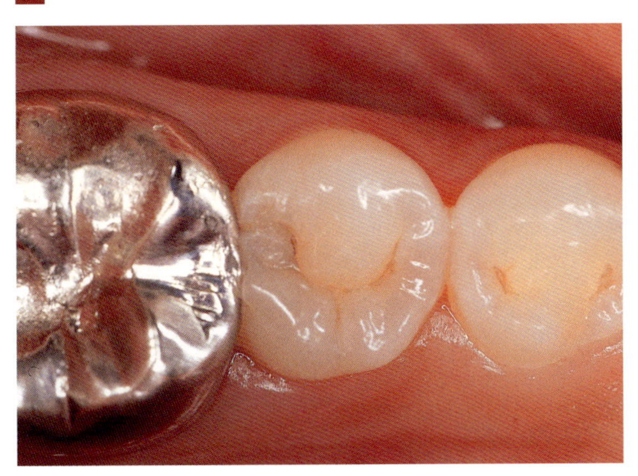

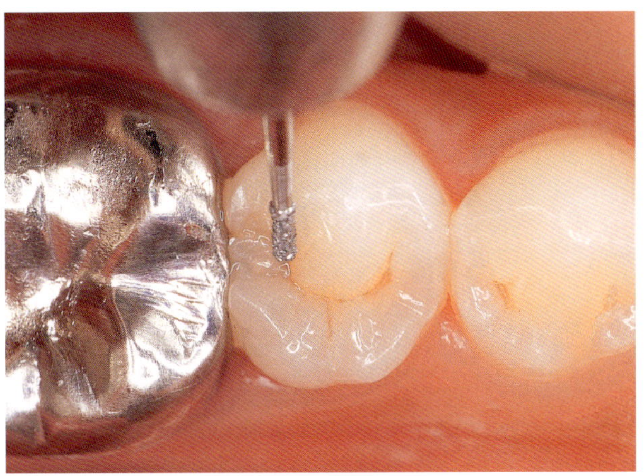

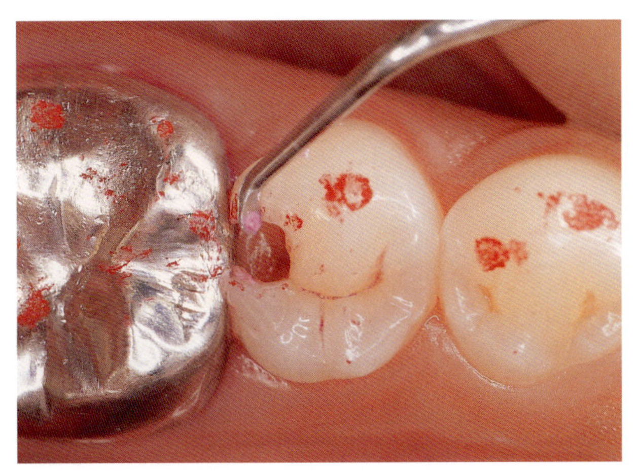

う蝕の範囲が窩洞外形を決定する。さらに、対咬関係も考慮してう窩の開拡を行う。このような狭小な窩洞では、手用器具であるスプーンエキスカベータがその威力を発揮する。

Equipment of Composite Filling

コンポジットレジン充填の器材

充填器の選択眼

コンポジットレジン修復に際しては、通常、専用の充填器が使用される。修復の良否を決定する重要な器具と考えられるが、その選択に関しては、思いのほか気にされてはいないようである。

長期間使用した充填器には多数の傷が付いているために、ペーストの器具離れが悪くなる。また、先端に比較的厚みがある器具は窩洞内に填塞圧をかけるには便利かもしれないが、隣接面の繊細な湾曲あるいは接触点を再現するのには不向きである。マトリクスを用いずにコンタクトを作り上げるProximal Adaptation Techniqueでは、先端がきわめて薄い充填器が必要となる(**図5-6**)。窩洞の大きさあるいは部位を考慮して、形態の異なる充填器を使い分けることが、審美性の高いコンポジットレジン修復につながる。

レジンと歯質との移行性を高めるとともに、歯の解剖学的形態を再現するためには、充填器ばかりではなく平筆あるいは丸筆を適宜使用する必要がある(**図5-7**)。筆を用いることによって、コンタクトの位置、カントゥアーあるいはエマージェンスプロファイルを考慮した充填が可能となり、機能とともに審美をも再現することができる。

見直してみよう　臨床的効果を向上させる選択ポイント

コンポジットレジン充填器も、目的の部位によって使い分けることも必要である。あるいは、先端の形状に工夫を加えることによって、マルチユースな器具を使うことも一考に値する。また、コンポジットレジンの賦形に筆を用いることで、充填操作が確実にバージョンアップする。筆の使用は、臨床効果の向上に直接影響を及ぼすものであり、強力な武器となる。

図5-6　各種コンポジットレジン用充填器

トクヤマデンタル

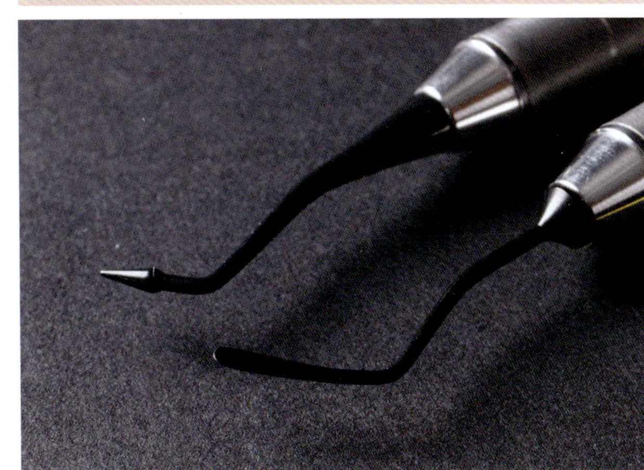

コスメデント

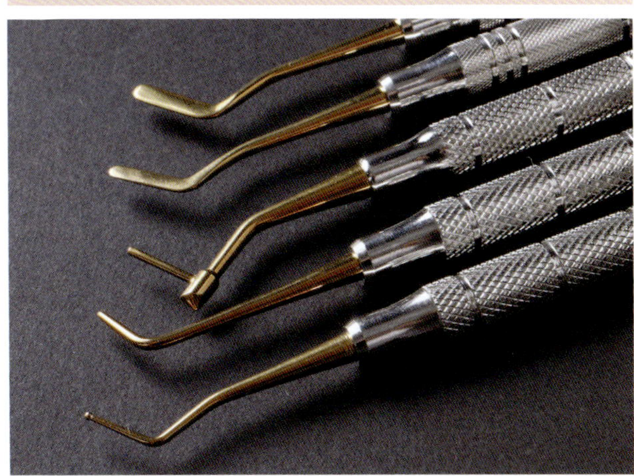

背戸製作所

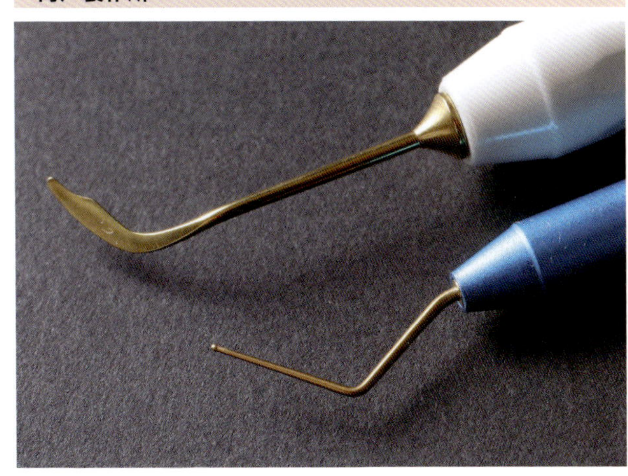

さまざまな形態のコンポジットレジン用充填器が市販されている。

図5-7　歯の解剖学的形態の再現に優れている“筆”

トクヤマデンタル（#31／#21）

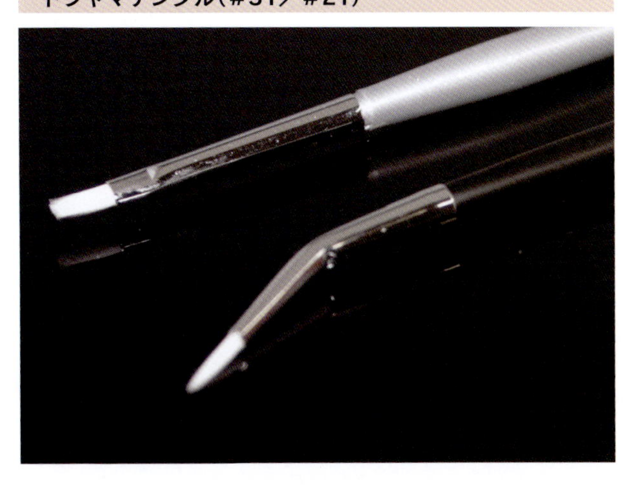

平筆や丸筆を適宜使用すると、形態賦与が容易となる。

Equipment of Composite Filling

コンポジットレジン充填の器材

マトリクスの選択眼

臨床使用の観点から、光重合型レジンを用いた修復処置のために、多様な形態の光線透過型賦形子が考案され、臨床使用されている。この賦形子については、窩洞に填塞するレジンペーストの賦形という目的から導入された補助用具であるので、臨床的にはその操作性が重要となる。

コンポジットレジン充填を行うにあたって、単純窩洞であっても、修復物表面形態の賦与あるいは表面性状の向上を目的としてマトリクスが用いられる。透明な素材で作られた、歯頸部充填用サービカルマトリクスあるいは咬合面充填用圧子などが、それぞれの用途に合わせた形態で使用される。

また、歯頸部を含む部位の修復に際して、修復歯のカントゥアーに適合しやすいように湾曲があらかじめ付与されているマトリクスも市販されている(**図5-8**)。このマトリクスを臨床使用するにあたっては、充填の範囲あるいは歯冠の大きさに合わせてその幅を調整し、歯頸部の豊隆に沿わせるように挿入するとよい。

マトリクスを使用する症例としてもっとも頻度が多いのは、隣接面を含む2面以上に渡る複雑窩洞である。すなわち、隔壁を用いることによって、複雑窩洞を単純窩洞とし、修復操作を容易にする。このとき、いかにして接触点を強固で滑沢に回復できるかが、製品選択のポイントである。もちろん、隔壁の装着が困難な症例は、無理に直接充填を行うことなく、Minimal Intervention という視座からの配慮は必要であるにしても、間接修復症例と考えるべきである。

バイタイリングは、その名前の示すように2つの角を持つリングで、セクショナルマトリクスを保持するとともに、セパレータとしての機能をも果たす(**図5-9**)。リングとマトリクスは、類似の製品として数社から市販されており、歯種、コンタクトの保存状態、歯質削除量あるいは歯間距離の幅などに応じて、バイタイリングおよびマトリクスの種類を選択する。

隣接面を含む窩洞のうちでも、前歯部切縁隅角を含む窩洞では、しばしば形態賦与が困難になるところから、既製のフラサコクラウンなどが使用される。さらに、精度の高い修復のためには、インスタントモデラーセット(松風)を使用してクラウンフォーマーを自製する方法もある。

図5-8　各種マトリクス

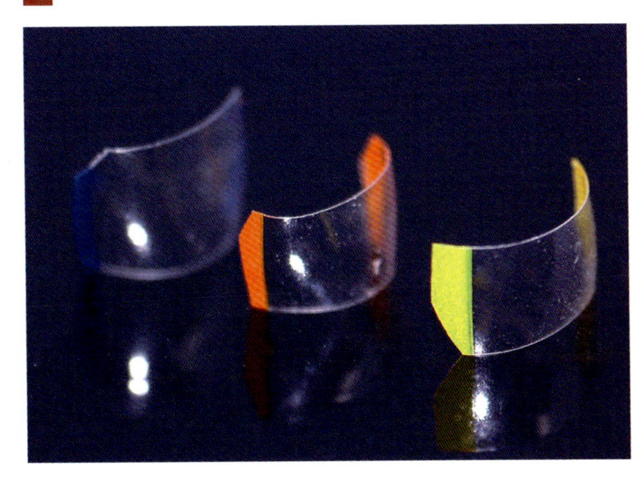

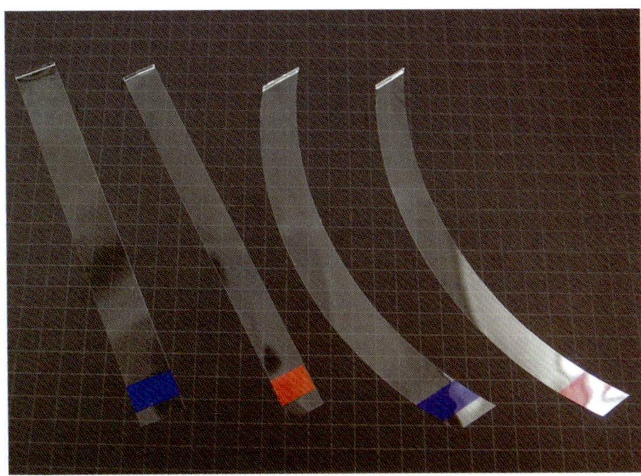

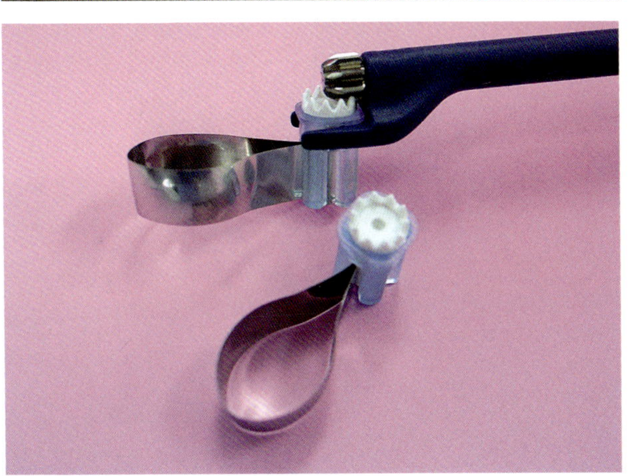

マトリクスには、その用途に合わせて金属性あるいは透明プラスチック製など、形態も異なる多くの製品が市販されている(いずれもKerr Hawe)。

図5-9　バイタイリング

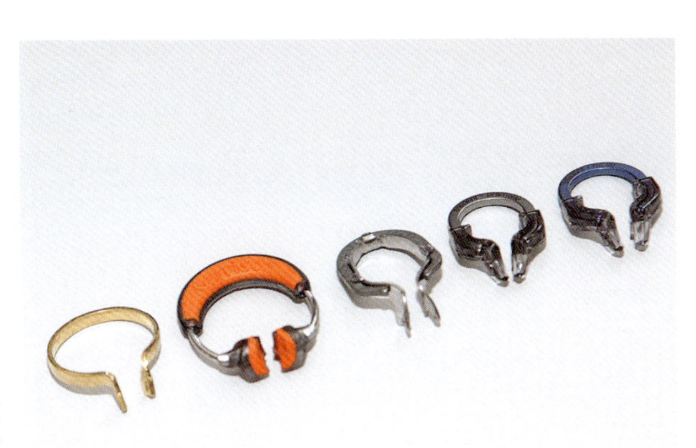

臼歯部の隣接面を含む窩洞では、コンタクトの賦与のためにもバイタイリングとウェッジが欠かすことはできない(左からトクヤマセクショナルリング、コンポジタイト、V-リングおよびV4リング)。

見直してみよう　臨床的効果を向上させる選択ポイント

コンポジットレジン充填のための補助器具には、これがあったら修復の確実性が向上する、という器具は多い。このような便利グッズの掘り出しには、常にアンテナを張っておく必要がある。これによって、確実な臨床が得られるので、大切なことである。

研磨器具の選択眼

マトリクスを用いた場合、その面はもっとも滑沢ではあるが、最表層はレジンリッチで重合率も低いため、劣化あるいは着色しやすいことから、研磨によってこの層を除去する。形態修正および表面形態の賦与には、超微粒子ダイヤモンドポイントあるいは12枚刃のカーバイドバーを用いる(**図5-10**)。

コンポジットレジンは、比較的軟らかいマトリクスレジンに硬いフィラーが混在した、いわゆる複合体である。したがって、硬さの異なるものをいかにして平滑な面に仕上げるかが重要になる。もし、この面をホワイトポイントのように砥粒が粗い器具で研磨すると、軟らかいマトリクスレジンだけが選択的に除去されるか、比較的大きなフィラーが脱落し、平滑面を得ることはできない。そこでもっとも効果的なのが、フィニッシングカーバイドバーでフィラーとともにマトリクスレジンを切り取るように"切削"する方法である。スーパーファインのダイヤモンドポイントで"研削"するよりも、平滑面を作りやすい。

最終研磨は、ディスクやシリコーンポイントなどが用いられるが、周波条などの微細な表面形状を残すためには、コンポジットレジン研磨用シリコーンポイントを用いる(**図5-11**)。艶出しには、ペーストと専用バフを使用して(**図5-12**)、エナメル質同等の光沢感を獲得するように心がける。

図5-10　カーバイドバーによる形態修正

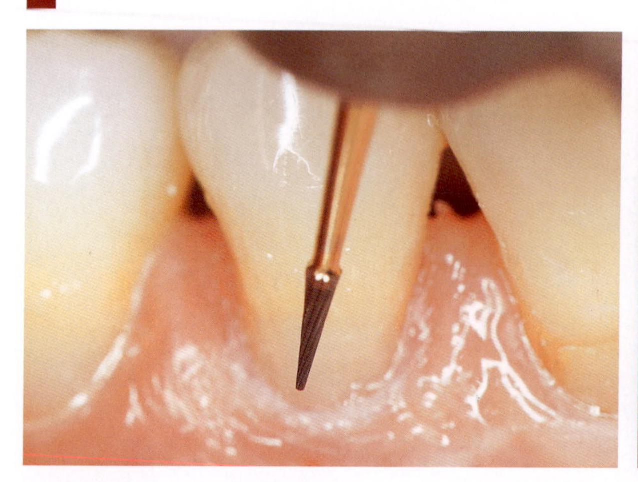

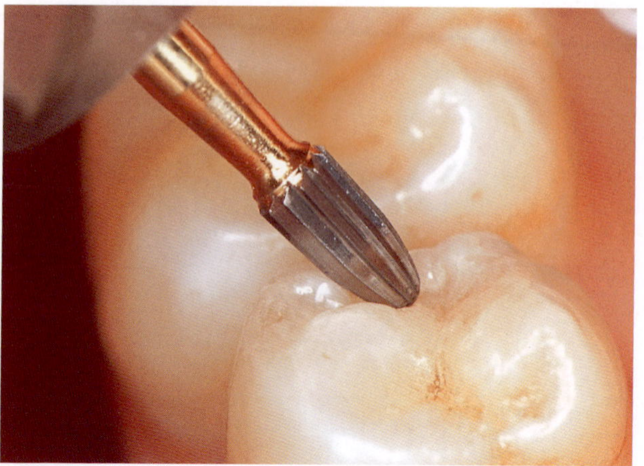

コンポジットレジンの形態修正には、カーバイドバーは欠かせない(ミッドウエストカーバイドバーエステティック、デンツプライ三金)。

図5-11　コンポジットレジン用シリコーンポイント

松風　コンポマスター

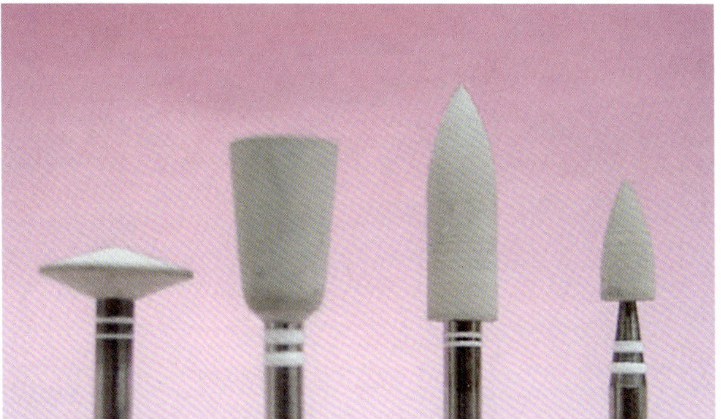

Kerr　ハイラスター、オクルーブラシ

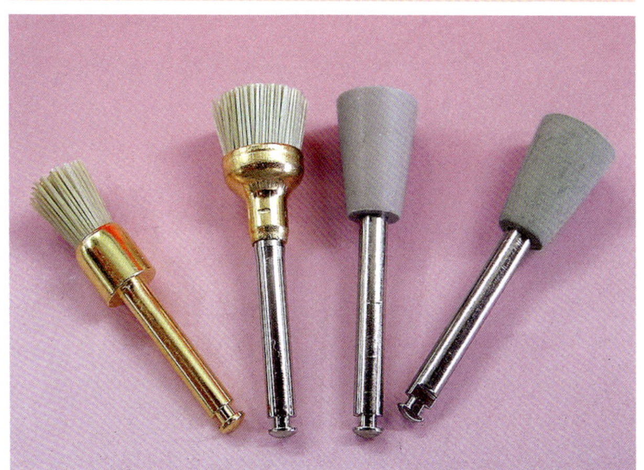

コンポジットレジンの研磨用に開発されたシリコーンポイント。

図5-12　最終艶出し研磨用ペースト

松風　ダイレクトダイヤシャイン、パフディスク

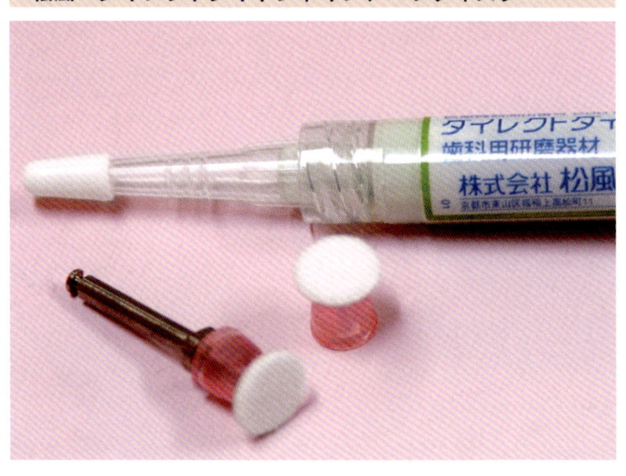

コスメデント　エナメライズ

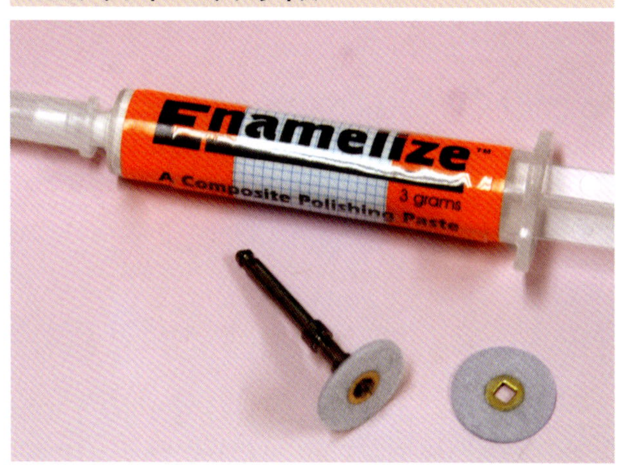

最終の艶出し研磨は、ペーストと専用のバフ状ディスクを用いて行う。

見直してみよう　臨床的効果を向上させる選択ポイント

コンポジットレジンの研磨のスタートは、形態修正である。ここでどのような切削器具を用いるかで、臨床的研磨効果は大きく異なるものとなる。その意味からも、フィニッシングカーバイドバーの使用は、研磨効果を向上させるには欠かせない選択といえる。

Equipment of Composite Filling

コンポジットレジン充填の器材

可視光線照射器の選択眼

光重合型レジンでは、その重合硬化反応に特定波長領域の可視光線を利用している。このために用いられているのが照射器であり、現在では多くの製品が市販されている。その光源としては、ハロゲン、キセノン、メタルハライド、Light Emitting Diode (LED) およびアルゴンイオンレーザーなどが用いられている。これらのうち、臨床で使用頻度が高いものがハロゲンおよびLED照射器である。

光重合型レジンの物性は光強度と照射時間とに依存しているが、ある一定以上の光強度で飽和に達する。したがって、必要以上に高い光強度の照射器を使用しても強度の向上にはつながらず、急激に生じる重合収縮あるいは熱の発生などの問題のほうが大きくなる。最近の傾向としては、コードレス化を可能とし、光強度も比較的高いLED照射器が主流となっている（**図5-13**）。

LED照射器の進歩は、光源であるLEDの進歩に大きく依存している。青色LEDの波長域は430～500nmで、ピーク波長は470nm付近にある。この波長域では励起しない光感受性物質を使用している製品も、わずかではあるが存在する。そこで、波長域が370～420nmでピーク波長を400nm付近としたLEDを併用した製品も市販されている。

見直してみよう　臨床的効果を向上させる選択ポイント

照射器を使用するにあたって、日常の点検あるいはメインテナンスも重要である。とくに光強度が低下する要因として、ハロゲン照射器ではランプ自体の劣化がもっとも大きく、フィルターの剥離、照射チップの断裂あるいはチップ先端の汚れなども挙げられる。照射器チップ先端の汚れは、金属スパチュラなどを用いることなく、チップ面を傷つけないように専用器具を用いて清掃することが推奨される。

図5-13　LED照射器の例

Iviclar Vivadent Bluephase Style

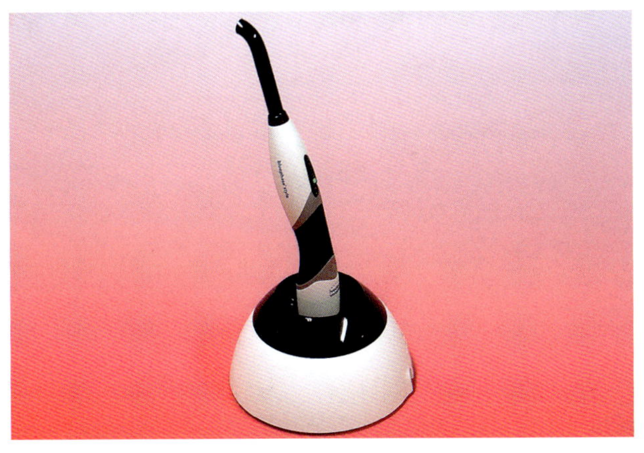

小型で軽量でありながら十分な光強度を有している。

Kerr　デミ ウルトラ

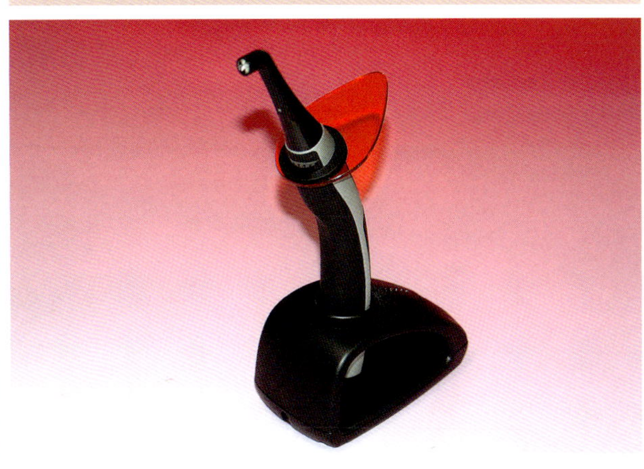

電源にウルトラキャパシタ（電気二重層コンデンサー）を採用した次世代照射器。

3M ESPE エリパーS10光重合器

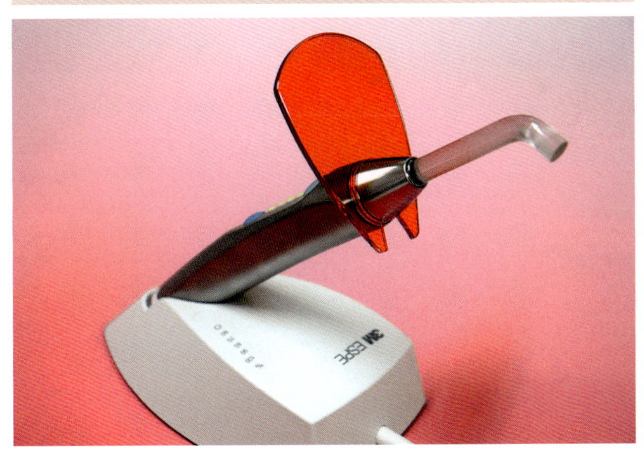

人間工学的デザインとともにシンプルな機能が使いやすい。

ジーシー　G-ライトプリマII

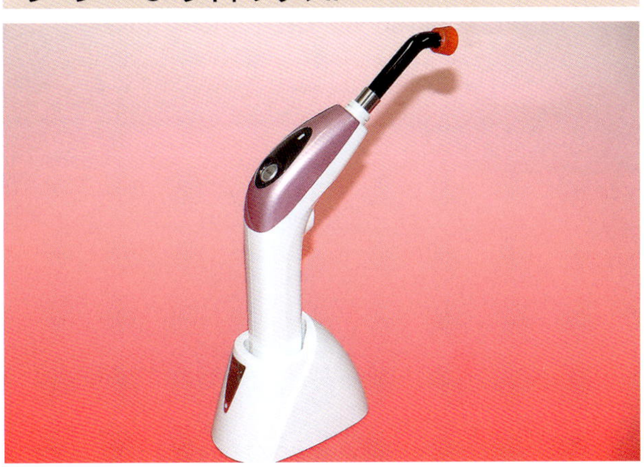

波長域を広くしたLED照射器であり、女性の手にも持ちやすい。

モリタ　ペンキュア2000

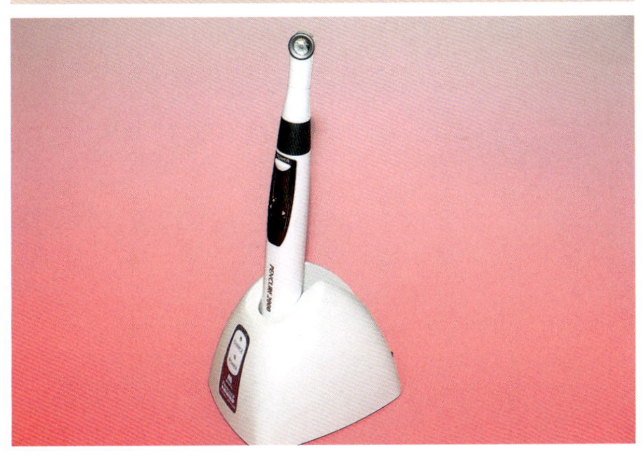

波長域を広くしたLED照射器であるが、ペンタイプとしている。

ウルトラデント　VALOコードレス

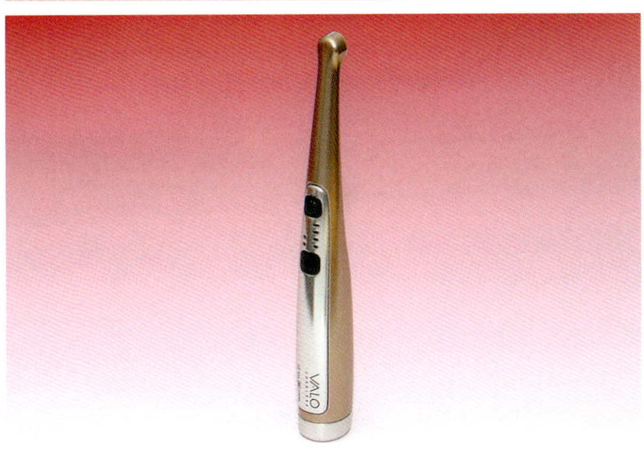

アルミニウムの削り出しのために軽量でしかも耐久性に優れる。

Equipment of Composite Filling

コンポジットレジン充填の器材

双眼ルーペの選択眼

窩洞形成に始まる一連のコンポジットレジン修復は、窩洞という限局された場所で行われる。したがって窩洞形成時には、除去すべき感染歯質と残すべき歯質との区別を明確にするとともに、窩縁部においては修復物との適合性に配慮する必要がある。人間の視力には限界があることを考慮すれば、双眼ルーペを用いた拡大視野下で一連の操作を行うことが理想である。マイクロスコープのように、数倍から数十倍という拡大率を持つ装置も魅力ではあるが、コンポジットレジン充填で必要な拡大率は最大でも５倍程度であることを考慮すると、双眼ルーペの使用で十分にその目的は達成できるであろう（**図5-14**）。

双眼ルーペを臨床使用することの利点は枚挙にいとまないが、クオリティーの高いレジン修復を行うためにも、必須の診療補助器具のひとつに数えられる。

図5-14　歯科用の例

セキムラ　Opris

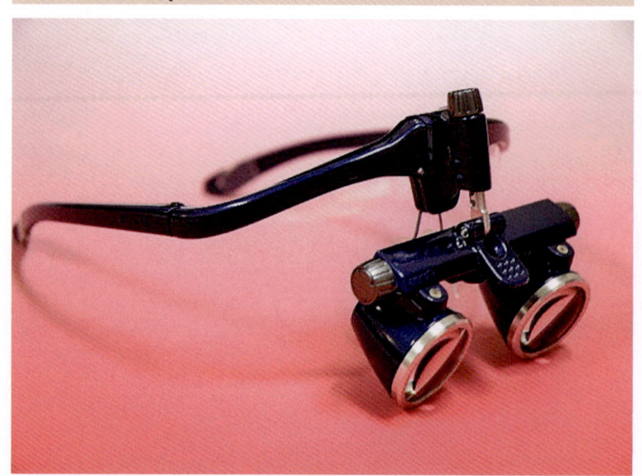

独自の光学技術とフレームデザイン設計。

モリタ　Keeler

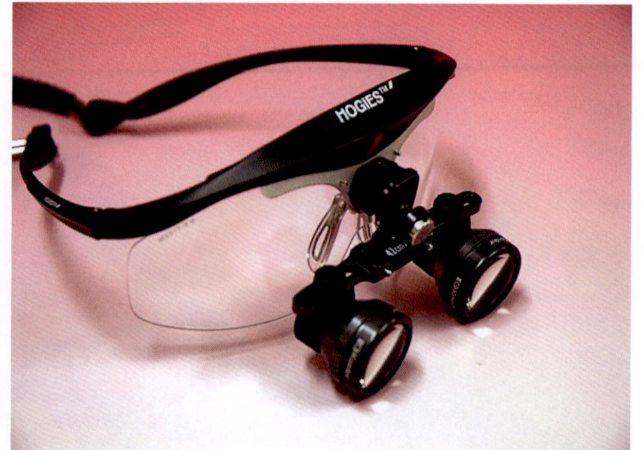

フレームとルーペがマグネットで簡単に装着できる。

見直してみよう　臨床的効果を向上させる選択ポイント

双眼を選ぶにあたっては、もちろんそのデザイン性は大切である。日々の臨床で用いるものであり、その点からはユニフォームの一部ともいえる。また、視野の広さ、明るさとともに、フィット感も重要である。

日本歯科工業　Orascoptic-HiRez

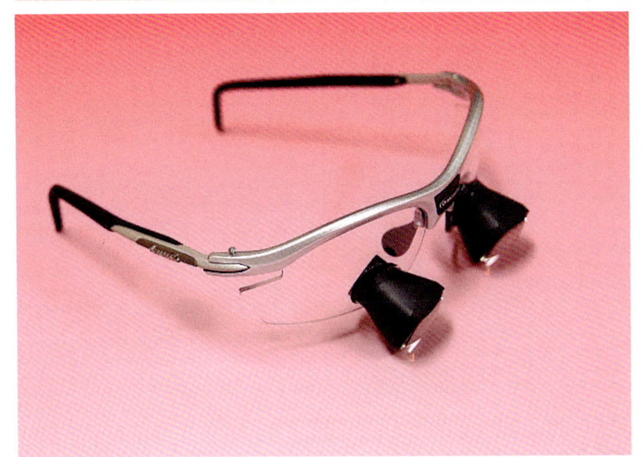

ＴＴＬタイプであり、スポーツフレームを採用。

サンデンタル　Univat

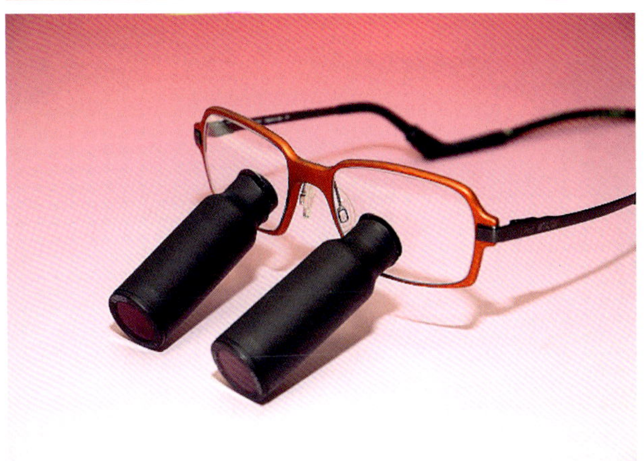

精度とともにフレームデザインも優れている。

日本歯科工業　Orascoptic

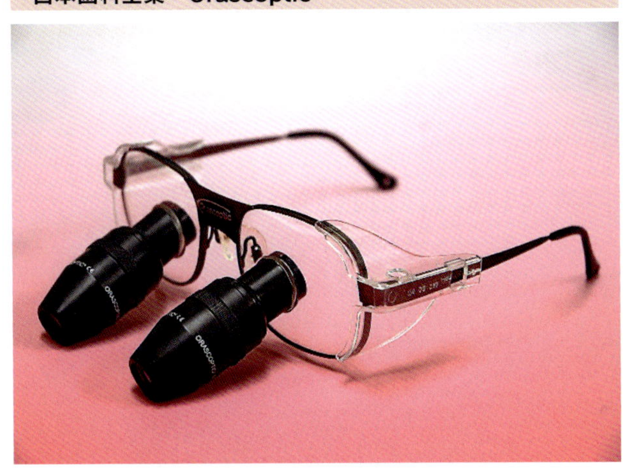

双眼ルーペ製造者の老舗的存在。

茂久田商会　Heine

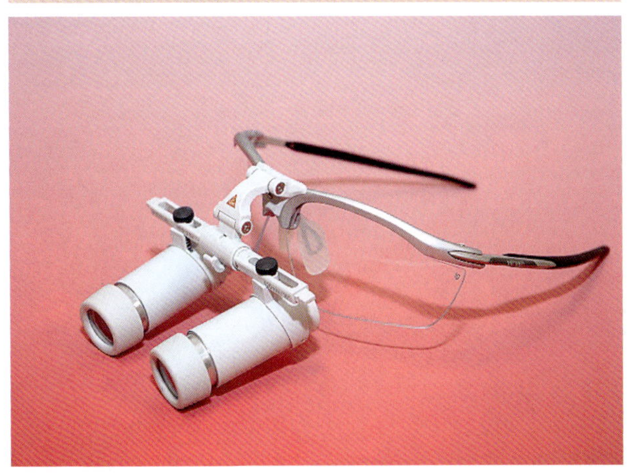

ドイツの技術が注ぎ込まれた製品。

Conclusion

コンポジットレジン修復においては、もちろん接着システムとコンポジットレジンペーストが主役の座にあることはたしかである。しかし、その主役を生かすも殺すも、脇役がどれだけ活躍するかにもかかっている。また逆に、脇役の助けなくしてコンポジットレジン修復はあり得ない。さらに、その使用法である。どんなによい脇役であっても、適切な役回りを指示する監督なしでは、その真価はまったく発揮できない。歯科医師は、まさに歯科治療におけるコンダクターであり、その指示に従ってすべてがコントロールされなくてはならない。だからこそ、歯科診療はおもしろいのであり、さまざまな可能性が無限に広がっている。

参考文献

Versluis A, Tantbirojn D, Douglas WH. Do dental composites always shrink toward the light? J Dent Res 1998; 77: 1435-1445.

Chang BJ. Ergonomic benefits of surgical telescope systems: selection guidelines. J Calif Dent Assoc 2002; 30: 161-169.

Forgie AH, Pine CM, Pitts NB. The use of magnification in a preventive approach to caries detection. Quintessence Int 2002; 33: 13-16.

Terry DA. Restoring the interproximal zone using the proximal adaptation technique- Part 1. Compend Contin Educ Dent 2004; 25:965-966, 968, 970-971.

Terry DA. Restoring the interproximal zone using the proximal adaptation technique- Part 2. Compend Contin Educ Dent 2005; 26: 11-12, 15-16, 18.

Terry DA. Finishing and polishing tooth-colored adhesive restorations: part I. Pract Proced Aesthet Dent 2005; 17: 477-478.

Asmussen E, Peutzfeldt A. Polymerization contraction of resin composite vs. energy and power density of light-cure. Eur J Oral Sci 2005; 113: 417-421.

Brackett MG, Contreras S, Contreras R, Brackett WW. Restoration of proximal contact in direct class II resin composites. Oper Dent 2006; 31: 155-156.

Watanabe T, Miyazaki M, Moore BK. Influence of polishing instruments on the surface texture of resin composites. Quintessence Int 2006; 37: 61-67.

Nomoto R, Asada M, McCabe JF, Hirano S. Light exposure required for optimum conversion of light activated resin systems. Dent Mater 2006; 22: 1135-1142.

Jung M, Sehr K, Klimek J. Surface texture of four nanofilled and one hybrid composite after finishing. Oper Dent. 2007; 32: 45-52.

Fleming GJ, Khan S, Afzal O, Palin WM, Burke FJ. Investigation of polymerisation shrinkage strain, associated cuspal movement and microleakage of MOD cavities restored incrementally with resin-based composite using an LED light curing unit. J Dent 2007; 35: 97-103.

Gilmour AS, Latif M, Addy LD, Lynch CD. Placement of posterior composite restorations in United Kingdom dental practices: techniques, problems, and attitudes. Int Dent J 2009; 59: 148-154.

Loomans BA, Opdam NJ, Roeters FJ, Bronkhorst EM, Huysmans MC. Restoration techniques and marginal overhang in Class II composite resin restorations. J Dent 2009; 37: 712-717.

おわりに

本書は、優れた編集者の助言なくしては完成することはなかった。数回にわたるディスカッションから明示された方向は、いわゆる症例集としてのそれではなく、コンポジットレジン修復においては何が重要なのか、そしてそれを実践するためにはどのようなことを考慮すべきなのかを、経験論からではなく学術面から解説を加えるというものである。さらに、学理に偏向することなく、臨床に則して平易にそれをまとめるという方針でまとめられた。

接着システムあるいはコンポジットレジンの取り扱いの基本は、製造者の指示に従うことである。例えば、処理時間や光線照射時間を厳守することがそれにあてはまるものである。しかし、レジンペーストの填塞法あるいは審美性の高い表面性状を獲得する方法については、臨床医のそれぞれが見出す必要があり、そこには伝えるのが困難な臨床技法が存在している。本書を書き進むにつれて、効果的な臨床技法を見出すこと、そしてそれを伝えることの難しさを痛感した。文字を書き重ねるのではなく、症例のポイントについて、写真を用いてその倍率を変えるなどの工夫をして、読者の理解が深まるような工夫がされている。

コンポジットレジン修復システムは、各メーカーの努力によって日進月歩の勢いで開発が進められている。それはもちろん、機械的性質や臨床操作性を向上させることが第一の目的といえる。したがって、新しい器材やその内容について知ることは重要である。その一方で、基本的な充填術式には大きな変革はなく、基本を忠実に守ることが求められてもいる。本書に記載されている内容は、コンポジットレジン修復におけるグローバルスタンダードであり、そのような観点からもコンポジットレジン修復における臨床技法獲得の一助になれば何よりである。

最後に、本書を著すにあたって初版の編集を担当してくださった木村　明氏に甚大なる感謝の意を表するとともに、できうるならば、多くの人に本書を活用していただけることを望みながら擱筆する。

平成27年6月吉日

宮崎真至

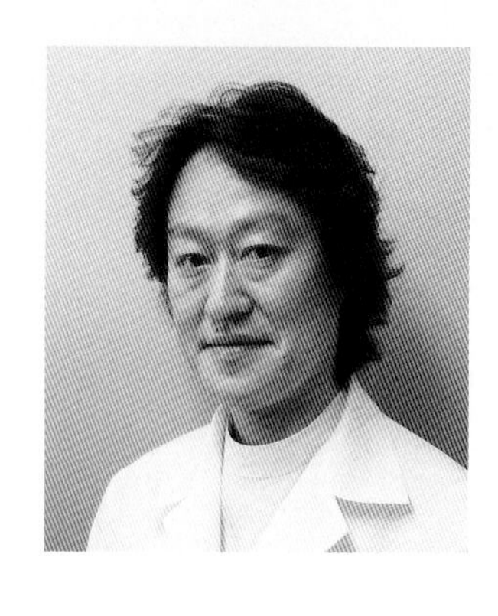

【著者紹介】

宮崎真至　(みやざきまさし)

1987年　日本大学歯学部を卒業
在学中はヨット部(2人乗りディンギー)に所属
日本大学大学院に進み、当時ヨット部顧問であった小野瀬英雄教授(保存修復学講座)に師事

1991年　日本大学大学院修了
博士(歯学)の学位を取得
当時の原著論文数7本

1991年　日本大学助手として歯学部保存学教室修復学講座勤務
大学院を修了はしたが、小野瀬教授と同じ時間(7時10分頃)に大学に到着の毎日を送る

1994年　米国インディアナ州立大学歯学部に2年間の留学

2003年　講師に昇格
当時の原著論文数は73本、うち英語論文34本

2005年　11月1日付で教授に昇格、現在に至る
2015年1月までの原著論文数は236編、うち英語論文は130編

2014年　日本大学付属歯科病院　病院長

改訂版　コンポジットレジン修復のサイエンス＆テクニック

2010年1月10日　第1版第1刷発行
2015年8月10日　第2版第1刷発行

著　　者　宮崎　真至(みやざき　まさし)

発 行 人　佐々木　一高

発 行 所　クインテッセンス出版株式会社
東京都文京区本郷3丁目2番6号　〒113-0033
クイントハウスビル　電話 (03)5842-2270(代表)
(03)5842-2272(営業部)
(03)5842-2275(編集部)
web page address　http://www.quint-j.co.jp/

印刷・製本　サン美術印刷株式会社

ISBN978-4-7812-0450-5　C3047

定価はカバーに表示してあります